医学统计学

第 2 版

主　编　钟晓妮
副主编　张菊英　方　亚
主　审　周燕荣
编　委（按姓氏拼音排序）
陈卫中　成都医学院
邓　丹　重庆医科大学公共卫生与管理学院
方　亚　厦门大学公共卫生学院
高菲菲　锦州医科大学公共卫生学院
高晓凤　川北医学院预防医学系
彭　斌　重庆医科大学公共卫生与管理学院
宋桂荣　大连医科大学公共卫生学院
王润华　重庆医科大学公共卫生与管理学院
王学梅　内蒙古医科大学公共卫生学院
叶孟良　重庆医科大学公共卫生与管理学院
张　燕　重庆医科大学公共卫生与管理学院
张菊英　四川大学华西公共卫生学院
张星光　内蒙古医科大学公共卫生学院
钟晓妮　重庆医科大学公共卫生与管理学院

科 学 出 版 社
北　京

内 容 简 介

本书为临床医学专业类本科生的医学统计学教学用书。全书十四章内容构成临床医学生应掌握的医学统计方法基本知识体系。按章节顺序本书包含绪论、医学研究统计设计、定量变量资料统计描述、定性变量资料统计描述、统计表与统计图、参数估计、假设检验基础与 t 检验、方差分析、χ^2 检验、秩和检验、直线相关与直线回归分析、诊断试验评价、临床疗效的评价和常见错误案例分析。其中，第一章至第十一章介绍了医学统计学基本知识，第十二章、第十三章主要为医学统计学知识在临床上的应用，第十四章为常见错误案例分析。标注“*”章节可根据具体情况作为选学内容。

本书可供临床医学专业及其他医学专业学生、医学科研人员等使用。

图书在版编目（CIP）数据

医学统计学 / 钟晓妮主编. —2 版. —北京：科学出版社，2019.1
ISBN 978-7-03-059616-1
Ⅰ. ①医… Ⅱ. ①钟… Ⅲ. ①医学统计-高等学校-教材 Ⅳ. ①R195.1
中国版本图书馆 CIP 数据核字（2018）第 271184 号

责任编辑：王 颖 / 责任校对：郭瑞芝
责任印制：赵 博 / 封面设计：范 唯

科学出版社 出版
北京东黄城根北街 16 号
邮政编码：100717
http://www.sciencep.com

三河市春园印刷有限公司印刷
科学出版社发行 各地新华书店经销
*
2014 年 1 月第 一 版 开本：787×1092 1/16
2019 年 1 月第 二 版 印张：10 1/2
2025 年 7 月第十二次印刷 字数：250 000

定价：45.00 元
（如有印装质量问题，我社负责调换）

第 2 版前言

统计学是一门认识方法论的科学，它是使用一套特有的统计思维逻辑和科学的分析方法认识不确定现象数量规律性的方法论科学。而医学统计学则是医学科学研究方法的应用统计学，可以帮助人们占有信息，达到去伪存真、去粗取精、正确认识医学领域相关规律性的目的，对培养医学生科研能力具有特别重要的作用。因此，医学统计学已成为医学各专业各层次学生的必修课程。

以教学需求为导向，本书在第 1 版《医学统计学》基础上做了适当调整。结构上，将原估计性分析拆分为定量变量资料统计描述、定性变量资料统计描述、统计表与统计图、参数估计；将组间统计量差异比较性分析分解为假设检验基础与 t 检验、方差分析、χ^2 检验、秩和检验。内容上，原“两变量间的关联性与趋势性分析”章节主要保留直线相关与回归分析及 Spearman 等级相关分析等内容，章节更名为“直线相关与直线回归分析”。此外，删除了各章节之后的练习题，而将其纳入配套的实习指导用书中；增加了常用的几种统计图；对于例题与统计图的绘制等内容，除常规讲解外，增加了 SPSS 操作过程介绍，并将其纳入电子教学资源中，通过扫描书中二维码呈现给读者。

参加本书编写的有王润华教授、钟晓妮教授、张菊英教授、方亚教授、彭斌教授、邓丹教授、王学梅教授、高晓凤教授、宋桂荣副教授、张燕副教授、叶孟良副教授、张星光副教授、陈卫中副教授以及高菲菲讲师，张燕担任秘书工作。本书 SPSS 操作的电子教学资源内容及校对工作由罗业涛、胡莹、吴旦、赖敏清、唐娴、刘家秀、肖贵元、李龙飞等完成，特此表示衷心感谢。

限于编者的水平所限，难免存在不足，恳请读者与使用本书的教师与学生提出宝贵意见。

钟晓妮

2018 年 5 月于重庆

第1版前言

统计学是一门认识方法论的科学，它是使用一套特有的统计思维逻辑和科学的分析方法来认识不确定现象的数量规律性的方法论科学。而医学统计学则是医学科学研究方法的应用统计学，可以帮助人们占有信息，达到去伪存真、去粗取精，正确认识医学领域相关规律性的目的，对培养医学生科研能力具有特别重要的作用。因此，医学统计学已成为医学各专业各层次学生的必修课，是医学学生必须掌握的工具性学科。

本书为临床医学专业类本科生的医学统计学教学用书。作为教材，不仅注重知识的系统性，还要考虑实用性。因而，本书坚持理论联系实际，以解决实际问题为目的，以临床实例为切入点，以避免误用为警示。全书共九个章节，构成临床医学学生应掌握的医学统计方法基本知识体系。在内容安排上，力求结合医学临床工作实际，突出临床医学特点，较详细地介绍临床诊断与疗效评价方法。此外通过常见错误案例分析，提高学生灵活运用与正确应用医学统计学知识的能力。

参加本书编写的有王润华教授、钟晓妮教授、张菊英教授、方亚教授、邓丹副教授、王学梅副教授、宋桂荣副教授、高晓凤副教授、张燕讲师、叶孟良讲师、张星光讲师、陈卫中老师以及高菲菲老师，张燕担任秘书工作。

本书编写过程中，得到重庆医科大学公共卫生与管理学院、四川大学华西公共卫生学院、厦门大学公共卫生学院、内蒙古医学院公共卫生学院、大连医科大学公共卫生学院、川北医学院预防医学系以及辽宁医学院公共卫生管理学院的大力支持，特此表示衷心感谢。

限于编者的水平以及时间所限，难免存在不足之处，恳请读者与使用本书的老师与同学们提出宝贵意见。

钟晓妮

2013年5月于重庆

目　录

第一章　绪　　论

统计学（statistics）被誉为“科学”和“艺术”（The science and art of dealing with variation in data through collection，classification，and analysis in such a way as to obtain reliable results——John M.Last，A Dictionary of Epidemiology）。而医学统计学（medical statistics）则是统计学原理和方法在医学领域的应用，是一门医学科学研究方法学。从 19 世纪概率论与数理统计学开始应用于医学研究起，学科的形成和发展经历了 200 余年的历程，如今已形成了一门具有完整内容架构，理论与实践密切结合和交融的知识系统。它内蕴丰富的科学思想和方法对于指导医学科技工作者选择医学研究课题，进行医学科研设计，确定质量控制方法，学习如何搜集、清理、识别和分析资料，充分发掘资料信息，在逻辑顺畅和有充足可信依据基础上引出客观结论，以及辨偏、减误等方面都起着极其重要的作用。

第一节　医学统计学的内容

统计学是关于在研究设计思想指导下收集与整理资料、分析资料的方法论，其主要内容包括统计研究设计、统计描述与统计推断。

统计研究设计是医学研究计划的有机组成部分，是科研工作全过程的计划与安排，它与研究工作专业设计居同等重要地位，是医学科研方法学的重要内容之一，是研究结论可靠性、科学性、有效性的保障。根据研究工作的性质与特点，统计研究设计包括实验性研究设计与观察性研究设计。通过实验设计，缜密考虑研究因素、研究对象、效应指标等基本要素，严格遵循随机、对照、重复等基本原则（临床试验中还需考虑盲法原则），以便控制误差，排除干扰，考察效应，以最少人力、物力、时间耗费达到实验目的；通过观察性研究设计，明确调查目的，确定调查内容与调查指标，制订调查表，确定观察对象、调查方式与方法，估计样本含量，制订调查的组织计划及其整理与分析计划等，以保障观察性研究达到客观性、科学性、效益性的目的。

统计描述与统计推断是统计学的重要内容。通过统计指标、统计图表等描述数据特征，找出数据的基本规律，为统计推断奠定基础。对于如身高、血红蛋白等类型资料，计算集中位置与离散程度的统计指标。对于如疗效（有效、无效）、血型（A、B、AB、O）等类型资料，计算适宜的相对数指标。通过参数估计与假设检验等统计推断，利用样本数据来推断总体特征。对于参数估计，是以统计量（表示样本特征的量）来估计参数（表示总体特征的量）。对于假设检验，则是通过对统计量与参数或统计量之间的比较，推断所比较的总体特征是否不同。

第二节　医学统计学的几个重要概念

这里介绍的是在医学统计学具有共性的，经常应用的名词概念。在分章节的内容中不再做重复的含义解释。

一、总体与样本

总体（population）是依据研究目的所指向的全部同质研究对象的某项或某些专业指标（变量）测量值的集合。样本（sample）是从总体中抽取的有代表性的部分同质研究对象某项或某些对应研究指标的测量值子集合。抽样研究的目的在于了解或推断总体特征。

要做到顺利了解和推断总体特征，首先要求样本对总体有代表性。什么样的样本对研究的目标总体具有好的代表性呢？这就要求样本至少具有以下三个特点：

（1）随机抽样获得的样本。随机抽取样本是依据总体规模和抽样框架（sampling frame）显示的总体多种结构特征，采取相应方式使每一观察单位都有同样的机会被抽取进入样本，这样获得的样本称为随机样本（random sample）。随机抽样的目的是避免样本对总体的偏性（bias），增强代表性。

（2）样本中具有足够的研究对象数。医学研究面对的是具有变异性的研究对象和指标，且不同指标测量值变异度大小不一致。这使得医学研究必须面临样本含量（sample size）的抉择。一项研究中，若研究对象数过少，则样本指标数据水平容易偏离总体水平；若样本研究对象数过多，则又会带来成本投入的巨大和质量控制的困难。因此医学科学研究最好是做到“研究对象数的恰当和足够”。其科学含义是指能真实回答研究目的提出的问题，且具有节约的特点，样本含量是在研究者提出一定条件集合（估计或鉴别参数的误差或差别、指标变异度，获得真阳性结果的把握度，以及单、双侧分析和Ⅰ类错误概率）时，经计算得到的。因此是有条件的，可以估计的。对样本含量规模的理解没有一定的严格标准。一般在方法学研究的重复测定中，$n>30$ 即为大样本；而在独立个体的抽样研究中，如指标变异度小，$n>50$ 可算较大样本；若变异度较大，则至少 $n>100$。此外，应注意样本含量越小，越不容易发现统计量与参数或统计量之间的统计意义的差别。因此经科学计算的样本含量在研究者不期望获得具有统计学意义差别时，是足够的样本含量；在研究者期望获得具有统计学意义时，是在规定条件下的最小样本含量。

（3）样本的结构特征，特别是那些影响研究结果的结构特征应与总体的结构特征相一致，虽然随机抽样从宏观方面关注了总体与样本结构特征问题，如人群分布、地区分布、年龄分布等，更细微的问题亦需给予重点关注。进行动物实验研究时，随机分组要注意品系、性别、体重、健康状态等；研究对象为某病患者群体时，抽样要依据规定的纳入标准和排除标准，分组要注意病情、病期、病型、并发症、年龄及已治疗情况，有时亦有性别、遗传及其他社会学特征的均衡；对于社区人群而言，主要指性别、年龄、经济收入、文化程度、职业状况、民族、健康状态、所处环境条件和医保状况等。

原则上讲，非随机抽样获得的样本是不能用来对总体特征进行推断的。但有时如样本含量大，且样本结构特征在主要方面能够反映总体特征时，可谨慎地进行推断，且必须认真分析样本可能存在的偏性。

二、观察性研究与实（试）验性研究

对医学科学研究进行分类的方式很多，一般可以分为两大类，即观察性研究

（observation study）和实验性研究（experimental study）或试验性研究（trial study）。研究对象为动物，一般称为实验性研究；研究对象为社会人群（包括患者人群），一般称试验性研究。试验性研究又包括临床试验研究和社区干预试验研究。观察性研究与实（试）验性研究的根本区别在于：①观察性研究中，研究者不能将随机抽取的研究对象进行主动随机分组，只能按其固有的自然和社会学特征分组。而实验（试验）性研究中，研究者可以主动地将研究对象进行随机分组，使它（他）们有同等机会被分配到观察因素各水平组和对照组。②观察性研究中，研究者只能客观地、被动地记录被研究对象的各种状况和社会、态度、行为特征，以及受到的各种因素的影响等，不能主动施加给被研究对象某种干预措施；而实验（试验）性研究中，研究者可以对研究对象施加某种干预措施，以便在一定条件下测试这种干预措施表现在不同因素水平下的客观效应指标值。

由于以上两个根本性区别，导致两种研究类型在其他方面亦会呈现出不同的倾向性特征。例如，观察性研究，研究对象所处自然环境和社会环境的影响因素较多，且研究者无法严格控制，研究中所需样本含量较大，分析方法必须包括多因素研究分析方法，亦必须重视偏性分析，归因结论较难确定。在实（试）验性研究中，由于研究者可以严格控制对比组间均衡性，明确干预处理因素方式、时间、剂量和水平等，故其他混杂（confounder）因素影响较少，研究精确度相对较高，所需样本含量较少，分析方法多采用单因素分析法，在均衡组间对比条件下，归因结论较易确定。

观察性研究和实（试）验性研究还可以进一步细分为许多指导实际工作的研究方式类别。

三、同质与变异

同质（homogeneity）是指符合研究目的规定的总体特征的研究对象条件组合。这种条件组合同时亦是随机抽样中样本对象的纳入标准和排除标准。不同研究目的对总体和样本同质性的规定是不一样的，各具针对性。这在研究不同疾病患者群的治疗试验中是明确而突出的。研究对象的“同质性”不满足，必然给研究过程和结果带来观察因素以外的混杂因素干扰，可能导致研究结果的偏性。因此，在临床试验研究和结果报告中十分强调对比组间的均衡性分析，这是为了避免将抽样中的某种“不同质”进一步带到对比组中去，造成对比组条件的不同，给分析结果时的“归因”造成混淆。

变异（variation）是指同质研究对象某效应指标测量值的波动性描述同一总体下不同个体单位间指标测量值的差异。变异是统计学存在的基础，统计学就是研究变异的科学。这里的变异不是绝对的含义，而是相对的含义。

四、变量与资料

变量（variable）在数理统计学中称为“随机变量”（random variable）。随机变量按其取值形式的不同，一般可分为离散型随机变量（discrete random variable）和连续型随机变量（continuous random variable）。

医学统计学中可以按三种情况对变量命名。第一，按其所起的作用命名，可有原因变量、结果变量、混杂变量、协变量；第二，按其性质命名，可有定量变量（数值变量）、定性变量（分类变量、等级变量）；第三，按其直接可测性，可有表象变量、潜变量。

变量的观测值被称为数据（data）或资料。对于按性质分类的资料中，定性变量资料可细分为对立的二值分类变量资料、互不相容的多值分类变量资料、有序等级分类变量资料。对资料性质不熟悉的医务工作者或学生经常受到三种误导而曲解资料的性质。第一种是受到数学概念的约束，即认为凡连续型随机变量取值集合都是定量变量资料，而离散型随机变量取值必为定性变量资料；第二种是受到医学研究对象某指标测定量纲（理解为度、量、衡单位）的影响，认为有明确量纲的，一定是定量变量资料，而表面上无直观量纲的，一定是定性变量资料（其实"量纲"的含义可以很广泛，它可以表现为某计数值/某观察单位）；第三种是受到医学指标通俗名称的影响，如听到或看到诸如"××率"或"××比"，即认为一定是定性变量资料，殊不知这种情况体现在群体就会出现一群 N 个"率或比"，它仍为定量变量资料。因此识别资料性质的主要依据是否客观存在"明确的数或值/每一个观察单位"，或"类别属性/每一个观察单位"。前者在群体即构成定量变量资料，后者在群体经归类点数即构成定性变量资料。如果属于后者情况且类别属性为有序的等级分类，则群体归类点数即取得等级资料。在特殊情况下，必要时可以按需要将定量变量资料转化为等级资料或二分类定性变量资料。

五、参数与统计量

医学统计学中的参数（parameter）是指描述总体或总体分布的特征数，常用希腊字母表示，如总体均数 μ 。统计量（statistics）是指描述样本或样本分布的特征数，常以拉丁字母表示。

在实际医学研究中，目的总体往往无穷大或具可变性，无法获得其确切真值，这就必然提出如何通过随机样本统计量估计相应参数的问题。统计量是样本特征数，它不等于参数，二者间存在着误差。

六、概率与频率

对于离散型随机变量而言，随机事件出现的可能性大小的度量称为概率（probability）。对于连续型随机变量而言，随机事件只具有一定的概率密度（probability density），只有随机变量在一定的区间取值时，才具有分布概率。

历史上人们对概率的认识和理解主要有三个方面。一是古典概型的认识，它起源于 17 世纪对赌博输赢的估计。它假定样本空间中的样本点只有有限个，而且每个样本点出现的概率完全相同。最典型的实例是投掷质地均匀的骰子。它仅有 6 种点数可能，且每种点数出现的概率完全相同。二是从频率（frequency）来认识概率。如果存在完全相同的条件，可进行多次重复试验的情况。若重复试验 n 次，试验者感兴趣的有利事件 A 发生 m 次，则记 m/n 为事件 A 发生的频率，记为 $f(A)$。虽然每重复 n 次试验中，事件 A 发生的频率有所波动，但当 n 逐渐趋向于无穷大时，频率 $f(A)$ 会逐渐趋向于一个稳定值，这个稳定值就是概率。三是主观经验的认识和估计，特别是长期的专业观察会使人们对那种难以用实验结果来代表的事件发生可能性给出某种有经验理由的估计，具有一定的准确性和可信性。随着这些认识的深入和发展，孕育和促进了统计学中两大学派的产生、成长与成熟，这就是频率学派和贝叶斯（Bayes）学派。

上述三种对概率的认识虽然基本条件不同，思维方式不同，但共同点都认定概率的取值范围是[0，1]。一般称概率等于零的随机事件为“不可能事件”，概率等于 1 的事件为“必然事件”。除以上两种极端情况外，一般随机事件 A 的发生概率是 $0<P(A)<1$。统计学中，人们认定 $P\leqslant 0.05$ 的随机事件为“小概率事件”，而且“小概率事件”在一次随机试验中是不太可能发生的。这种不太可能发生的小概率事件被运用于统计推断中。

七、随机误差与系统误差

医学研究的对象绝大多数情况是有生命的个体与群体，以及来自这些生命体的生物材料。由于生命对象都是处在一定自然环境条件下或（和）处在一定社会环境条件下，受到的各种影响因素作用不尽一致。即使是一同质群体处在相同自然与社会环境条件下，受到基本一致的各种因素的综合影响，由于它们个体存在的耐受性和反应差异性，亦会表现出生物的、社会的、心理的不同应激，这必然导致同质样本群体某种检测指标（变量）取值的差异性，这是造成随机样本统计量差异性的根本原因。另一种情况属于方法学研究范畴，即在相同条件下，对同一样品或标准品进行多次重复测定，这时对象是唯一的，条件是严格的，方法是相同的，是否多个重复测定的结果就一定完全一致呢？并不一定。这是由于影响检测结果的因素会有微小随机波动，只要检测精度足够，就能显示检测的误差。误差客观存在，无法回避，必须正视。

误差在方法学研究中称为测量误差（measurement error），是指在相同条件下[检测者（man）、检测仪器设备（machine）、检测用材料（material）、检测方法（method）、环境条件（environment），简称 4M1E]，对同一样品或标准品进行多次重复测定，测定值的波动性和对真值的偏离。它包括两方面内涵：测定值的随机波动性称为随机测量误差或精密度（precision），亦称为随机不确定度；测定值对真值的偏离称为系统误差或准确度（accuracy），亦称为系统不确定度。

误差在独立个体群的抽样研究中，随机误差表现为抽样误差（其中亦隐含有随机测量误差），它反映样本统计量对参数的随机偏离，形成统计量的抽样分布；系统误差在独立个体群的抽样研究中，称为偏性，它反映样本统计量对参数具有倾向性的较大系统偏离。

实际工作中，有时会由于过失原因产生偶然误差。包括由工作人员引起的错误操作、错读、错记、错录，甚至缺乏科学道德的故意修改等。这种情况无规律可循，一旦发现，无论测值有无偏离或偏离大小，必须予以舍弃。

第三节 医学统计工作的基本步骤

医学统计工作贯穿于医学研究的始终，其步骤包括研究设计思想指导下的搜集资料、整理资料与分析资料。

一、统计研究设计

在研究工作实施前，须对研究工作进行全面而周密的设计与规划，如确定研究类型（调查与实验），确定研究总体，搜集抽样框架，决定抽样方式，计划落实研究的基本要素，严格规定应遵循的基本原则，拟定各环节质量控制方法与标准，确定资料的搜集方法、资料清理核对方法及整理分组方法，按研究目的匹配规范的资料分析方案、分析方法和分析软件，预定的考察偏性及分析混杂因素的方法，弥补和挽救数据缺失的措施等。

二、搜集资料

搜集资料（collection of data）要求准确、及时、完整、规范。多数情况下，是在研究与测试的同时收集资料。因此要求记录规范，及时检查，保证质量。对有怀疑和缺失的数字，要及时查错补漏，并要及时编目建档，妥善保存。

三、整理资料

整理资料（sorting data）是按设计要求系统、全面地将分散的原始数据进行清查与整理，使其系统化、条理化，以便为进一步分析资料打下良好基础。整理资料主要是根据研究目的、资料性质、样本数量及取值特征考虑分组。按研究对象的属性特征归组的称为质量分组或类别分组，如性别、地区、民族等；按研究对象对应变量的数量取值大小来归组的称为数量分组或数量频数分组。在整理资料的基础上，还可以进行基础性预分析，如类别频数，绘直条图；数量组别频数，绘直方图等。

四、分析资料

分析资料（analysis of data）时，特别要注意结合研究目的识别资料性质、数据分布、样本大小等系列条件。基本方法包括：统计描述、参数估计、假设检验、变量间关联性分析等。

总之以上各个步骤密不可分，环环相扣，前制约后，是一个完整系统。任何一步出现质量问题，都将对最后结论产生影响，甚至导致研究失败。

（王润华　钟晓妮）

第二章　医学研究统计设计

医学统计学是现代医学研究中不可缺少的工具，从绪论中我们知道，医学统计工作的基本步骤即研究设计、搜集资料、整理资料和分析资料，而研究设计是最为关键的一步。医学研究设计是指制订周密的医学研究计划，包括专业设计和统计学设计两个部分。专业设计是从专业角度考虑实验的科学安排，它包括选题、建立假设、确定研究对象和技术方法等；统计学设计是按照统计学原则，运用统计学原理和技术，对研究资料的收集、整理和分析进行科学设计，以适宜的人力、物力和时间获得可靠的结论。本章将主要介绍医学研究中的统计设计。

第一节　实验性研究统计设计

医学研究的类型很多，不同的分类标准有不同的研究类型，相应地有不同的研究设计类型。根据对研究对象是否主动进行干预，医学研究一般分为观察性研究（observational study）与实验性研究（experimental study）。

实验的目的是要阐明所要研究的处理因素作用于受试对象后所产生的实验效应。因此，在实验性研究的统计设计中，需要考虑处理因素、受试对象、实验效应这三个基本要素，需要遵循随机、对照、重复三个基本原则。对于试验性研究，往往还要求遵循盲法的原则。

一、实验性研究的基本要素

实验性研究的三个基本要素分别为处理因素、受试对象和实验效应。例如，用两种药物治疗高血压患者，比较两组患者舒张压的变化情况，所用药物为处理因素，高血压患者为受试对象，舒张压变化值为实验效应。

（一）处理因素（treatment factor）

1. 处理因素和处理水平　处理因素是指研究者根据研究目的施加于受试对象，且在实验中需要观察并阐明其效应的因素，包括物理因素、化学因素和生物因素。可采用单一的处理因素，如药物处理；也可以多种因素同时处理。例如，在非药物治疗的基础上加用药物处理。

为了了解处理因素对实验效应的影响特点，常需要将处理因素分为不同的水平，如药物治疗时，可给予不同的剂量或不同的时间。

处理因素数量与处理水平数量形成多种组合方式，如单因素多水平、多因素多水平。

2. 确定处理因素的注意事项

（1）抓住实验中的主要因素：任何一个实验都包含着多个因素，在设计时须抓住对实验结果影响较大的主要因素，而且除了要考虑各因素单独对受试对象的效应，还要考虑各因素对受试对象的交互作用。

（2）明确处理因素和非处理因素：处理因素是实验中所要观察和阐明的因素；而参与实验，并对实验结果有一定影响的其他因素则是非处理因素，又称混杂因素或干扰因素。例如，以某病常规治疗药品为对照，研究某药物对该疾病的治疗作用，则用药为处理因素，包括2个水平，而年龄、病情等可能构成非处理因素，设计时应明确这些非处理因素，并采取措施控制或消除其干扰作用。

（3）处理因素须标准化：在整个研究过程中，处理因素应保持不变。在研究开始之前，应对处理因素作出标准要求，如对药物的成分、批号、出厂日期以及处理的强度、时间、频率和方法等条件作出统一的规定，并严格按规定实施。如果未预先确定这些条件，而在实施过程中反复改变，将严重影响研究结果的真实性和可靠性。实行处理因素标准化的有效方法是建立和实施每一类实验的标准操作规程，以保证实验能够按照统一的标准进行，减小误差，避免研究失败。

（二）受试对象（subject）

1. 受试对象的选择 受试对象是指被处理因素作用的对象。从受试对象来分，实验性研究可分为动物实验和人体试验。受试对象的选择在医学研究中非常重要。首先要明确研究目的和要求，其次要依据对处理因素的敏感程度和反应稳定性选择合适的受试对象。

（1）动物：基础研究最常用的对象是动物。不同种属的动物有着不同的特点和不同的敏感性及特异性。最好选用纯系动物，忌用来源不明的动物。选择的依据主要是动物对处理因素的敏感性、反应稳定性及与人类疾病的相似性，另外，还要考虑动物饲养和繁殖的难易、价格、生长周期等因素。

（2）人：人作为受试对象不同于实验动物，人有其生理、心理和社会特性，所以在进行研究时，除了要考虑研究过程的复杂性和测定结果的变异性外，还必须注意伦理学问题。受试对象有健康人和患者之分。健康人可参加生理状况的研究，药物耐受性试验或药代动力学试验，每一类试验要制订统一的研究对象选择标准。患者是研究各种病理变化或治疗效果的对象，对受试者的基本条件需作出统一规定，要有正确的诊断、分期及病情判断，并制订纳入、排除与终止试验的标准。

（3）生物学材料：进行深入的生理或病理特点研究的材料是来源于人或动物的组织与细胞。细胞有原代细胞和传代细胞之分。前者的反应与人或动物反应特性相似，但来自不同个体的细胞有较大差异，随培养时间的变化其反应也不够稳定；后者的反应较稳定，但其反应与人或动物有一定区别。不同细胞株的特点各有不同，需根据研究目的加以选择。

2. 受试对象的控制

（1）受试对象的一致性：在动物实验中对受试动物的一致性较易控制，如种系、年龄、性别、体重等。而在人体试验中，健康志愿者的条件相对容易控制，但患者的条件很难保持一致。因此，在制订试验方案时，对受试者的年龄、性别、病情、病程等条件应尽可能控制一致，明确规范纳入与排除标准。

（2）受试对象影响因素的控制：研究方案中，有关影响受试对象的因素，如季节、温度、湿度、生活环境、嗜好、实验（试验）辅助措施等，应尽可能控制，以避免这些因素对结果造成影响。试验中，受试者的依从性往往是影响研究正常进行的因素，所以必须建立良好的医患关系，同时还要采取一些必要的监督措施，如定时用药、检查药物消耗情况、检查血浆药物浓度等。另外，当受试者不合作时，应有必要的补救措施，尽量减少患者退出试验的可能性。

（三）实验效应（experimental effect）

处理因素作用于受试对象后，产生实验效应，而实验效应需要采用相应的观察指标来反映。指标按其性质可分为定量指标、定性指标和等级指标。对指标的选择有如下要求。

1. 客观性（objectiveness）　即通过采用客观评价的方法以及测量和检验而获得的结果。它比医生询问患者而获得的主观判断指标更可靠。例如，测定高血压患者的血压值比询问患者是否头晕、头痛更具客观性。

2. 灵敏性（sensitivity）**与特异性**（specificity）　灵敏性即真阳性率，表现在指标是否可检出发生变化的比率；特异性即真阴性率，表现在指标检出变化的专一性，特异性高的指标，易于揭示事物的本质特点而不易受其他因素干扰。例如，血浆中胆碱酯酶活力的测定是确定接触有机磷的特异性指标。

3. 精确性（accuracy and precision）　精确性包含准确度和精密度两个方面。准确度（accuracy）指测定值或其平均数与真实值的接近程度，主要受系统误差的影响；精密度（precision）指各次测定值的集中程度，表现为重复观察时，观察值与其平均值的接近程度，其差值属于随机误差。一般地，动物实验或人体试验由于研究对象个体差异及测定条件的影响，较难控制精确性，但应尽量将其控制在专业规定的容许范围内。

二、实验性研究的基本原则

为更好地控制非处理因素对实验效应的影响，以较少的受试对象取得较为可靠的信息，达到经济高效的目的，实验性研究必须遵循随机（randomization）、对照（control）和重复（replication）的原则。

（一）随机原则

1. 意义　随机化是采用随机的方式，使每个受试对象都有同等的机会被抽取或分配到实验组和对照组。随机化是对资料进行统计推断的前提，各种统计分析方法都是建立在随机化的基础上的。在实验研究中，要求各比较组之间除了处理因素外，其他非处理因素须一致或均衡，但事实上很难做到这一点，只有采用随机化分组法，才可能使各组的非处理因素尽量趋于一致或均衡。可见随机化避免了有意或无意夸大或缩小组间差别而使实验结果产生偏性这一问题的发生，同时随机化也是抽样研究的理论和统计分析方法的基础。

2. 类型　随机化应贯穿于实验研究的全过程，在受试对象的抽取、分组以及实验实施过程中均应遵循随机化原则，随机体现在以下三个方面。

（1）随机抽样（random sampling）：每个符合条件的受试对象被抽取的机会相等，即总体中每个体都有相同机会被抽到样本中来。它保证所得样本具有代表性，使实验结论能从样本推广到总体。

（2）随机分配（random allocation）：每个受试对象被分配到各组的机会相等。它保证大量难以控制的非处理因素在对比组间尽可能均衡，以提高组间的可比性。

（3）实验顺序随机（random order）：每个受试对象先后接受处理的机会相等，它使实验顺序对结果的影响达到均衡。

在实验设计中常通过随机数（random number）来实现随机化。获得随机数的常用方法有两种：随机数字表（table of random number）和计算机（或计算器）产生的伪随机数（pseudo random number，PRN）。随机数字表常用于随机抽样与随机分组。无论横行、纵列或斜向等各种顺序，表内数字均是随机的，互相独立。使用时可从任一个数字开始，可查取单行、单列，双行、双列，也可多行、多列，方向可向下或向上，亦可向左或向右。伪随机数是由计算器或计算机产生的介于 0 和 1 之间均匀分布的数字。随着计算机的普及，目前普遍推荐的方法是使用计算机进行随机化。应当注意的是，在同一实验设计中应将伪随机数发生器的种子数（seed）设为一致，以保证所产生的伪随机数具有重现性。

3. 常用的随机化分组方法 下面分别介绍实验设计中常用的三种随机化分组方法：完全随机化、配对及区组随机化、分层随机化。

（1）完全随机化（complete randomization）：就是直接对受试对象进行随机化分组，分组后各组受试对象的例数不一定相等，其具体步骤如下。

1）编号：将 n 个受试对象按一定顺序编号，如可按动物体重大小等。

2）取随机数：可从随机数字表、计算器或计算机获得。每个受试对象获得的随机数可以是一位数，也可以是两位数或三位数，一般要求不低于 n 的位数。

3）确定组别：根据事先设定的规则，按照受试对象获得的随机数确定受试对象在哪一组。分两组，可按随机数的奇偶进行分组；分 k 组，可按随机数除以 k 后的余数进行分组。

例 2-1 试将性别相同、体重相近的 15 只动物随机分到 A、B、C 三组。

先将动物按体重编号，再从随机数字表（附表 1）中任一行，如第 16 行最左端开始横向连续取 15 个两位数字。事先设定规则：将动物所得随机数除以 3，余数 0、1、2 分别对应于 A、B、C 三组。

据此得到表 2-1 的分组结果：第 4、6、8、14 号共 4 只动物分到 A 组；第 1、9、12、13、15 号共 5 只动物分到 B 组；第 2、3、5、7、10、11 号共 6 只动物分到 C 组。

表 2-1 15 只动物完全随机分组的结果

编号	1	2	3	4	5	6	7	8	9	10	11	12	13	14	15
随机数	88	56	53	27	59	33	35	72	67	47	77	34	55	45	70
÷3 的余数	1	2	2	0	2	0	2	0	1	2	2	1	1	0	1
分组	B	C	C	A	C	A	C	A	B	C	C	B	B	A	B

（2）配对及区组随机化：完全随机化虽然可提高各组的均衡性，但当样本含量较小时，尤其是当对于一些对实验效应的观察产生重要影响的非处理因素未予以充分重视时，并不能保证各组间一定达到良好的均衡性。配对随机化（paired randomization）是将受试对象按一定的条件配成对，再将每对中的两个受试对象随机分配到两个不同的处理组中，配对因素应为可能影响实验结果的主要非处理因素。区组随机化（block randomization）实际上是配对随机化的扩展：配对设计中每对是两个受试对象，区组设计中每个区组是两个以上的受试对象。下面以区组随机化为例进行介绍。

1）编号排序：将受试对象按照主要非处理因素相近的原则配为区组，为同一区组内个体编号。

2）取随机数：可从随机数字表或计算器或计算机获得随机数。

3）确定组别：根据事先设定的规则，按照每区组内受试对象获得的随机数决定受试对象被分在哪一组。

例 2-2　为研究四种剂量的碘对小白鼠脾的影响，将 40 只小白鼠的体重作为区组因素，试作随机分配处理。

将 40 只小白鼠按体重由轻到重依次排序，依次每 4 只形成一个区组，并对每个区组内的小鼠进行编号。从随机数字表中任取两列，如第 9 列和第 10 列，得两位随机数字（同一区组如遇两个相同随机数则舍去后一个）填于表 2-2 中。事先规定，每一区组中，将随机数字从小到大排序，序号 1、2、3、4 分别对应于四种碘剂量 A、B、C、D。由此可得表 2-2 的区组内随机分配方案。

表 2-2　区组随机化的结果

区组	随机数				随机数序号				随机分组结果			
	鼠 1	鼠 2	鼠 3	鼠 4	鼠 1	鼠 2	鼠 3	鼠 4	鼠 1	鼠 2	鼠 3	鼠 4
1	81	46	77	61	4	1	3	2	D	A	C	B
2	08	39	74	00	2	3	4	1	B	C	D	A
3	99	24	72	48	4	1	3	2	D	A	C	B
⋮	⋮	⋮	⋮	⋮	⋮	⋮	⋮	⋮	⋮	⋮	⋮	⋮
10	91	88	45	80	4	3	1	2	D	C	A	B

（3）分层随机化（stratified randomization）：为使某些已知的、对结果观察影响较大的非处理因素在各组间尽可能一致，先根据这些因素进行分层，然后在每一层内通过完全随机化分组，称为分层随机化。例如，在某糖尿病药物的疗效研究中，以糖尿病 SD 模型大鼠为研究对象，设置空白对照，为使体重、基础血糖情况在组间达到均衡，将大鼠按体重（<190g、≥190g）、基础血糖（<28mmol/L、≥28mmol/L）分为 4 层，然后将每层内的 SD 大鼠随机分配到实验组和对照组。一般情况下，分层随机化的层数不宜过多，即分层因素的数量和各因素的水平数不宜过多，否则每层内的对象数太少，不利于分析对比。

（二）对照原则

1. 意义　有比较才有鉴别，通过对照能鉴别处理因素的作用，因此比较的基础就是对照。对照设立的正确与否，关系到科研结论的正确性及成果价值。

（1）可排除或控制自然变化和非处理因素对观察结果的影响：由于疾病有着其自然发展过程，许多疾病在不接受任何药物治疗或医疗处理的情况下，通过患者的自身代偿、修复等功能而得到缓解或减轻，甚至自愈。例如，研究某药物对口腔溃疡模型兔的疗效，由于口腔溃疡有自愈的倾向，如果没有设立对照，即使该药物没有效果或者疗效甚微，也有可能得到疗效较好的结论。有些具有季节性变化的疾病，如哮喘、老年性慢性支气管炎等在每年的 3～8 月能得到自行缓解和减轻，因而需要设立对照组。只有通过对照才能确定实验效应是由于某种处理因素的作用还是自然发展的结果。

（2）可消除或减小实验误差：对照的设立是为了控制实验条件，使实验组和对照组的非处理因素尽可能相同，从而使实验误差得到相应的消除或减小。用公式可表达为

$$T+\mathrm{NT}=T_e+\mathrm{NT}_a$$

其中，T 为处理因素，NT 为非处理因素，T_e 为实验效应，NT_a 为 NT 的影响结果。

T_e 与 NT_a 是混杂在一起的，研究设计的主要任务就是如何使 T_e 的效应能显示出来。

设立对照应遵循均衡（balance）原则。均衡是指在设立对照时除给予的处理不同外，对照组和实验组其他重要的、可控制的非处理因素应保持一致。同时，在整个实验过程中，对照组和实验组应始终处于同时同地，即应设立同期对照（concurrent control）或平行对照（parallel control）。尽量不要用以往研究的资料作为历史对照（historical control），也不要借用文献记载或其他研究的资料作为对照，因为这样的对照组与实验组不处于同一时期、环境，两组的可比性会受到较大影响。

2. 类型 对照的形式有多种，可根据研究目的和内容加以选择。

（1）空白对照（blank control）：对照组不接受任何处理。因伦理学要求，一般空白对照不用于临床试验，可应用于动物实验以及实验室方法学研究中。例如，在某种可疑致癌物的动物诱癌实验中，设立空白对照组，以排除动物本身可能自发肿瘤的影响。

（2）实验对照（experimental control）：对照组不施加处理因素，但施加某种与处理因素有关的基础实验因素。通常用于有损伤、有刺激的动物实验。例如，实验组动物经口灌注实验药物，对照组动物灌注无药理作用的生理盐水，以控制灌注过程中可能的损伤、刺激等对实验效应的影响；类似的还有假注射、假手术、假针刺及假照射等。又如，在研究甘氨酸亚铁对缺铁性贫血小鼠的治疗效果实验中，给予实验组小鼠添加了甘氨酸亚铁的饲料，给予对照组普通饲料。这里饲料是与处理因素有关的实验因素，两组除饲料是否添加甘氨酸亚铁外，其他条件一致，这样才能显示和分析饲料中甘氨酸亚铁的作用。由此可见，当处理因素的施加需伴随其他因素（如甘氨酸亚铁加入饲料），而这些因素可能影响实验结果时，应设立实验对照，以保证组间的均衡性。

（3）标准对照（standard control）：对照组采用现有标准方法或常规方法。在实验室研究中常用于某种新检验方法是否能代替传统方法的研究。不提倡在该类型研究中不设立对照组，仅用现有标准值或参考值作对照。因为实验组的时间、地点和环境可能与人们现有标准值或参考值产生的时间、地点和环境不同，违背了同期对照的原则。

（4）自身对照（self control）：对照与实验在同一受试对象身上进行，如身体对称部位或实验前后两阶段分别接受不同的处理，一个为对照，另一个为实验，比较其差异。自身对照简单易行，使用广泛。例如，研究不同进针法的静脉穿刺对血管组织的损伤，对大白兔一侧耳缘静脉采用针尖斜面向上进针法，另一侧耳朵的对称部位采用针尖斜面向左进针法。又如，研究某药物的降脂减肥效果，以服药前大鼠的体重作为对照，但在种种处理前后的自身对照中，实验前后某些环境因素或自身特征发生了改变，使得两组间的可比性降低。因此，在实验中常需要另外设立一个平行的外对照，用实验组与对照组处理前后效应的差值来说明处理的效应，以避免自身对照带来的不足。

（5）相互对照（mutual control）：两个或几个不同剂量或状态的实验组相互对照，而不必另设对照组。例如，欲比较不同大豆含量的饲料对缺铁性贫血大鼠的恢复作用，选取已做成贫血模型的大鼠 36 只，随机等分为 3 组，每组 12 只，分别用三种不同的饲料喂养：含 5%大豆饲料、含 10%大豆饲料和含 15%大豆饲料，此时三个实验组可以互为对照。

（三）重复原则

1. 意义 重复是指在相同实验条件下进行多次实验或多次观察，以提高实验的可靠性和科学性。重复是消除或减小非处理因素影响的重要方法之一。重复程度表现为样本含量的大小和重复次数的多少。

2. 类型　广义来讲，重复包括三种情形。

（1）整个实验的重复：它确保了在相同条件下实验的重现性，从而提高了实验结果的可靠性。不可重复的研究是没有科学性的。

（2）用多个受试对象进行重复：它避免了把个别情况误认为普遍情况，把偶然或巧合的现象当成必然的规律，将实验结果错误地推广到群体。通过一定数量的重复，使结论可信，换言之，要有足够与恰当的样本含量（sample size）。

（3）同一受试对象的重复观察：它保证了观察结果的精密度。例如，从同一实验小鼠身上取得三个血液标本，分别检测其红细胞数，以其均数作为最终结果。

从统计学观点而言，重复最主要的作用是估计变异的大小。变异是客观存在的，只有重复实验才能估计多次实验结果之间的变异性（精密度），只有重复观察多个受试对象才能估计群体中个体之间的变异性（个体差异），只有在同一实验条件下对同一观测指标进行重复测定，才能估计测量值的精确度。重复的另一个作用就是降低变异的大小，以便在随机变异的背景中凸显实质性差异。

在实验设计中，应辩证地考虑样本含量的大小，样本含量过小，则抽样误差大，结果的可靠性差；样本含量过大，则浪费不必要的人力、物力和财力，同时也不能保证实验观察的质量。正确估计样本含量是实验设计中的一个重要问题，贯彻实施重复的原则，是为了保证实验结果在具有一定可靠性的条件下，确定恰当和足够的样本量，节省资源。

3. 影响样本含量大小的因素　影响样本含量大小的因素主要有：Ⅰ类错误概率 α；Ⅱ类错误概率 β；容许误差 δ；总体相关信息，如均数 μ（总体率 π）与总体标准差 σ，通常用样本值代替。样本含量的估计方法见相关书籍。

（四）盲法原则

1. 意义　临床研究中使一方或多方不知道受试者治疗分配的程序称为设盲。盲法分单盲（simple blind）和双盲（double blind），前者指受试对象不知道自己接受何种措施；后者指受试者和观察者均不知道受试对象接受何种措施。

2. 盲法的作用及注意事项　盲法是消除非处理因素引起的误差的主要手段之一。盲法的作用已经得到普遍承认。安慰剂与双盲法配合使用，是控制“安慰作用”的有效方法。双盲法常用于药物临床试验中，其目的是排除患者及医务人员主观偏倚对试验结果的影响。若患者知道所用的药物是新药，且对该药期望大，则会积极配合治疗试验，反之，若得知用的是安慰剂，则会对治疗产生消极影响。

盲法是控制偏性的有效方法。其中，双盲法的使用较为普遍，它可使偏性均匀地分配在实验组和对照组中，在临床试验中是一种不可忽视的控制偏差的方法。但双盲法的实施较为复杂，要有一套严格的管理和监督措施，主要是要有一套完善的掩盖真相的代号方法。对于危急和重症患者不能采用盲法。

三、系统误差与控制方法

实验误差主要有随机误差（random error）和系统误差（systematic error），任何实验性研究的结果都不可避免地会出现不同程度的误差，要使误差减小到最低限度，必须在实验的每个环节上加以控制。这里主要介绍系统误差及其控制方法。

（一）产生系统误差的常见原因

系统误差是在一定实验条件下，由某种未发现或未确定的因素所引起的观测值具有方向性和系统性的误差，又称偏倚。这种误差是不能用统计方法估计的。导致系统误差的原因很多，主要有人为误差、仪器误差、试剂误差、方法误差、实验环境条件误差等（简称4M1E）。

（二）系统误差类型及其控制

1. 实验方法学研究中系统误差的表现形式

（1）恒定系统误差：测定值始终偏向真实值的一侧，在同一实验条件下基本恒定，改变条件则会出现规律性变化。这类误差通常与测定仪器性能、测定人员掌握判断标准等有关，只要找到原因并纠正之，可使误差降至最低程度。

（2）线性系统误差：测定值随着测定时间或空间顺序而有明显趋向性。这类误差通常是由于测定条件或测定物本身随着时间的延续而发生了改变。控制这类误差的主要方法是定期检测标准品和对照品，绘制质量控制图，及时发现和解决问题。

（3）非线性系统误差：测定值随时间延续而呈曲线变化或周期变化。产生这类误差的原因较复杂。减小或避免这类误差的方法是严格控制实验条件。

2. 临床及流行病学研究中系统误差的表现形式

（1）选择偏倚（selection bias）：产生于研究的设计阶段。主要是纳入研究对象及将研究对象分组所采用的方法不正确所造成的系统误差。随机化能有效控制这类偏倚的产生。

（2）测量偏倚（measurement bias）：产生于研究的实施阶段。主要是对研究对象所采用的测量和观察方法不一致所造成的系统误差。若测量误差由研究者和（或）受试者心理因素导致，采用严格的盲法能有效控制这类偏倚的产生。

（3）混杂偏倚（confounding bias）：主要由于某些非实验因素与实验因素的效应混在一起，全部或部分地掩盖或夸大了所研究因素与效应之间的真实联系。混杂偏倚产生于研究的各个阶段，常在资料分析阶段被发现并通过一定分析方法排除其对实验效应的影响。例如，分层分析能有效消除这类偏倚的影响，若难以分层，则可采用多因素分析方法，暴露与分析混杂因素的影响。

流行病学专著中对于偏倚有更细致的分类与命名。

第二节　临床上常用的观察性研究统计设计

观察性研究分为描述性研究和分析性研究两种类型。描述性研究（descriptive study）对疾病或临床事件的各种特征进行描述，并进行初步分析和推论，为进一步研究提供线索，它是临床科研的初级阶段，包括横断面研究（cross-sectional study）、病例报告（case report）、病例分析（case series）和经验总结等；分析性研究（analytic study）基于较规范的研究设计，常见于设立对照组进行比较的研究，其论证强度较描述性研究高，可进一步分析和推论。它是临床研究的深入阶段，包括病例对照研究（case-control study）、回顾性队列研究（retrospective cohort study）和前瞻性队列研究（prospective cohort study）等。

一、观察性研究统计设计

临床上常用的观察性研究统计设计的基本要素和原则与前述的实验性研究有许多相同之处，同时也有其自身特点，下面主要阐述临床观察性研究统计设计特点和临床上应用较广的设计方法。

（一）基本要素

1. 受试对象的选择　临床观察性研究的对象是人，包括正常人和患者，选择的受试对象必须有明确可靠的诊断。

（1）正常人选择：所谓“正常人”是指排除了影响所研究指标的疾病和有关因素的同质人群，而非肌体任何器官与组织形态及机能都正常的人。例如，研究血红蛋白的参考值时，只要是没有影响引起血红蛋白异常的疾病的人都可作为受试对象。

（2）病例选择：对病例选择要求主要是正确的诊断、分期和病情判断，应制订统一的选择标准，以保证病例的均衡性。例如，急性黄疸性肝炎在不同年龄段的治疗效果不同，因此，在选择受试对象时要对年龄范围进行限定，同时要考虑的还有病程范围等。

2. 处理因素的选择　临床研究的处理因素主要是某种药物、某种疗法等。对处理因素的选择和注意事项与本章第一节的内容基本类似。需进一步说明的是，在处理因素标准化上，对于研究观察过程的不同时期，要求使用的药物批号一致、手术操作者熟练程度相同等，以保证观察结果的准确性和可靠性。

3. 临床效果评价指标的选择　在临床观察性研究中，通常采用一定的指标来评价疗效，因此，在设计时须给出疗效评价指标，主要有单一指标和复合指标两种。因复合指标具有综合性，能对疗效作出全面评价，所以在临床疗效观察中多用。复合指标又可分为有效指标（如好转、治愈）和无效指标（如恶化、死亡），为防止估计误差，复合指标必须有明确的客观指标。远期疗效常用的指标有生存率、复发率、致残（畸）和后遗症等。

（二）基本原则

本章第一节中提及的研究设计的基本原则可用于临床观察研究，但随机化主要针对抽样的随机、测量顺序的随机，不能实施分组的随机，本节不再赘述。

二、几种常见观察性研究设计

（一）病例–对照研究

病例–对照研究是通过比较病例组与对照组的暴露因素及其水平的差别来探讨病因的，即一种“由果推因”的研究方法。因病例–对照研究可在医院或社区进行，较易操作，可深入分析暴露因素，所以它是临床医学工作者进行病因研究的一种常用方法。

病例–对照研究设计不能随机分组，须先确定病例组，然后寻找对照组。在病例和对照的选择上，首先要有明确的诊断标准，并拟有明确的病例和对照的入选条件及排除标准。病例和对照的选择方式有下列两种。

（1）以医院为基础：收集一所或多所医院收治的患者作为研究病例，从医院同期收治的其他患者中随机抽取一部分作为对照。

（2）以社区为基础：从疾病档案登记系统收集当地某时期的全部新病例或其中一部分随机样本作为病例组，对照组从当地当时非患者中随机抽取。

按照对照方式，病例–对照研究设计分为成组病例-对照研究和匹配病例–对照研究两种。将患某种疾病的患者作为病例组，没有患该疾病的人作为对照组，即成组病例-对照研究设计；将患某种疾病的患者作为病例组，在混杂因素水平一致的条件下，每一例患者匹配 1 例至多例没有患该疾病的人作为对照组，即匹配病例–对照研究设计，主要有 1∶1 配对设计、1∶n 匹配设计（建议 n 不超过 4）。

（二）队列研究

队列研究是对不同暴露水平的对象进行追踪观察，从而分析暴露因素与疾病发生之间的因果联系，又称追踪研究（follow–up study）或前瞻性研究（prospective study），它是一种由因及果的验证性研究方法。

（方　亚）

SPSS 操作

第三章　定量变量资料统计描述

定量变量资料在生物医学领域中是相当常见的，其特点为是否客观存在“明确的数或值/每一个观察单位”，例如，人的身高、体重、胸围、心率、呼吸、舒张压、收缩压、血红蛋白、血清甘油三酯等指标均属于定量变量资料。在研究中，当我们碰到此类资料时，该如何科学地进行统计描述呢？正确的做法应该是在考虑定量变量资料的具体分布类型之后，再选择合理的描述性指标。

第一节　频 数 分 布

通过调查或实验等方式所收集得到的原始资料一般都是杂乱无章的。为了能一目了然地发现数据的分布特征，便于后续的统计分析，通常会制作一张频数分布表，对原始数据进行整理。

例 3-1　抽样调查某地 120 名健康成年男性的红细胞数（$\times 10^{12}$/L）（表 3-1），试编制红细胞数的频数分布表。

表 3-1　120 名健康成年男性的红细胞数（$\times 10^{12}$/L）

5.12	5.13	4.58	4.31	4.09	4.41	4.33	4.58	4.24	5.45
4.32	4.84	4.91	5.14	5.25	4.89	4.79	4.90	5.09	4.64
5.14	5.46	4.66	4.20	4.21	3.73	5.17	5.79	5.46	4.49
4.85	5.28	4.78	4.32	4.94	5.21	4.68	5.09	4.68	4.91
5.13	5.26	3.84	4.17	4.56	3.52	6.00	4.05	4.92	4.87
4.28	4.46	5.03	5.69	5.25	4.56	5.53	4.58	4.86	4.97
4.70	4.28	4.37	5.33	4.78	4.75	5.39	5.27	4.89	**6.18**
4.13	5.22	4.44	4.13	4.43	4.02	5.86	5.12	5.36	3.86
4.68	5.48	5.31	4.53	4.83	4.11	**3.29**	4.18	4.13	4.06
3.42	4.68	4.52	5.19	3.70	5.51	4.64	4.92	4.93	4.90
3.92	5.04	4.70	4.54	3.95	4.40	4.31	3.77	4.16	4.58
5.35	3.71	5.27	4.52	5.21	4.37	4.80	4.75	3.86	5.69

频数分布表的编制步骤如下：

1. 计算全距（range，*R*）　全距即数据的最大值与最小值之差。本例 120 例红细胞数最大值为 6.18，最小值为 3.29，求得

$$R = 最大值-最小值= 6.18\ \ 3.29-2.89\ (\times 10^{12}/\mathrm{L})$$

2. 确定组数与组距　分组应恰到好处地展示数据特征，一般取 8～15 组为宜，通常取 10 组。组距（interval，*i*）为组与组间的距离，在实际工作中需尽量取整，方便划计频数。

$$i=\frac{R}{\text{欲分的组数}},\quad \text{本例中 } i=2.89/10=0.289\approx 0.3$$

3. 确定各组段 即确定上限与下限。每个组段的起点称为组段的下限（lower limit），终点称为组段的上限（upper limit）。分组时，第一组段应包含最小值。为划计方便，组段下限一般也需尽量取整。例如，本例最小值为3.29，组距为0.3，各组段下限可取3.2、3.5、3.8、…。最后一个组段同样应包含最大值，如本例最大值为6.18，最后一个组段则为5.9～6.2。在确定各组段的上下限时，必须注意：连续的各组段切忌重叠，故除最后一个组段外，其余各组均应仅包含其下限值，而不包含其上限值。见表3-2第（1）列。

4. 划计频数，列出频数分布表 在原始数据中逐一观察，并计数各组段内的数据个数（即频数）。见表3-2第（2）列。在此基础上，可计算各组段的频率（%）、累计频数和累计频率（%），分别列于表3-2的（3）至（5）列。

表3-2 120名健康成年男性红细胞数（$\times 10^{12}$/L）的频数表

组段 （1）	频数 （2）	频率（%） （3）	累计频数 （4）	累计频率（%） （5）
3.2～	2	1.67	2	1.67
3.5～	5	4.17	7	5.83
3.8～	9	7.50	16	13.33
4.1～	19	15.83	35	29.17
4.4～	23	19.17	58	48.33
4.7～	24	20.00	82	68.33
5.0～	21	17.50	103	85.83
5.3～	11	9.17	114	95.00
5.6～	4	3.33	118	98.33
5.9～6.2	2	1.67	120	100.00
合计	120	100.00	–	–

5. 绘制频数分布图 以红细胞数作横轴，频数为纵轴，绘制频数分布图，也称直方图（图3-1）。

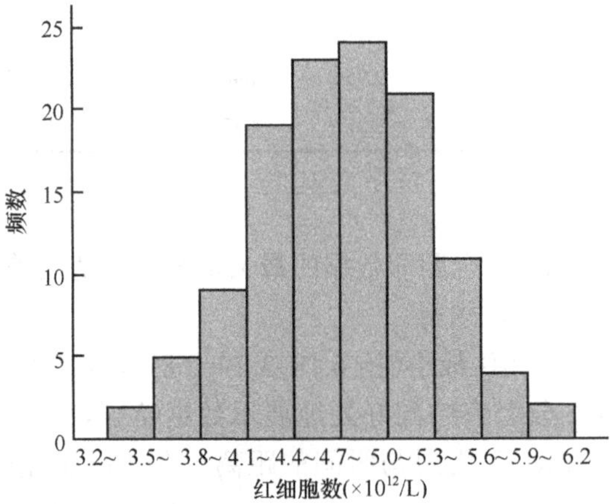

图3-1 120名健康成年男性红细胞数直方图

由频数分布表可以较为清晰地发现数据的分布规律。

（1）揭示数据的分布特征：通过表 3-2 和图 3-1，可以发现一组数据的分布范围、峰值所在以及对称与否三大特征。对于本例而言，这组红细胞数分布在 3.2×10^{12}～6.2×10^{12}/L，其中在组段 4.7×10^{12}/L～频数最多，形成了一个峰，而其余两侧的数据逐渐递减，基本对称。

（2）提示资料的分布类型：定量变量资料常见的分布类型为两类。一类是对称分布（symmetric distribution），其中包括一种尤为重要的正态分布，这在生物医学领域是相当常见的，比如本例数据以组段 4.7×10^{12}/L～为中心基本对称，近似正态分布。另一类则为偏态分布（skewed distribution），如果频数分布偏向数值较小的一侧，而长尾偏向右侧，则称为正偏态分布（positive-skewed distribution）；相反，如果频数分布偏向数值较大的一侧，而长尾偏向左侧，则称为负偏态分布（negative-skewed distribution）。

（3）描述分布的集中位置和离散程度：由表 3-2 与图 3-1 可以发现：120 名健康成年男性红细胞数分布同时具有集中位置（central position）与离散程度（discrete tendency）。一方面，样本来自于同质的总体，使得该人群的红细胞数将趋向同一数值，即频数分布最多的组，此为集中位置。另一方面，同质总体中的个体间存在变异，即该人群的红细胞数不可能均为同一个数值，而将与集中位置产生或多或少的距离，则为离散程度。对于一组定量变量资料而言，集中位置与离散程度必定同时存在，这在生物医学领域中具有普遍性。

第二节　正态分布

正态分布是定量变量资料最常见的一种分布类型。人体很多指标的测量值，如身高、体重、血红蛋白、甘油三酯等均可被认为近似服从正态分布。同时，一些重要的分布（如 t 分布）以正态分布为基础而导出，正态分布还是其他一些分布（如二项分布）的极限分布形式，应该说正态分布是医学统计学中最重要的分布类型。那么，究竟什么是正态分布呢？正态分布具有什么样的特征呢？

当 μ 与 σ^2 确定时，正态分布呈现为一条单峰对称的钟形曲线，其曲线两端永远不与横轴相交。同时，有一个概率密度函数与之对应：

$$f(x)=\frac{1}{\sigma\sqrt{2\pi}}\mathrm{e}^{-\frac{(x-\mu)^2}{2\sigma^2}} \tag{3-1}$$

式中，两个常数分别为 π（圆周率，取值 3.1415926）与 e（自然指数，取值 2.71828）。两个参数分别为 μ 与 σ^2，μ 为反映集中位置的总体均数，σ^2 为反映离散程度的总体方差。习惯上用 $X\sim N(\mu,\sigma^2)$ 表示随机变量 X 服从于均数为 μ、方差为 σ^2 的正态分布。

一、正态分布的特点

具体地，正态分布具有以下几个特点。

（1）单峰对称的“钟形”曲线。

（2）X 可取任意实数。

（3）μ 决定正态分布曲线的峰在横轴上的位置[图 3-2（a）]。当 σ^2 恒定时，μ 越大，曲线将向右平移；反之，曲线则向左平移。

（4）σ^2 决定正态分布曲线的形状[图 3-2（b）]。当 μ 恒定时，σ^2 越大，曲线越“矮胖”；反之，曲线则越“高瘦”。

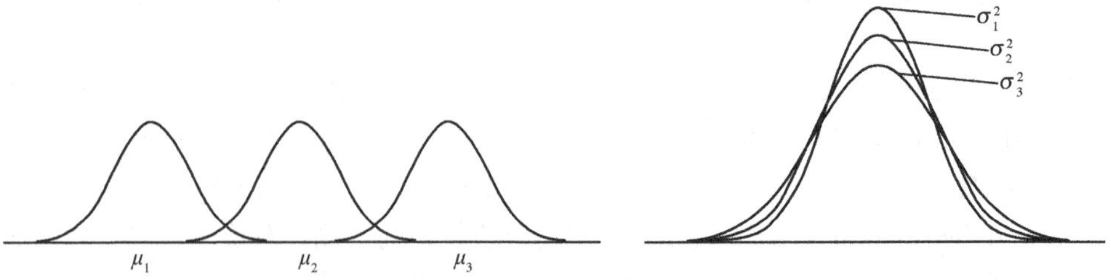

(a) 方差相同、均数不同（$\mu_1<\mu_2<\mu_3$）的三条正态曲线　　(b) 均数相同、方差不同（$\sigma_1^2<\sigma_2^2<\sigma_3^2$）的三条正态曲线

图 3-2　正态曲线位置、形状与 μ 、σ^2 关系示意图

二、标准正态分布

1. *z* 变换与标准正态分布（standard normal distribution）　由于不同的均数和不同的方差将决定不同位置和形态的正态分布曲线，这给我们的应用带来了很大的困难。因此统计学家提出对任意一个服从正态分布 $N(\mu,\sigma^2)$ 的随机变量，均可作如下的标准化变换，也称 z 变换或 u 变换。

$$Z=\frac{x-\mu}{\sigma} \tag{3-2}$$

经此变换得到的变量 Z 的概率密度函数为

$$f(z)=\frac{1}{\sqrt{2\pi}}\mathrm{e}^{-\frac{z^2}{2}},\qquad -\infty<z<+\infty \tag{3-3}$$

变换后的 z 值仍然服从正态分布，且其总体均数为 0、总体方差为 1。我们称此正态分布为标准正态分布，用 $Z\sim N(0,1)$ 表示。由于其位置和形态均被固定，标准正态分布曲线是唯一的一条曲线，这就极大地方便了我们的应用。

2. 标准正态分布曲线下面积规律

（1）曲线下横轴上的面积之和为 1，即概率之和为 100%。

（2）任意两点间的面积可由积分实现，而且统计学家已编制标准正态分布曲线下左侧尾部面积表（附表 2）供读者查阅。表内所列数据表示 z 取不同值时 z 值左侧标准正态曲线下面积，记作 $\Phi(z)$ 。而右侧的曲线下面积则可通过正态分布曲线的对称性获得。值得一提的是，任意一条正态分布曲线下的面积分布规律均可通过式（3-2）变换后，与标准正态分布曲线下的面积相对应。

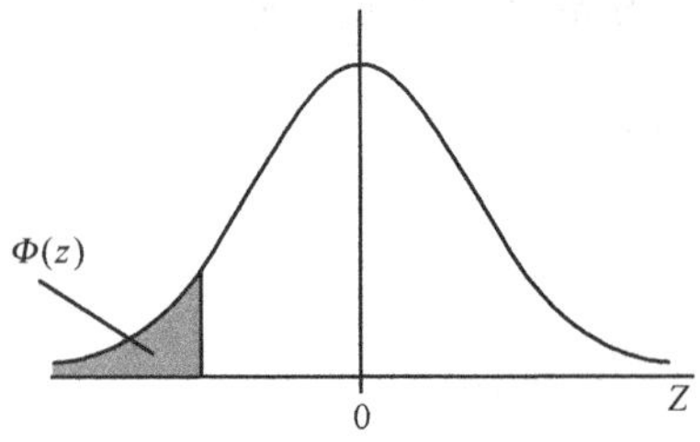

图 3-3　标准正态分布的分布函数示意图

具体地，附表 2 中横标目与纵标目的数值都是标准正态分布曲线下，横轴上的 z 值。横标目为 z 值的整数和第一位小数，纵标目为 z 值的第二位小数，它

们交叉位点上的数值就是该 z 值所对应的标准正态分布的左侧尾部面积。

例 3-2　已知 X 服从均数为 μ、方差为 σ^2 的正态分布，请估计 X 取值在区间 $\mu \pm 1.96\sigma$ 内的概率。

欲求 X 取值在相应区间内的概率，实则求其在该区间的曲线下面积，需首先获得区间两端点所对应的标准正态分布曲线上的 z 值。由式（3-2）得

$$z_1 = \frac{(\mu - 1.96\sigma) - \mu}{\sigma} = -1.96$$

$$z_2 = \frac{(\mu + 1.96\sigma) - \mu}{\sigma} = 1.96$$

附表 2，$\Phi(-1.96) = 0.025$。由对称性可得区间（1.96，$+\infty$）上的曲线下面积也是 0.025，故 z 值取值于（−1.96，+1.96）的概率为 $1 - 2 \times 0.025 = 0.95$，即 X 取值在区间 $\mu \pm 1.96\sigma$ 内的概率为 95%。对正态分布而言，1.96 这个界值很常用。

例 3-3　已知某地健康成年男子的血清总胆固醇测量值近似服从正态分布，其 $\mu =$ 4.95mmol/L，$\sigma = 0.85$ mmol/L。试估计：①该地 80%的健康成年男子的血清总胆固醇测量值集中在哪个范围？②该地健康成年男子的血清总胆固醇测量值在 6mmol/L 以上者占该地男子总数的百分比？

第一，欲求该地 80%的健康成年男子的血清总胆固醇测量值集中在哪个范围，可以先查附表 2，标准正态分布曲线下左侧面积为 0.10 所对应的 z 值为−1.28，所以 80%的健康成年男子血清总胆固醇测量值将集中在 $\mu \pm 1.28\sigma$ 区间内，即在 3.862mmol/L 与 6.038mmol/L 之间。

第二，先计算 6mmol/L 对应的 z 值。由式（3-2），得

$$z = \frac{x - \mu}{\sigma} = \frac{6 - 4.95}{0.85} = 1.24$$

再利用附表 2 寻找标准正态曲线下 $z = 1.24$ 的右侧面积，即该地健康成年男子的血清总胆固醇测量值在 6mmol/L 以上者占该地男子总数的百分比。因为正态分布的对称性，可查到 $\Phi(-1.24) = 0.1075$，即该地健康成年男子的血清总胆固醇测量值在 6mmol/L 以上者占该地男子总数的 10.75%。

第三节　统计描述指标

利用频数分布表和直方图，只能得到集中位置和离散程度的大致情况。在实际工作中，若想精确地用数值予以描述，则需计算相应的统计指标。一般地，平均数（average）用于描述一组定量变量资料的集中位置，常见的平均数有算术均数、几何均数和中位数。而常用离散程度的指标有 5 种，分别为全距、四分位间距、方差、标准差和变异系数。

一、对称分布资料的统计描述指标

对于对称分布资料，尤其服从正态分布的资料，宜采用算术均数（arithmetic mean）描述其集中位置，采用标准差（standard deviation）描述其离散程度。

（一）算术均数

算术均数简称均数（mean），总体均数用希腊字母 μ 表示，样本均数用 $\bar{x}$（读 x-bar）表示。一般依据样本量的大小，有两种计算方法可以使用。

1. 直接法 即直接将所有原始观察值相加，再除以总例数。其计算公式为

$$\bar{x}=\frac{x_1+x_2+\cdots+x_n}{n}=\frac{\sum x}{n} \tag{3-4}$$

式中，n 为样本含量，x_1、x_2、…、x_n 为原始观察值，$\sum$（读作 sigma）表示求和。

例 3-4 测得 8 名大一女生的身高（cm）分别为 162、158、157、149、155、170、167、162。试求其算术均数：

$$\bar{x}=\frac{\sum x}{n}=\frac{162+158+157+149+155+170+167+162}{8}=160.00(\text{cm})$$

同理，我们也可以用式（3-4），求得例 3-1 中的均数为

$$\bar{x}=\frac{\sum x}{n}=\frac{5.12+5.13+4.58+\cdots+3.86+5.69}{120}=4.72(\times 10^{12}/\text{L})$$

2. 频数表法 对于样本含量较大的数据集，可以在编制频数表的基础上计算均数。其计算公式为

$$\bar{x}=\frac{\sum fx_0}{\sum f} \tag{3-5}$$

其中，f 为各组段的频数，x_0 为各组段的组中值，作为各组观测值的代表，x_0 =（组段上限+组段下限）/2。

例 3-5 试用频数表法计算例 3-1 资料的算术均数。

首先确定各组段的组中值 x_0，见表 3-3 的第（2）列。然后计算（2）、（3）两列的乘积，其结果列在第（4）列。按式（3-5），算术均数为

$$\bar{x}=\frac{\sum fx_0}{\sum f}=\frac{2\times 3.35+5\times 3.65+\cdots+4\times 5.75+2\times 6.05}{2+5+\cdots+4+2}=4.71(\times 10^{12}/\text{L})$$

与直接法求出的均数 4.72×10^{12}/L 相比，两种方法计算的均数相差不大。

表 3-3 120 名健康成年男性红细胞数（$\times 10^{12}$/L）的均数计算表

组段 （1）	组中值（x_0） （2）	频数（f） （3）	fx_0 （4）=（2）×（3）
3.2～	3.35	2	6.70
3.5～	3.65	5	18.25
3.8～	3.95	9	35.55
4.1～	4.25	19	80.75
4.4～	4.55	23	104.65
4.7～	4.85	24	116.40
5.0～	5.15	21	108.15
5.3～	5.45	11	59.95

续表

组段	组中值（x_0）	频数（f）	fx_0
（1）	（2）	（3）	（4）=（2）×（3）
5.6～	5.75	4	23.00
5.9～6.2	6.05	2	12.10
合计		120	565.50

（二）标准差

在介绍标准差这个概念之前，我们需要先了解什么是方差？对于一组正态分布的定量变量资料而言，每个观察值 x 与均数 μ 之间存在着或多或少的差别，即可用离均差之和 $\sum(x-\mu)$ 来反映所有观察值的离散程度。但差值 $(x-\mu)$ 有正有负，正负相抵使得 $\sum(x-\mu)=0$。而用 $\sum|x-\mu|$ 反映所有观察值的离散程度虽不存在正负相抵的问题，但在数学处理上比较困难。故考虑将每个观察值的离均差平方后再求和，即用离均差平方和 $\sum(x-\mu)^2$ 反映所有观察值的变异大小。同时，考虑到参加计算的个体数量越多，离均差平方和往往会越大，所以对离均差平方和按例数取平均，即为方差。总体方差用 $\mathrm{Var}(x)$ 或 σ^2 表示，其计算公式为

$$\mathrm{Var}(x)=\frac{\sum(x-\mu)^2}{N}=\sigma^2 \tag{3-6}$$

其中，μ 为总体均数；N 为总体中个体例数；$\sum(x-\mu)^2$ 为离均差平方和，表示总体内各个观察值与总体均数差值的平方之和。方差越大，数据间离散程度则越大；反之，离散程度则越小。

在实际工作中，总体均数 μ 常常未知，N 也往往很大乃至无穷。因此，在抽样研究中常使用样本均数估计总体均数，即可用样本方差来估计总体方差。一般地，样本方差用 s^2 表示，其计算公式为

$$s^2=\frac{\sum(x-\bar{x})^2}{n-1} \tag{3-7}$$

其中，$\bar{x}$ 为样本均数，n 为样本含量，分母 n–1 为自由度（degree of freedom，ν），表示当 $\bar{x}$ 给定时，随机变量 x 能“自由”取值的个数。例如，一个 n=4，$\bar{x}$=5 的样本中，只有 3 个离均差可以独立（自由）取值，自由度=4–1。受 $\bar{x}$=5 这个条件的限制，一旦 3 个离均差的数值确定了，如 x 分别为 7、4 和 3，剩下的一个 x 就只能等于 6。推而广之，任何统计量的自由度 $\nu=n-$限制条件的个数。

方差虽然能较好地反映一组观察值的偏离程度，但我们发现：方差的量纲是原变量量纲的平方，同时方差也将原始数据的真实变异人为地扩大或缩小了。因此，在实际应用中需要将其还原，这就形成了标准差。同样的，标准差越大，意味着观察值的离散程度越大。具体地，标准差是方差的正平方根，公式如下：

$$\text{总体标准差：}\sigma=\sqrt{\frac{\sum(x-\mu)^2}{N}} \tag{3-8}$$

$$样本标准差：\quad s=\sqrt{\frac{\sum(x-\bar{x})^2}{n-1}} \tag{3-9}$$

$$对于频数表资料：\quad s=\sqrt{\frac{\sum f(x_0-\bar{x})^2}{\sum f-1}} \tag{3-10}$$

例 3-6 计算例 3-1 数据的标准差。

根据原始数据按式（3-9）计算 $s=0.57$（$\times10^{12}$/L）。若利用频数表资料，则可依据式（3-10），求出 $s=0.56(\times10^{12}/\text{L})$。可见，两种算法差别不大。

（三）变异系数（coefficient of variation，CV）

实际工作中，当需要比较两组不同类型定量变量资料的离散程度时，如量纲不同的变量间或均数差别较大的变量间变异程度的比较，就需要使用到变异系数。其计算公式为

$$\text{CV}=\frac{s}{\bar{x}}\times100\% \tag{3-11}$$

其中，s 为样本标准差，$\bar{x}$ 为样本均数。变异系数没有单位，消除了量纲的影响，变异系数越大，意味着相对于均数而言，数值的变异程度越大。

例 3-7 抽样调查某地大二女生的身高和体重，得知其身高均数为 165cm，标准差为 3cm；体重均数为 45kg，标准差为 3kg。试比较该地大二女生身高与体重的变异程度。

虽然已知身高和体重的标准差数值均为 3，但其单位不一致，导致直接不可比。故选择变异系数，按式（3-11），身高和体重的变异系数分别为

$$身高：\quad \text{CV}=\frac{s}{\bar{x}}\times100\%=\frac{3}{165}\times100\%=1.82\%$$

$$体重：\quad \text{CV}=\frac{s}{\bar{x}}\times100\%=\frac{3}{45}\times100\%=6.67\%$$

进而，通过假设检验可进一步推断该地大二女生体重的相对变异大于身高。

二、对数正态分布资料的统计描述指标

在定量变量资料常见的分布类型中，还有一类对数正态分布（logarithm normal distribution）。所谓对数正态分布是指对数为正态分布的任意随机变量的概率分布。如果 X 是服从正态分布的随机变量，则 exp（X）服从对数正态分布；同样，如果 Y 服从对数正态分布，则 ln（Y）服从正态分布。

此类分布常见的生物医学指标有：血清学滴度、抗体效价、事物发展或变化的速度等。对于此类资料的分析，通常是先将原始数据对数转换后按照正态分布规律处理，最后再还原数据即可。工作中，常用几何均数（geometric mean，G）表示其集中位置。

根据观察值个数的多少，几何均数同样有两种计算方法。

1. 直接法 其计算公式为

$$G=\log^{-1}\left[\frac{\sum\log x}{n}\right] \tag{3-12}$$

上式表示先求每个观察值的对数，计算其算术均数后，再求反对数。一般采用以 10 为底

的常用对数进行转换。

例 3-8　某研究者对 10 名急性血吸虫病患者进行间接血凝试验（IHA）检测其抗体滴度效价，其检测结果为 1∶640、1∶1280、1∶1280、1∶2560、1∶2560、1∶2560、1∶2560、1∶5120、1∶5120、1∶10240，试计算其平均抗体滴度。

本例采用以 10 为底的对数，根据原始数据按式（3-12）计算得

$$G = \lg^{-1}\left[(\lg 640 + 2\times\lg 1280 + 4\times\lg 2560 + 2\times\lg 5120 + \lg 10240)/10\right]$$
$$= \lg^{-1}(3.4082) \approx 2560$$

所以这 10 名患者的平均抗体滴度是 1∶2560。

2. 频数表法　计算公式为

$$G = \log^{-1}\left[\frac{\sum f \log x}{\sum f}\right] \tag{3-13}$$

例 3-9　某医院妇产科对 100 名妊娠合并梅毒患者进行妊娠期驱梅治疗，12 周后测定其抗体滴度如表 3-4 所示，试求其平均抗体滴度。

表 3-4　100 名患者的平均抗体滴度计算结果

抗体滴度	滴度倒数 X	$\lg X$	频数 f	$f\lg X$
1∶1	1	0.0000	20	0.0000
1∶2	2	0.3010	28	8.4280
1∶4	4	0.6021	19	11.4399
1∶8	8	0.9031	10	9.0310
1∶16	16	1.2041	10	12.0410
1∶32	32	1.5051	8	12.0408
1∶64	64	1.8062	5	9.0310
合计	–	–	100	62.0117

按式（3-13）算得

$$G = \lg^{-1}\left(\frac{\sum f \lg X}{\sum f}\right) = \lg^{-1}\left(\frac{62.0117}{100}\right) \approx 4$$

所以这 100 名患者的平均抗体滴度是 1∶4。

三、偏态分布资料的统计描述指标

对于一组偏态分布的定量变量资料，通常选择中位数（median，M）和四分位间距（quartile range，Q）分别作为其集中位置和离散程度的描述指标。

（一）中位数

首先需了解百分位数的概念。百分位数（percentile，P_x）是一个表示位置的指标，它将原始观察值分成两部分，理论上有 $x\%$的观察值小于 P_x，有（1–$x\%$）的观察值大于 P_x。由此可见，百分位数 P_{50} 就是中位数。故中位数是指在一组升序排列的数据中，位次居中

的那个值。中位数的计算方法也有直接法和频数表法两种。

1. 直接法 基于原始数据，可得

样本量 n 为奇数时：$M = x_{\left(\frac{n+1}{2}\right)}$ （3-14）

n 为偶数时：$M = \dfrac{x_{\left(\frac{n}{2}\right)} + x_{\left(\frac{n}{2}+1\right)}}{2}$ （3-15）

其中，x 右下角括号内的数字表示该 x 处于一组升序数列中的确切位置。

例 3-10 某厂发生食物中毒，9 名患者潜伏期（小时）分别为 16、2、6、3、30、2、10、2、24，试求其中位数。

先将数据由小到大排列为 2、2、2、3、6、10、16、24、30

由于 n=9 为奇数，按照式（3-14），$M = x_{\left(\frac{9+1}{2}\right)} = x_5$=6（小时）

故 9 名患者潜伏期的中位数为 6 小时。

2. 频数表法 对频数表资料，可通过百分位数法计算中位数。

百分位数 P_x 的计算公式为

$$P_x = L + \frac{i}{f_x}(n \cdot x\% - \sum f_L)$$ （3-16）

其中，L 为欲求的百分位数所在组段的下限，i 为百分位数所在组段的组距，f_x 为百分位数所在组段的频数，n 为样本含量，$\sum f_L$ 为小于该百分位数所在组的累计频数。

例 3-11 某地 130 名健康成年男性血清肌红蛋白（μg/L）数据列于表 3-5，试求其 P_{25}、P_{75} 以及中位数。

表 3-5 某地 130 名健康成年男性血清肌红蛋白（μg/L）频数表

组段	频数	频率（%）	累计频数	累计频率（%）
0～	2	2	2	1.54
5～	3	2	5	3.85
10～	9	7	14	10.77
15～	12	9	26	20.00
20～	15	12	41	31.54
25～	27	21	68	52.31
30～	33	24	101	77.69
35～	18	14	119	91.54
40～	10	8	129	99.23
45～	1	1	130	100.00
合计	130	100.00	–	–

先寻找欲求的百分位数分别落在哪个组。由累计频率列可见，P_{25} 位于“20～”这个组段，P_{75} 位于“30～”组段，而中位数，即 P_{50} 位于“25～”组段。

将相应数据分别代入式（3-16）

$$P_{25} = 20 + \frac{5}{15}(130 \times 25\% - 26) = 22.17 \text{（μg/L）}$$

$$P_{75} = 30 + \frac{5}{33}(130 \times 75\% - 68) = 34.47 \text{（μg/L）}$$

$$M = P_{50} = 25 + \frac{5}{27}(130 \times 50\% - 41) = 29.44 \text{（μg/L）}$$

（二）极差（range，*R*）与四分位数间距（quartile rage，*Q*）

在前面编制频数表时，已经介绍过全距。R =最大值–最小值，全距越大则表示数据越离散。其计算十分简单，但是它仅利用了样本中两个极端值的信息，而极端值是相当不稳定的，导致 R 往往也不够稳定，这就极大程度地限制了它的应用。因此提出四分位数间距，它表示一组数列中间 50%数值的最大范围，定义为 $Q = P_{75}–P_{25}$。同样的，Q 越大表示数据间变异越大。实际工作中常把中位数和四分位数间距配套使用于描述偏态分布资料的集中位置和离散程度。

例 3-12　计算例 3-11 中某地 130 名健康成年男性血清肌红蛋白数据的四分位数间距。

前面已求出该数据的两个百分位数 P_{75} 与 P_{25}，即可直接求出四分位数间距为

$$Q = P_{75}–P_{25} = 34.47–22.17= 12.30 \text{（μg/L）}$$

第四节　医学参考值范围

所谓医学参考值范围（reference range）是指“正常”或健康人群某个专业指标在总体人群的大多数检测值的波动范围，主要作为判断某项指标正常与异常的参考性依据。在这个定义中，“正常”人群是指排除了对所研究指标有影响的疾病和有关因素的特定人群。例如，欲建立某特定人群体内红细胞计数或白细胞计数的参考值范围，肢体残疾人亦可作为“正常”人群；欲估计某特定人群正常视力的参考值范围，佝偻病患者、龋齿患者等均可作为“正常”人群。专业指标包括解剖、生理、生化指标及组织代谢产物含量等指标，为保证原始数据可靠，需要对选定的样本指标进行准确测定。

而所谓大多数，取决于资料的性质和研究目的。专业上认为 80%～99%范围内的任一位点均可，但更多地采用人群 95%的个体某项医学指标的取值范围作为该指标的医学参考值范围。一般地，若旨在降低误诊率、减少假阳性错误，则参考值的范围则适宜偏大；反之，若旨在降低漏诊率、减少假阴性错误，则参考值的范围应偏小。

在确定参考值范围之前，研究者常常会依据对研究指标的了解来决定参考值范围的单双侧。有些指标，如身高、体重、血红蛋白等过高过低均属异常，则应确定双侧范围；有些指标，如血铅、发汞等仅在过高时为异常，则只需计算其单侧范围；还有些指标，若尚对其知之甚少，建议取双侧范围更为稳妥。同时，确定医学参考值范围必须抽取足够例数的样本（一般 n＞100），并判定是否应分“层”确定参考值范围。如果测定值在性别间或年龄组间差别较大，则应分“层”确定参考值范围。

具体地，确定医学参考值范围的方法有四种，分别是混杂样本抛弃法、多元法、正态分布法和百分位数法。其中，以后两种更为常用。实际工作中，我们通常应先对资料做正态性检验，判断其分布类型后，再选择合适的方法予以参考值范围估计。正态性检验的常

用方法有：拟合函数法、矩法、W 或 D 检验、目测法等，具体内容请参看相关书籍。

一、正态分布法

适用于正态或近似正态分布的资料。

双侧 $1-\alpha$ 的参考值范围为 $\bar{x} \pm z_{\alpha/2}s$　　(3-17)

单侧 $1-\alpha$ 的参考值范围分别为 $\leqslant \bar{x} + z_{\alpha}s$ 或 $\geqslant \bar{x} - z_{\alpha}s$　　(3-18)

若 $\alpha=0.05$，$1-\alpha=0.95$，由于正态分布变量 x 在区间 $\mu \pm 1.96\sigma$ 上取值的概率为 0.95，所以正态分布资料双侧 95%医学参考值范围为 $\bar{x} \pm 1.96s$ 。

例 3-13　某地 144 名健康成年男子的血清总胆固醇测量值近似服从正态分布，其 $\bar{x}=4.95$ mmol/L，$s=0.85$ mmol/L。试估计该地健康成年男子血清总胆固醇的 95%参考值范围。

因血清总胆固醇测量值过高、过低均为异常，故应计算其双侧 95%医学参考值范围。

上限为　　$\bar{x}+1.96s=4.95+1.96\times 0.85=6.62$ mmol/L

下限为　　$\bar{x}-1.96s=4.95-1.96\times 0.85=3.28$ mmol/L

即该地健康成年男子血清总胆固醇的 95%参考值范围为 3.28～6.62mmol/L。该范围表示该地 95%健康成年男子的血清总胆固醇测量值在此范围内。但需注意，这并不能说明测定值凡是在此范围内都“正常”；也不能说明凡不在此范围内都不“正常”。因此医学参考值范围在临床上只能作为参考。

值得一提的是，对于前面涉及的对数正态分布资料，也可以通过正态分布法确定其参考值范围。具体做法是，先将某变量观察值经对数变换后转换成近似正态分布，求其对数值的参考值范围，再求反对数即原变量的参考值范围。

二、百分位数法

该法主要适用于偏态分布的资料。

双侧 $1-\alpha$ 的参考值范围为 $P_x \sim P_{100-x}$，其中 $x=\alpha/2\times 100$。　　(3-19)

单侧 $1-\alpha$ 的参考值范围分别为 $\geqslant P_x$ 或 $\leqslant P_{100-x}$，其中 $x=\alpha\times 100$　　(3-20)

同样以 95%为例，双侧 95%医学参考值范围为 $(P_{2.5}, P_{97.5})$，单侧范围为 $\leqslant P_{95}$（人体有害物质如血铅、发汞等）或 $\geqslant P_5$（如肺活量）。至于如何求得所需百分位数，请参照本章式（3-16）。

（邓　丹）

第四章　定性变量资料统计描述

相信大家都有过摸球的经历，一个袋子里有 10 个小球，其中 6 个红球，4 个白球，我们进行有放回的摸球游戏。先后摸 5 次，摸到红球的次数可能是 0 次、1 次、2 次、3 次、4 次或者 5 次。在整个实验过程中，我们发现：袋子里的每个球都有恒定的概率被摸到，且每次独立摸球只会产生两种结果，非红即白。具有这种特点的事件在我们身边比比皆是。

第一节　二 项 分 布

在生物医学领域，很多现象观察结果均以两分类定性变量来表示，如正常与异常、生存与死亡、阳性与阴性等。凡是同时满足上述摸球实验特点的资料，我们称其为二项分布（binomial distribution）。具体地，如果每个观察对象阳性结果的发生概率均为π，阴性结果的发生概率均为 $1-\pi$，而且各个观察对象的结果是相互独立的，那么重复观察 n 次，发生阳性结果的次数 X 的概率分布为二项分布，记作 $B(n, \pi)$。其概率函数 $P(x)$ 的计算式为

$$P(x)=\mathrm{C}_n^x\pi^x(1-\pi)^{n-x} \tag{4-1}$$

其中，$\mathrm{C}_n^x=\dfrac{n!}{x!(n-x)!}$，! 为阶乘符号，$n!=n(n-1)(n-2)\cdots 1$，0！为 1。

由式（4-1）可见，欲从任意一个 x 推导出相应的概率函数 $P(x)$，取决于参数总体率π以及观察次数 n，这可以从二项分布图形中得到印证。以 x 为横轴，以对应于 x 的概率 $P(x)$ 为纵轴，对所有可能的 x（$0\leqslant x\leqslant n$）分别用垂直于横轴、长度为 $P(x)$ 的线段表示相应的概率作图。

从图 4-1 可见，二项分布的图形有以下特征。

（1）若 n 一定，x 取值为$[0, n]$，则共有 $n+1$ 条直线组成二项分布图形；图形形状取决于 n 与π。

（2）$\pi=0.5$ 时，图形对称；$\pi<0.5$ 时，图形左偏；$\pi>0.5$ 时，图形右偏；对同一 n，π 越远离 0.5，对称性越差。

（3）对于相同参数π，随着 n 的增大，分布逐渐趋于对称。一般地，当 $n\pi$与 $n(1-\pi)$ 同时大于 5 时，二项分布将逼近正态，故正态分布是二项分布的一种极限形式。

了解二项分布的图形后，再来看看其分布特征：

对于任何二项分布问题，如果每一次试验出现阳性结果的概率均为π，进行 n 次独立重复试验，出现 x 次阳性结果，那么，可以证明：

x 的总体均数为　$\mu=n\pi$　（4-2）

方差为　$\sigma^2=n\pi(1-\pi)$　（4-3）

标准差为　$\sigma=\sqrt{n\pi(1-\pi)}$　（4-4）

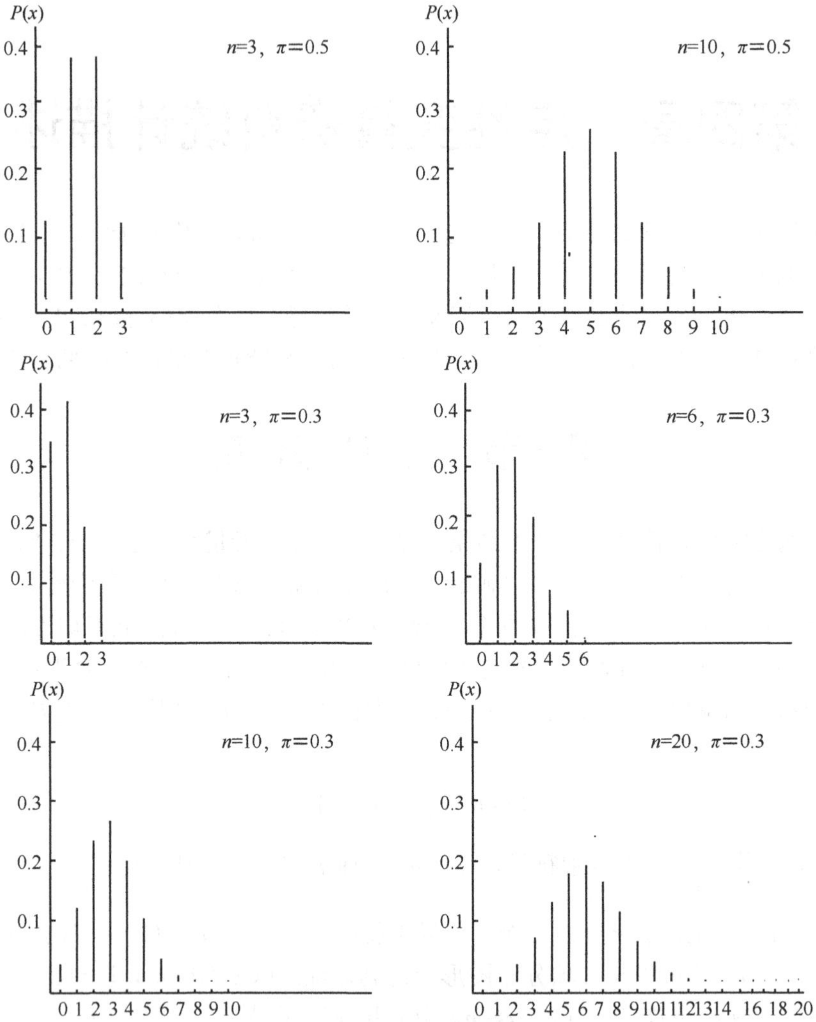

图 4-1　不同 n 与 π 值对应的二项分布

第二节　相对数与率的标准化

对于定性变量资料，经常无法直接获取总体参数，如总体率 π，研究者必须对从中随机抽取一定数量的个体构成的样本进行研究。那么，由样本数据所算得的反映定性变量资料的描述性统计量指标，我们称为相对数指标。常见的相对数有三类，分别是率、相对比和构成比。

一、相 对 数

（一）率（rate）

$$率=\frac{某事件实际发生的总数}{该事件可能发生的总数}\times 比例基数 \tag{4-5}$$

比例基数可以是 100%，或 1000‰等。特别要注意分母中“可能发生”的含义，它是指对某病具有发病危险的人，即暴露人口，而不包括不可能发生某病的人。例如，计算麻疹疫苗接种率，一般只囊括既没患过麻疹又没接种过麻疹疫苗的儿童。

在实际运用中，率的计算是简单的，但有以下的率存在混淆使用的情况，特别予以说明。

1. 发病率（incidence rate，IR）**与患病率**（prevalence rate，PR）

$$发病率=\frac{一段时期内新发病例的总数}{这段时间内的平均人口数}\times比例基数$$

$$患病率=\frac{一个时点的所有病例总数}{这个时点的所有受检人数}\times比例基数$$

可见，二者在时间、患者范围和分母要求上均存在差异，故它们的使用不应相同。一般地，发病率是表示发病危险的直接指标，可用于探讨疾病的危险因素，评价疾病防治效果。而患病率又称为现患率，用于描述病程较长或发病时间不易明确的疾病的患病情况。

2. 死亡率（mortality rate，MR）**与病死率**（fatality rate，FR）

$$死亡率=\frac{一段时期的死亡总数}{这段时期的平均人口数}\times比例基数$$

$$病死率=\frac{一段时期因某病死亡的病例总数}{这段时期患该病的病例总数}\times比例基数$$

死亡率主要反映一个地区或国家其居民总的死亡水平。而病死率旨在说明一种疾病的严重程度，或者对人群的威胁程度。

（二）相对比（ratio）

相对比是指两个有关联的指标 A 与 B 之比，简称比。计算公式为

$$相对比=\frac{A}{B}\times100\% \qquad (4\text{-}6)$$

式中，A、B 两指标可以是绝对数、相对数或平均数。

常见的相对比有男女性别比、医护比、患者和病床数之比等。

（三）构成比（proportion）

若一个事物由若干成分构成，则其中某一成分在整个事物中所占的比例或比重为该成分的构成比。

$$构成比=\frac{某一成分的数量}{该事物所有成分的数量之和}\times100\% \qquad (4\text{-}7)$$

可见构成比有其特性：一个事物的构成比之和为 1，且各个成分的构成比相互影响。

（四）应用相对数时的注意事项

以上三种相对数指标计算均十分容易，但在实际工作中，有以下方面需要注意。

1. 分母应足够大 如果样本例数较少，则相对数不够稳定，这时最好使用绝对数直接表示。一般建议在样本例数大于 30 例时，即可采用相对数。

2. 构成比不能代替率 构成比旨在反映比例或比重，而率则体现某事物发生的频率大小，二者截然不同，需要研究者在工作中予以重视。

3. 合并率的正确计算 欲对两组同质的资料，求其合并率时，不能简单地由两组分别

计算的率相加后求平均，而应该是两组分子之和除以两组分母之和。

4. 资料的可比性 在相对数指标比较时，除了研究因素（如不同的药物）不同之外，其余的因素应尽可能相同或相近，主要观察对象其内部结构尽可能相同。若两组资料的年龄、性别、工龄等构成不同，此时则不能将两个率的数值直接比较大小，而应该对其年龄、性别、工龄等构成进行标准化后再作比较。

二、率的标准化法

如果两组个体的内部构成存在差异，就不能将率的数值直接进行比较。为消除两组个体由于构成不同所带给合计率的影响，则需对率作标准化处理，其方法称为率的标准化法（standardization）。因此，计算标准化率的目的在于消除内部构成的不同。下面用一个实例来说明如何进行率的标准化。

例 4-1 表 4-1 为甲、乙两地各年龄组人口数及死亡率，试比较两地死亡率。

由表 4-1 可见，甲、乙两地总的死亡率比较，甲地（16.19‰）高于乙地（13.90‰）。但各年龄组死亡率均为甲地低于乙地。不难发现这两地人口总数虽同为 50000 人，但其内部的年龄结构却截然不同，甲地老年和儿童人口所占比例大，而乙地青壮年人口居多，这直接导致两地的粗死亡率不具备可比性。如何解决率的不可比性呢？一个有效的方法就是进行率的标准化。

表 4-1 甲、乙两地各年龄组人口数及死亡率

年龄组	甲地		乙地	
	人口数	死亡率（‰）	人口数	死亡率（‰）
0～	9300	57.2	4800	72.9
5～	12200	3.6	6600	4.6
20～	19000	5.3	35300	7.2
40～	7600	12.1	2800	14.2
60～	1900	40.0	500	46.0
合计	50000	16.19	50000	13.90

标准化法的关键是选择一个"标准"，在这个共同的"平台"上比较两组资料。"标准"的选择通常有三种做法：①将两组人口数合并；②任选两组之一；③在两组之外另选一个更大的人口群体作为"标准"。其中以第一种最为常用。在统计学中，率的标准化主要有两种方法，分别为直接标准化法和间接标准化法。以下介绍直接标准化法的步骤。

1. 选定"标准人口" 本例将两组人口合并，作为"标准"，其中，甲地 $n_1 = 50000$，乙地 $n_2 = 50000$，$n = n_1 + n_2 = 100000$，各个年龄组的标准人口亦随之确定，见表 4-2 第 2 列。

表 4-2 直接标化法计算标准化死亡率（%）

年龄组	标准人数 n_i	甲地		乙地	
		原死亡率 p_i	预期死亡数 n_ip_i	原死亡率 p_i	预期死亡数 n_ip_i
0～	14100	57.2	806.52	72.9	1027.89
5～	18800	3.6	67.68	4.6	86.48

续表

年龄组	标准人数 n_i	甲地		乙地	
		原死亡率 p_i	预期死亡数 $n_i p_i$	原死亡率 p_i	预期死亡数 $n_i p_i$
20～	54300	5.3	287.79	7.2	390.96
40～	10400	12.1	125.84	14.2	147.68
60～	2400	40.0	96.00	46.0	110.40
合计	100000	–	1383.83	–	1763.41

2. 分别计算在"标准人口"下的预期死亡人数 对于甲地，0～组原有的死亡率为57.2‰，将其应用于"标准人口"中，表示标准人口在原有死亡率下的预期死亡人数，$n_1 p_1 = 14100 \times 57.2/1000 = 806.52$，按此算法，将其余 4 组的预期死亡人数求出后，得到甲地预期死亡人数之和为$\sum n_i p_i = 806.52 + 67.68 + \cdots + 96.00 = 1383.83$（表 4-2 第 4 列）。类似地，对于乙地，其预期死亡人数之和为 1763.41（表 4-2 第 6 列）。

3. 分别计算两地的标准化死亡率

$$p' = \frac{\sum n_i p_i}{n} \times 比例基数 \tag{4-8}$$

对于甲地，标准化死亡率为

$$P'_{甲} = \frac{甲地预期死亡人数之和}{标准人口数} = \frac{1383.83}{100000} \times 1000‰=13.84‰$$

对于乙地，标准化死亡率为

$$P'_{乙} = \frac{乙地预期死亡人数之和}{标准人口数} = \frac{1763.41}{100000} \times 1000‰=17.63‰$$

可见，经过率的标准化，甲地死亡率低于乙地。

（邓　丹）

SPSS 操作

第五章　统计表与统计图

资料的收集、整理以及统计分析结果的表达，除了采用统计指标外，还可以采用统计表（statistical table）、统计图（statistical graph）进行呈现。统计表可以简明扼要地表达资料特点，代替冗长的文字描述；统计图能够准确、形象地呈现统计指标及其结果，使读者对数据有一个整体、直观的印象。

第一节　统　计　表

统计表是将统计分析的指标及其结果以表格的形式列出，其目的是简单明了、层次清楚地表达数据，方便进一步计算、分析与对比阅读。为了避免表述错误而引起误解，编制统计表应遵循重点突出、层次清楚、数据表达准确规范、文字及线条尽量简洁等原则。

一、统计表的结构与种类

（一）统计表的结构

统计表一般由标题、标目、线条、数值和备注 5 部分构成，如表 5-1 所示。

表 5-1　2017 年某地区住院患者各系统疾病的构成比

疾病*	病例数	构成比（%）
呼吸系统疾病	161927	18.34
消化系统疾病	123786	14.02
循环系统疾病	111838	12.67
损伤、中毒	110129	12.48
妊娠、分娩和产褥期	69133	7.83
其他	305974	34.66
合计	882787	100.00

*按国际疾病分类 ICD-10 标准分类。

1. 标题　它位于表的上端中央，概括地说明表中所列出的内容，一般有收集资料的时间、地点，标题前应加上表号，以方便引用。以表 5-1 为例，其表号为 5-1，标题为“2017 年某地区住院患者各系统疾病的构成比”，简明扼要地指出数据收集的时间（2017 年）、地点（某地区）以及表格的主要内容（住院患者各系统疾病的构成）。常见的错误是标题不确切，不能概括表的内容，过于冗长或者过于简略。

2. 标目　是表格内的项目，用以说明表内各行、各列数字的含义。根据其位置与作用可分为横标目、纵标目和总标目。横标目位于表的左侧，用来说明各横行数字的含义，是“主语”，常表示所描述事物的分组，如表 5-1 中“呼吸系统疾病”“消化系统疾病”等。纵标目位于表内上端，用以说明各纵列数字的含义，相当于“谓语”，常是所描述的各指标，如表中“病例数”“构成比”。总标目是对横标目和（或）纵标目的概括，如表中，“疾病”作为横标目的总标目。标目要求文字简明，有单位的应注明单位。

3. 线条　线条不宜过多，主要包括三条横线，即顶部的顶线、底部的底线和纵标目下的分隔线。表格中如果有列合计，则在合计栏上用横线隔开，这条横线称为“合计线”。如果表内有两组或两组以上的纵标目，则各分组与纵标目之间也用横线隔开，如表 5-2 中 2007 年组与纵标目（死亡人数、构成比）之间以横线隔开。统计表中不应有竖线、斜线。

表 5-2　某医院 2007 年和 2017 年住院患者各系统疾病死亡人数和构成比

疾病	2007 年		2017 年	
	死亡人数	构成比（%）	死亡人数	构成比（%）
恶性肿瘤	61	30.65	40	26.85
循环系统疾病	46	23.12	44	29.53
呼吸系统疾病	39	19.60	29	19.46
消化系统疾病	20	10.05	18	12.08
传染病	33	16.58	18	12.08
合计	199	100.00	149	100.00

4. 数值　表内的数字必须准确无误，用阿拉伯数字表示。同一指标的小数位数保持一致，常以小数点为中心对齐，表内不能有空格，无数值用“–”表示，暂缺或未记录用“…”表示，值若是“0”，则填写“0”。

5. 备注　表格中若有需要说明的地方，一般不插入文字或其他说明，可用“*”或其他符号标出，在统计表的下方用文字加以说明。例如，表 5-1 标题下方*标注部分说明疾病分类的标准。

（二）统计表的种类

根据标目层次的复杂程度，统计表可分为简单表与复合表。

1. 简单表（simple table）　只有一个分组标志的统计表。如表 5-1 所示，仅“疾病系统”一个分组标志。

2. 复合表（combinative table）　又称组合表，具有两个及以上分组标志的统计表，如表 5-2 所示，有“年份”“疾病”两个分组标志，用以说明不同年份不同系统疾病的死亡人数和构成比。

二、编制统计表的注意事项

1. 重点突出，简单明了　每个统计表最好仅包括一个中心内容，不要包罗万象。但是，有时为了方便对比，也常常采用复合表。复合表标目层次不宜过多，一般不超过两个层次，过多，统计表就会显得繁冗，这时就应该拆分表格。

2. 主谓分明，层次清楚　应合理安排统计表的横标目与纵标目。一般横标目代表“主语”，表示所描述事物，纵标目代表“谓语”，呈现所描述事物的各项指标。主语与谓语相结合表达一个完整的意思。

3. 数据准确无误，表达规范　表内的数据应准确，同一指标的小数位数应一致。

第二节 统 计 图

统计图（statistical chart）是以点的位置、线段的升降、直条的长短和图形的面积等表达统计数据的一种形式，使数据对比更形象、直观、一目了然，给读者留下深刻的印象。医学中常用的统计图有直条图、圆图、百分条图、线图、半对数线图、直方图、箱式图、散点图和统计地图等。研究者应根据资料的性质和研究的目的选择合适的统计图。

一、绘制统计图的基本要求

绘制统计图有以下要求。

（1）标题要简明扼要地概括统计图要表达的主要内容，位于图的正下方，通常包括收集资料的时间与地点。

（2）图的纵轴与横轴应标明标目及其单位，应注明尺度，纵轴的尺度由下而上，横轴的尺度自左而右，数量一律由小到大。为使图形美观，图形的纵横坐标的长度比例一般为 5∶7。

（3）比较不同的事物时，可用不同的线条、颜色或阴影表示，并用图例加以说明。

二、常用统计图绘制

1. 条图（bar chart） 用等宽直条的长短直观描述各独立类别（指标）的数量大小关系的统计图。所比较的数值可以是绝对数也可以是相对数，有时还用直条的高度代表均数。直条的高度为均数时，可在直条的顶端绘制“触须”来代表标准差的大小。按直条是纵向绘制还是横向绘制，直条图分为立式条图和横式条图；按分组因素的多少分为单式条图与复式条图。

按一个统计指标，一个分组因素分组的条图称为单式条图，如图 5-1 所示。按一个统计指标，两个以及两个以上的分组因素分组的条图称为复式条图，如图 5-2 所示。

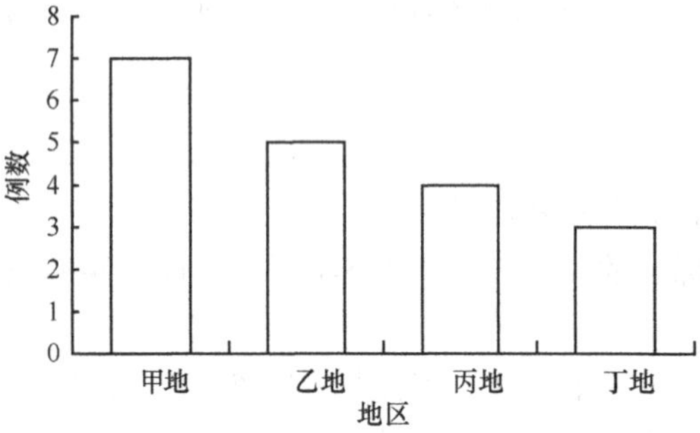

图 5-1 2013 年四个地区禽流感的发生数

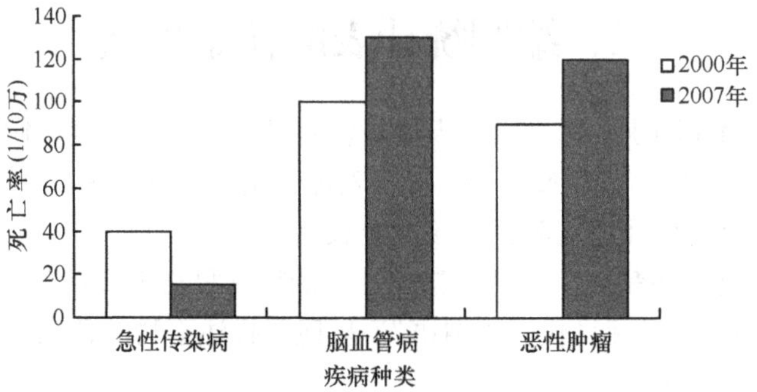

图 5-2 某县 2000 年与 2007 年三种疾病死亡率的条图

绘制要求：

（1）横轴表示被描述的事物各类别或特征，纵轴坐标表示各事物类别的数值的大小，若直条是横式的，则应以纵轴表示各被描述事物的分类，横轴坐标表示各独立类别数值的大小。尺度必须从 0 开始，一般等间距，中间不能截断，否则会改变直条的长短比例，使人产生错觉，如图 5-3 所示的纵坐标不是从“0”开始，给人的印象是甲地区的例数是丁地区例数的 5 倍的错觉。

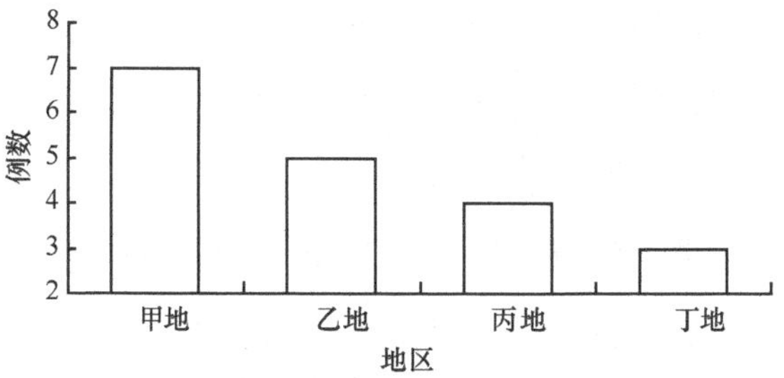

图 5-3　2013 年四个地区禽流感发生数的条图

（2）各直条应等宽，条间距等距，条间距一般为直条宽度的 0.5～1 倍。

（3）直条应按照自然顺序排列，若无自然顺序则一般由高到低排列，或者由低到高排列。

（4）复式条图每组内包括两个或两个以上的直条，同一组内的直条之间不留间隙，每组直条之间留有间隙，且各间隙相等。每组内的几个直条可用不同的颜色、线条或阴影表示不同的类别，并用图例说明，如图 5-2 所示。

若直条的高度代表均数，可在直条的顶端绘制“触须”代表标准差的大小。例如，图 5-4 表示两种结核菌素的浸润反应直径（mm），其中直条的高度代表平均直径，标准品组为 12.0mm，新制品组为 8.8mm；每个直条的“触须”代表标准差（±标准差），标准品组为 1.1mm，新制品组为 1.2mm。在新制品组上方的两个*表示新制品组与标准品组平均水平差异有统计学意义（$P<0.05$）。

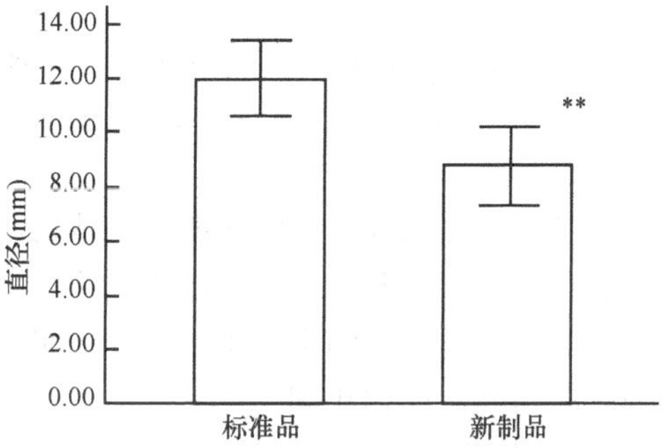

图 5-4　两组结核菌素的浸润反应直径的条图

2. 圆图（pie chart）　用于构成比资料，描述某事物内部各组成部分所占的比重或比例的统计图。绘制时以圆面积为 100%，圆内各扇形面积占总面积比例为事物各部分所占的比重或比例。图 5-5 表示某地 5 岁以下儿童死因构成情况。

绘制要求：

（1）每 3.6^{o} 为 1%，计算构成比对应的“扇形”角度数。

（2）从相当于时钟 12 点或 9 点的位置开始，各部分按自然顺序或由构成比从多到少顺时针方向依次排列，“其他”部分置于最后。

（3）圆中各部分用线段分隔开，可在图中相应部分注明简要的文字和百分比，也可用不同的颜色或阴影表示，并用图例说明。

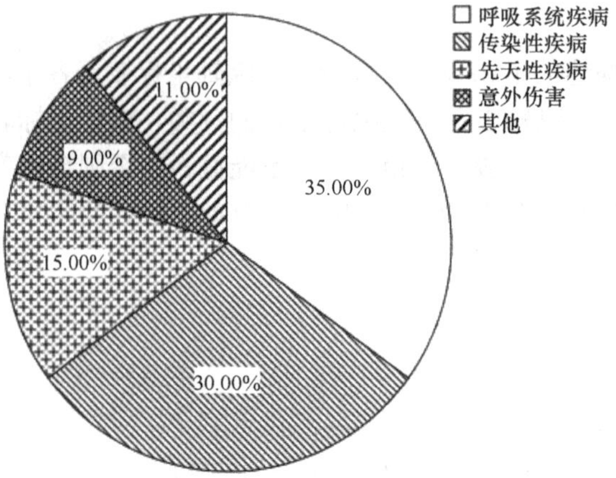

图 5-5 某地 5 岁以下儿童死因构成的圆图

3. 百分条图（percent bar chart） 它与圆图一样，用于构成比资料。绘制时，长条面积为 100%，用长条内各段面积所占的百分比来表示各部分在全体中所占的比例的一种统计图。图 5-6 表示某地区居民四种血型的构成情况。

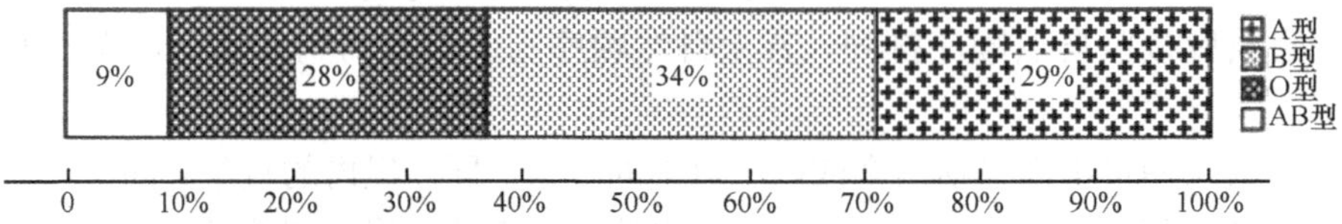

图 5-6 某地区居民四种血型构成的百分条图

绘制要求：

（1）绘制标尺，全长为 100%，分成 10 格，每格 10%。

（2）在标尺上方绘制一直条，起始的位置、总长度和标尺一致，以直条的长度表示数量的百分比。

（3）按各部分自然顺序或由构成比从多到少依次排列，各部分用线段分隔，需用不同的颜色或阴影区分，可标出所占的百分比，必要时需用图例说明。

（4）若要比较的事物不止一个，可绘制几个平行的百分条图，以示比较。各条图的排列顺序相同，图例相同。

4. 线图（line chart） 以线段的上升或下降来表示事物在时间上的发展变化趋势或一种现象随另一种现象变迁情况的一种统计图。适用于连续性资料。线图的纵轴和横轴都是算数尺度，如图 5-7 所示，直观地显示城市和农村的孕产妇死亡率均逐年下降，且城市低于农村。

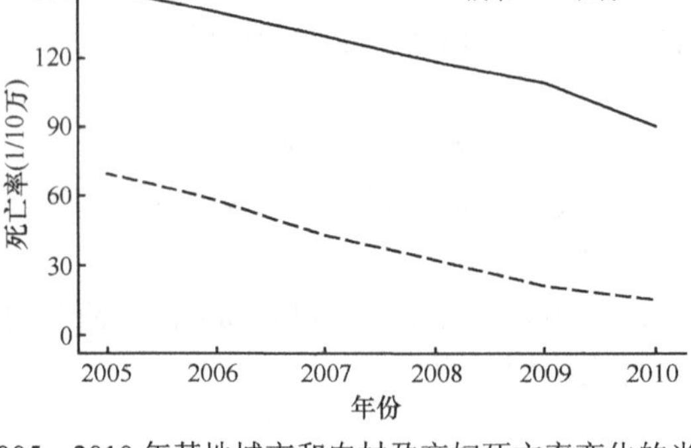

图 5-7 2005～2010 年某地城市和农村孕产妇死亡率变化的半对数线图

绘制要求：

（1）横轴表示某一连续的动态指标（如时间、年龄、浓度等）；纵轴表示随横轴指标变化而变化的另一指标。纵轴、横轴尺度一般从 0 开始（也可不从 0 开始），纵轴、横轴比例要适宜，避免给人夸大或缩小的印象。

（2）图中只有一条折线称为单式线图，若有两条或者两条以上折线，称为复式线图。线条不宜过多，通常≤5 条。

（3）若有两条及两条以上的折线，则应用不同颜色或线形（实线、虚线、点线等）加以区别，并附图例予以说明。

5. 半对数线图（semi-logarithmic line chart）　用于描述事物发展速度（相对比），其横轴为算术尺度的某一连续的动态指标（如时间、年龄、浓度等），纵轴为对数尺度的另一指标，表示随横轴指标变化而变化的数量对数关系，如图 5-8 所示。与线图 5-7 相比，半对数线图 5-8 不仅可以反映城市和农村孕产妇死亡率的变化趋势，还反映城市与农村孕产妇死亡率的变化速度。由图 5-8 可以看出，城市孕产妇死亡率下降速度略快于农村。

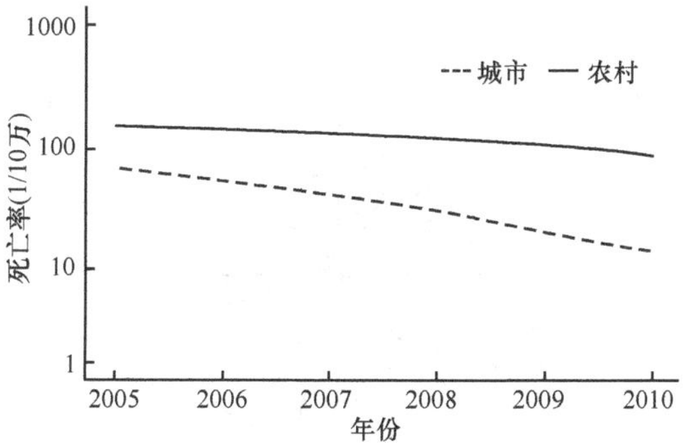

图 5-8　2005～2010 年某地城市和农村孕产妇死亡率变化的线图

6. 直方图（histogram）　表示连续型变量资料的频数或频率分布的统计图。横轴表示研究事物观察值的分组，纵轴表示频数或频率，如图 5-9 所示，表示某地 130 名健康成年男性血清肌红蛋白频数分布情况。

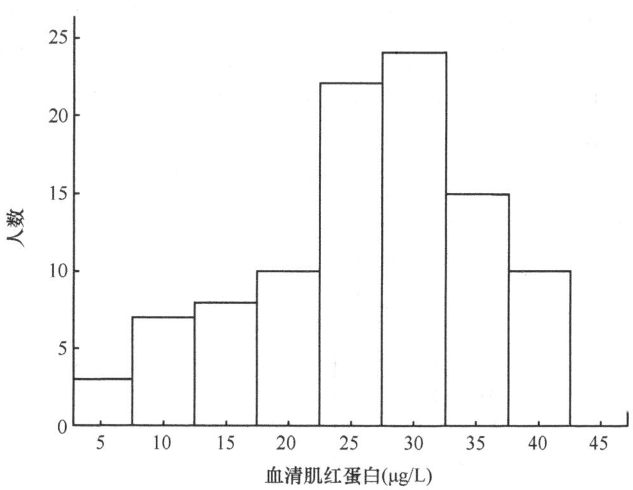

图 5-9　某地 130 名健康成年男性血清肌红蛋白频数分布的直方图

绘制要点：

（1）纵轴的刻度应从“0”开始，而横轴的刻度应按实际范围制订，各矩形的高度为频数或频率，宽度为组距。

（2）一般为等组距的直方图，若各组段的组距不同，需调整各矩形的高度，矩形高度=频数/组距。

（3）各直条之间不留间隙。

7. 角直方图（angular histogram） 描述昼时性资料等圆形数据的频数分布的一种统计图。

其绘制步骤为：以昼夜时间为例，将昼夜时间转换为角度资料，1h=360°/24=15°，并绘制普通直方图，将组距定 15，然后将分组的横轴环绕成圆圈状，各直条向外呈放射状，其长度表示频率大小。图 5-10 为某医院某一周每天 24 小时的急诊患者数的角直方图，其 24 个直条表示 24 个时间段，角直方图显示该医院急诊人数主要集中在每天的 14 点至 18 点。

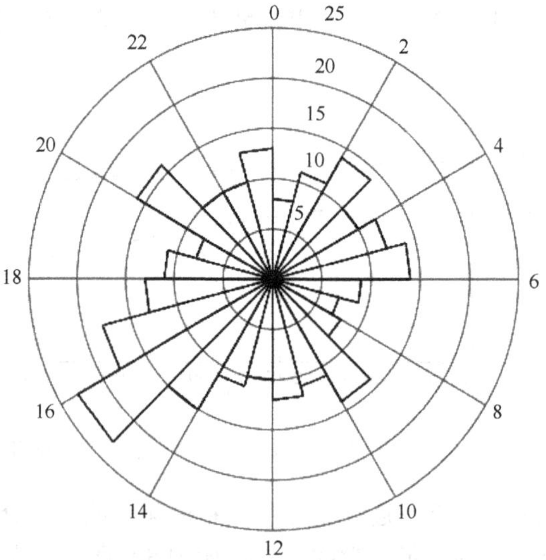

图 5-10 某医院某一周每天 24 小时急诊人数分布的角直方图

8. 茎叶图（stem and leaf display，stem and leaf plot） 保留原始数据，直观地显示数据分布范围和形状的一种图形。茎叶图包含“茎”与“叶”两部分，其中“茎”是每个数据的整数部分，按数的大小从上到下排列，“叶”是每个数据的小数部分，按数的大小以茎为中心向左（右）排列。

现以甲、乙两班统计学考试成绩作茎叶图，以成绩的十位数作茎，个位数作叶，先作茎后填叶，如图 5-11 所示。由图可直观看出甲班最高分 96，最低分 51，乙班最高分 94，最低分 65，甲班成绩较乙班分散，变异度更大。

频率	叶	茎	叶	频率
	甲班		乙班	
4	6 4 2 0	9	0 1 1 4	4
8	9 6 6 6 5 3 2 0	8	0 0 1 1 1 2 3 5 5 7 8 8 9	13
8	8 7 5 4 2 1 1 0	7	0 0 1 4 5 6 6 8 8 8	10
7	8 8 7 6 5 3 0	6	5 6 7	3
3	9 2 1	5		0

图 5-11 甲乙两班统计学考试成绩的茎叶图

9. 点图（dot plot）　用点来呈现定量变量资料频数分布的一种统计图。与直方图类似，图中每一个点代表一个观察点。点图分为一般点图和二维点图。只有一个定量变量的点图为一般点图；加入一个分组变量的点图为二维点图。图 5-12 表示某学校随机抽取 20 名女生的身高分布点图，为一般点图。图 5-13 表示某学校随机抽取 20 名男生和 20 名女生的身高分布点图，为二维点图，该点图很清晰地展示出男生和女生在身高上的差异。

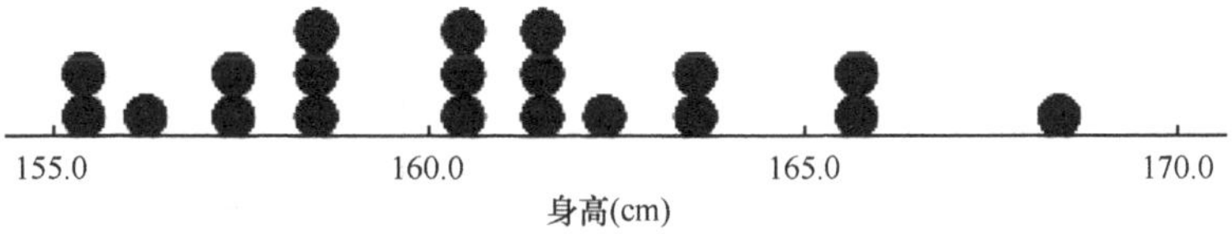

图 5-12　某学校随机抽取 20 名女生的身高分布点图

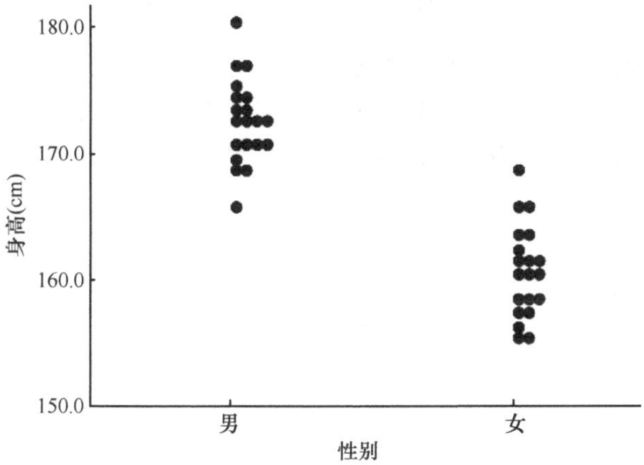

图 5-13　某学校随机抽取 20 名男生和 20 名女生的身高分布二维点图

10. 箱式图（box plot）　用最小值、P_{25}、中位数、P_{75}、最大值等 5 个统计量值来描述定量变量资料的分布特征的一种统计图。由 P_{25} 和 P_{75} 构成箱式图的“箱体”部分，箱体中间的横线为中位数，P_{75} 到剔除异常值后的最大值之间及 P_{25} 到剔除异常值后的最小值之间分别构成“箱子”的上下“箱柄”。

异常值（outlier）又称为离群值，指大于 1.5 倍四分位间距的数值，图形中常用“o”表示。极端值是指大于 3 倍四分位间距的数值，常用“*”表示。箱子越长，表示数值的变异性越大；箱子中间的横线位于箱体的中间位置，表示数据分布对称，中间横线偏离箱子正中心越远，表示数值分布越不对称。

根据“箱子”的多少分为简单箱式图和复式箱式图，只有一个“箱子”时称为简单箱式图，如图 5-14 所示，反映了某地 121 名 12 岁健康男童的身高分布特征。中间粗黑的线为中位数，箱体的长为四分位间距。本例编号为 10 号的值为异常值，编号为 61 号的值为极端值。

有两个或者两个以上的“箱子”时称为复式箱式图。复式箱式图常用于两组或多组资料的平均水平与变异程度的比较，如图 5-15 所示，显示了两种结核菌素浸润反应直径的分布情况。由图可见，新制品的浸润反应直径比标准品的小，且直径的分布呈偏态分布。

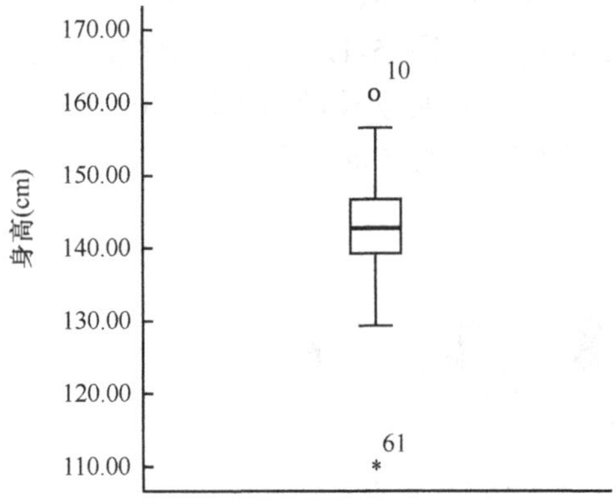

图 5-14　某地 121 名 12 岁健康男童身高值的箱式图

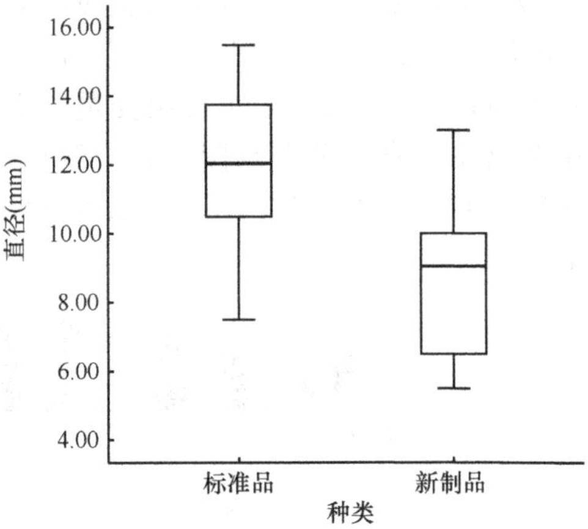

图 5-15　两种结核菌素浸润反应直径的箱式图

11. 散点图（scatter chart）　用点的密集程度与变化趋势表示两变量之间相关关系的统计图。如图 5-16 所示，13 名婴儿 B 超双顶径与出生时体重的散点图。从图的走势中可以看出，出生婴儿出生体重与双顶径之间有关联，呈现出双顶径越大，出生时体重也越重的特征。

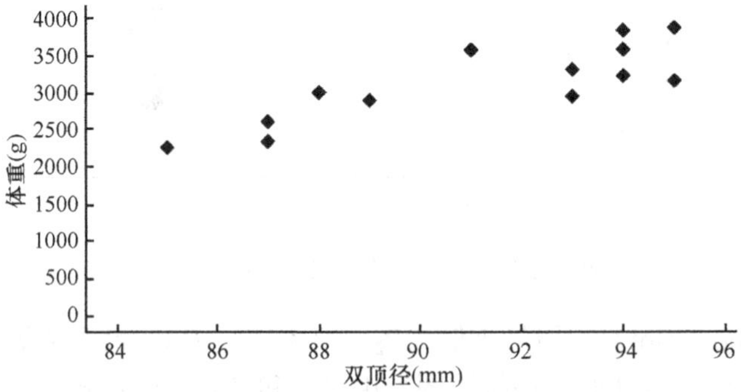

图 5-16　13 名婴儿 B 超双顶径与出生时体重的散点图

12. 气泡图（bubble plot）　气泡图与散点图相似，不同之处在于，气泡图允许在图中额外加入一个表示散点（气泡）大小的变量，用于描述三个变量之间的关系，其中两变量确定气泡位置，第三个变量的值确定气泡的直径。

例如，现测得 10 例人工授精胎儿的身长、头围和体重（表 5-3），由此作气泡图（图 5-17）。由图可见，身长越大的胎儿，头围、体重也相应较大。

表 5-3　10 例人工授精胎儿的身长、头围和体重

编号	身长（cm）	头围（cm）	体重（g）
1	13	9.2	50
2	18.7	13.2	102
3	21	14.8	150
4	22.8	16	200
5	26	18.2	330
6	28	19.7	450

续表

编号	身长（cm）	头围（cm）	体重（g）
7	31.4	22.5	450
8	36.2	25.2	800
9	43	31	2050
10	49	34.8	2500

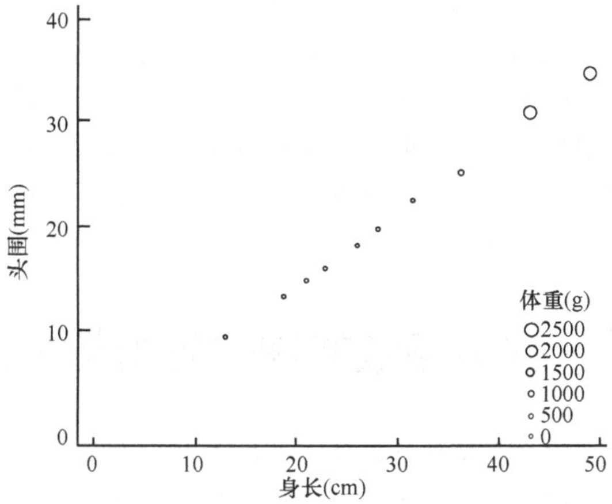

图 5-17　人工授精胎儿的身长、头围和体重气泡图

13. 统计地图（statistical map）　根据不同地区某种现象数量的大小，在地图上采用不同密度的线条或不同的颜色予以呈现，描述某现象在地域空间上的分布图。统计地图有助于直观地观察分析该现象的地理分布，为进一步研究提供线索。

（叶孟良）

第六章　参 数 估 计

我们知道，当所面对总体的观察个体数量很大，甚至无穷时，想要直接研究总体是行不通的，只能通过从总体中随机抽取一定数量的个体构成样本进行抽样研究。究竟在抽样研究的过程中，样本统计量和总体参数会不会保持一致呢？这是我们需要考虑的问题。

一般地，在抽样的过程中，由于个体差异的存在，每一次随机抽取样本的统计量值会和总体参数之间有着一定的差异，同时各个随机获取的样本统计量之间也不尽相同。我们把这种由抽样所导致的样本统计量和总体参数之间的差异称为抽样误差（sampling error）。抽样误差在抽样研究中是绝对存在的。

第一节　样本均数的抽样分布与抽样误差

假设一个随机变量 x 服从于总体均数为 μ，总体方差为 σ^2 的正态分布。首先在该总体中作一次样本量为 n 的随机抽样，计算该样本的均数 $\bar{x}_1$，由于有个体差异的存在，故 $\bar{x}_1$ 一般不会等于总体均数 μ。若以相同的样本量，在该总体中随机抽样 100 次，每次抽取的样本，均可求出样本均数 $\bar{x}_i$，即可得到 100 个样本均数。若将这 100 个样本均数视作一组新的观测值，就可绘制出关于样本均数的频数分布表。由此我们可以发现，在服从正态分布的总体中进行随机抽样，样本均数的抽样分布具有以下特点：①样本均数不等于总体均数；②各个样本均数之间存在差异；③样本均数围绕着总体均数 μ，呈现一个单峰对称的分布；④当样本量足够大时，可由大数定理推导出，均数的平均水平仍然落在总体均数 μ 之处，即样本均数分布的峰点仍然在 μ 之处；⑤样本均数的分布较之原始变量值的分布更为集中，即样本均数的离散程度较小；⑥样本均数的分布与原始总体的分布保持一致，即来自于正态分布总体的样本均数也服从正态分布。事实上当样本含量足够大时，不论样本来自于何种分布的总体，其均数的分布均近似于正态分布。

若随机变量 $X \sim N(\mu,\sigma^2)$，则样本均数 $\bar{x} \sim N(\mu,\sigma_{\bar{x}}^2)$。可见，样本均数分布的离散程度，即同样可以用标准差来衡量，只不过是样本均数的标准差，通常简称为均数的标准误（standard error of mean，$\sigma_{\bar{x}}$），可用于反映均数抽样误差的大小，其计算公式为

$$\sigma_{\bar{x}} = \frac{\sigma}{\sqrt{n}} \tag{6-1}$$

实际应用中，总体标准差 σ 通常未知，需要用样本标准差 s 来估计。此时，均数标准误的估计值为

$$s_{\bar{x}} = \frac{s}{\sqrt{n}} \tag{6-2}$$

由上式可知，均数标准误的大小与原始变量值的标准差成正比，与样本含量 n 的平方根成反比。通常，我们更倾向于通过增加样本含量来减小均数的标准误，从而降低抽样误

差。目前，已学习了观测值的标准差与样本均数的标准差，其区别见表 6-1。

表 6-1 标准差与标准误的区别

	标准差 s	标准误 $s_{\bar{x}}$
含义	反映个体观测值对其均数的离散程度	反映样本均数对总体均数的离散程度
计算	$s=\sqrt{\dfrac{\sum(x-\bar{x})^2}{n-1}}$	$s_{\bar{x}}=\dfrac{s}{\sqrt{n}}$
应用	统计描述	统计推断

例 6-1 抽样调查某地 20 岁女大学生 100 人，获得其身高均数为 165cm，标准差为 3cm。试估计在此次抽样中所产生的抽样误差。

由于已知样本量 100 和标准差 3cm，可直接运用式（6-2）求出均数的标准误：

$$s_{\bar{x}}=\frac{s}{\sqrt{n}}=\frac{3}{\sqrt{100}}=0.3\ \text{（cm）}$$

第二节 样本频率的抽样分布与抽样误差

与前面描述样本均数的情形类似，由于个体差异的存在，在随机抽样的过程中同样会产生样本频率与样本频率之间、样本频率与总体概率之间的差异，亦称率的抽样误差。

根据二项分布原理，若随机变量 $X \sim B(n,\pi)$，则样本频率 $p=\dfrac{x}{n}$ 的总体概率为 π，标准误为

$$\sigma_p=\sqrt{\frac{\pi(1-\pi)}{n}} \tag{6-3}$$

率的标准误越小，用样本频率估计总体概率的可靠性越好；反之，用样本频率估计总体概率的可靠性越差。同样，频率的标准误与样本含量 n 的平方根成反比，增加样本含量可以减少样本频率的抽样误差。

在实际工作中，总体概率 π 一般是未知的，常用样本频率 p 来近似地代替，得到标准误的估计值

$$s_p=\sqrt{\frac{p(1-p)}{n}} \tag{6-4}$$

例 6-2 抽样调查某大学大二男生 1000 人，其中近视眼患者 637 人，患病率为 63.7%，试估计在此次抽样中所产生的抽样误差。

已知样本率 p=63.7%，样本量 n=1000，直接代入式（6-4），率的标准误为

$$s_p=\sqrt{\frac{p(1-p)}{n}}=\sqrt{\frac{0.637\times 0.363}{1000}}=0.015$$

由于抽样误差较小，说明用样本患病率 63.7%估计总体患病率的可靠性较好。

综上，随机样本的特征点估计量将始终围绕着总体参数形成一个抽样分布，但抽样分布具有随机性，需通过相应的变换，转换为熟悉的统计量分布来处理。

第三节 t 分 布

在前面样本均数的分布中曾经提到，从正态分布 $N(\mu,\sigma^2)$ 的总体中随机抽样得到的样本均数 $\bar{x}$ 也应服从正态分布，记为 $\bar{x}\sim N(\mu,\sigma_{\bar{x}}^2)$ 。而对任一正态变量 $\bar{x}$ 均可作 z 变换，$z=\dfrac{\bar{x}-\mu}{\sigma_{\bar{x}}}$，针对样本均数的分布便有

$$z=\frac{\bar{x}-\mu}{\sigma_{\bar{x}}}\sim N(0,1) \qquad (6\text{-}5)$$

在实际工作中，很多时候 $\sigma_{\bar{x}}$ 都未知，便常用 $s_{\bar{x}}$ 来代替。当 n 较小时，上述变换称为 t 变换：

$$t=\frac{\bar{x}-\mu}{s_{\bar{x}}}=\frac{\bar{x}-\mu}{s/\sqrt{n}} \qquad (6\text{-}6)$$

当然，式中的统计量 t 也不再服从标准正态分布 $N(0,1)$ 。

英国统计学家 W. S. Gosset 于 1908 年以笔名 Student 发表论文，证明 t 值服从自由度 $\nu=n-1$ 的 t 分布，即

$$t=\frac{\bar{x}-\mu}{s_{\bar{x}}}=\frac{\bar{x}-\mu}{s/\sqrt{n}}\sim t\text{分布}, \qquad \nu=n-1$$

t 分布，又称 Student t 分布（Student's t distribution），记作 $t\sim t(\nu)$ 。

以下是 t 分布的图形（图 6-1）：

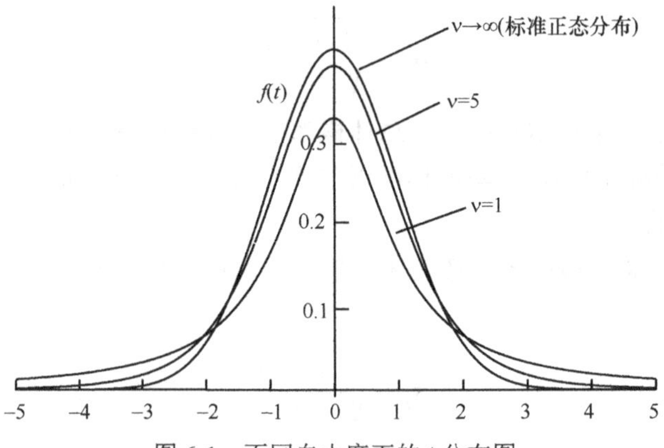

图 6-1 不同自由度下的 t 分布图

图 6-1 可见，t 分布的图形具有以下特征：

第一，以 0 为中心，单峰对称。

第二，自由度越小，曲线的峰部越低，尾部越高；随着自由度的增大，t 分布逐渐逼近标准正态分布；当自由度为∞时，t 分布就是标准正态分布。

第三，由于 t 分布是与自由度有关的一簇曲线，其曲线下面积（概率）则是随自由度变化而变化的。一般地，在 t 分布的曲线下面积（概率）相同的条件下，自由度越大，则对应 t 界值的绝对值越小；同理，在 t 界值相同的前提下，自由度越大，则对应 t 分布的曲

线下尾部面积（概率）越小。因此，t 界值表（附表 3）就是联系 t 界值、自由度和曲线下面积（概率）的工具，可以通过已知自由度去完成 t 界值和曲线下面积（概率）间的互求。

具体地，在 t 界值表中，横标目为自由度 ν，纵标目为概率 P，表中的数字表示当 ν 和 P 确定时，对应的 t 临界值（critical value）。该表分别给出了单侧概率（one-tailed probability）和双侧概率（two-tailed probability）所对应的 t 临界值。在本书中，用 $t_{\alpha,\nu}$ 表示对应于单侧概率的 t 临界值，用 $t_{\alpha/2,\nu}$ 表示对应于双侧概率的 t 临界值，如图 6-2 所示。

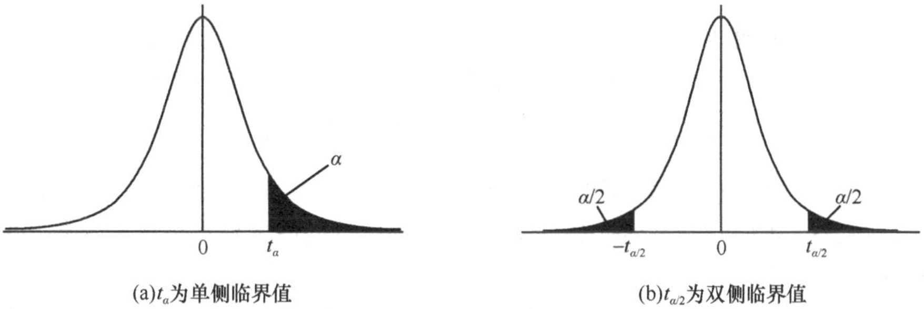

图 6-2　单、双侧 t 分布示意图

例如，当 $\nu = 23$，单侧概率 $\alpha = 0.05$ 时，由 t 界值表查得单侧 $t_{0.05,23} = 1.714$，即

$$P(t \leqslant -1.714) = 0.05, \qquad P(t \geqslant 1.714) = 0.05$$

当 $\nu = 23$，双侧概率 $\alpha = 0.05$ 时，由表查得双侧 $t_{0.05/2,23} = 2.069$，即

$$P(|t| \geqslant 2.069) = P(t \leqslant -2.069) + P(t \geqslant 2.069) = 0.05$$

同样的，在自由度相同时，$|t|$ 值越大，t 分布的尾部概率越小；同一自由度下，在 t 临界值相同时，双侧尾部概率为单侧尾部概率的 2 倍。

t 分布十分有用，它是总体均数的区间估计和假设检验的理论基础。

第四节　点估计与区间估计

一、点　估　计

在实际工作中，总体的数量往往很大，甚至无穷，研究者只能从中随机抽取一部分具有代表性的个体作为样本进行研究。可见，样本是总体的一个有代表性的子集，那么总体的特征则可由样本的信息进行体现。具体地，就是由样本的统计量估计总体参数。

对于对称分布，尤其服从正态分布或近似正态分布的定量变量资料，常用算术均数与方差分别作为其总体集中位置与离散程度的特征点估计；对于服从二项分布的定性变量资料，常用样本率 p 作为其总体率 π 的点估计。

要利用统计量估计对应参数，必须首先对统计量本身有一些特性要求，即要求统计量应满足无偏性、一致性和有效性。

具体做如下解释：

若令 θ 为参数，$\hat{\theta}$ 为统计量，定义

$E(\hat{\theta})=\theta$ 为无偏性，

$\lim\limits_{n\to\infty} P\{|\hat{\theta}-\theta|<\varepsilon\}=1$ 为一致性（ε 为任意无穷小量），$s^2_{\hat{\theta}_1}<s^2_{\hat{\theta}_2}$，$\hat{\theta}_1$ 较 $\hat{\theta}_2$ 更有效（$s^2_{\hat{\theta}_i}$ 表示样本统计量的方差）。

二、区间估计

前面详细阐述了抽样误差的产生以及常见统计量的分布。我们已经明确，只要抽样，抽样误差则无法避免。那么在随机抽样中，仅用一次抽样获得的样本统计量（即总体的特征点估计）去估计总体参数是远远不够的，因为在直接用 $\bar{x}$ 估计 μ、用 p 估计 π、用 s^2 估计 σ^2 等的点估计过程中抽样误差被人为地忽略了，这显然是不合理的。因而，提示我们从样本统计量去推断总体的参数必须考虑抽样误差，不能仅凭数字表面轻易地下结论，而应进行有效的区间估计。

区间估计（interval estimation）是将样本统计量与抽样误差结合起来，在数轴上确定一段范围，让该范围有较大的概率包含总体参数。该范围称为总体参数的置信区间（confidence interval，CI）。该概率记为（$1-\alpha$），也称置信度，其中，α 值由研究者预先规定，一般取 0.10、0.05 或 0.01，常取 0.05。因此，在医学研究中最常用的置信度是 95%。一般地，置信区间由上、下两个置信限（confidence limit，CL）构成，较小的数值称置信下限（lower limit），而较大的数值则为置信上限（upper limit）。一般地，置信区间是一个开区间，并不包括两个置信限的数值。实际工作中，通常作双侧置信区间的估计。必要时，也可进行未知总体参数的单侧区间估计，不过较为少见。

（一）总体均数区间估计

根据总体标准差 σ 是否已知和样本含量 n 的不同，总体均数置信区间的估计方法一般分为两种，即 t 分布法和正态近似法。

1. t 分布法　当 σ 未知且 n 较小（如 $n<30$）时，统计量 $t=\dfrac{\bar{x}-\mu}{s_{\bar{x}}}\sim t$ 分布，$\nu=n-1$。

在某置信度（$1-\alpha$）下，t 值满足 $-t_{\alpha/2,\nu}<t<t_{\alpha/2,\nu}$，

$$即\quad -t_{\alpha/2,\nu}<\frac{\bar{x}-\mu}{s_{\bar{x}}}<t_{\alpha/2,\nu}$$

则 μ 为 $\qquad \bar{x}-t_{\alpha/2,\nu}s_{\bar{x}}<\mu<\bar{x}+t_{\alpha/2,\nu}s_{\bar{x}}$。

该区间称为总体均数 μ 的双侧（$1-\alpha$）置信区间，记为

$$(\bar{x}-t_{\alpha/2,\nu}s_{\bar{x}},\ \bar{x}+t_{\alpha/2,\nu}s_{\bar{x}}) \quad 或 \quad \bar{x}\pm t_{\alpha/2,\nu}s_{\bar{x}} \tag{6-7}$$

一般地，总体均数 μ 的 95%置信区间的含义可以理解为：由一次随机抽样所算得的这个区间包含总体参数 μ 的可能性为 95%。也就是说，如果重复 100 次抽样，每次样本含量均为 n，每个样本均按 $\bar{x}\pm t_{0.05/2,\nu}s_{\bar{x}}$ 估计总体均数 μ 的置信区间，则在这 100 个置信区间中，平均有 95 个包含总体均数，5 个不包含总体均数。切记，由于总体参数的唯一性，置信区间旨在强调区间的随机性，而非参数的随机性！

同时需要提出的是，任何一个置信区间都具备两个基本要素，一个是准确度，另一个是精密度。前者反映在置信区间包含总体参数的概率大小，由置信度（$1-\alpha$）衡量。（$1-\alpha$）越趋于 1，该置信区间的准确度越高；反之则越低。后者主要反映在置信区间的宽度上，由 $t_{\alpha/2,\nu}s_{\bar{x}}$ 衡量。一般来说，区间宽度越窄，估计的精度越高；反之则越低。

例 6-3　抽样调查某地 20 岁女大学生 25 人，获得身高均数为 165cm，标准差为 3cm。试估计该地 20 岁女大学生平均身高的 95%和 99%置信区间。

已知 $n=25$，$\nu=25-1=24$，查 t 界值表：$\alpha=0.05$ 时，$t_{0.05/2,24}=2.064$，$\alpha=0.01$ 时，$t_{0.01/2,24}=2.797$。按式（6-7），则

$$\bar{x}\pm t_{0.05/2,24}s_{\bar{x}}=165\pm 2.064\times\frac{3}{\sqrt{25}}=(163.76,166.24)\ \text{（cm）}$$

$$\bar{x}\pm t_{0.01/2,24}s_{\bar{x}}=165\pm 2.797\times\frac{3}{\sqrt{25}}=(163.32,166.68)\ \text{（cm）}$$

故该地 20 岁女大学生平均身高的 95%置信区间为（163.76，166.24）cm，而 99%置信区间为（163.32，166.68）cm。可见，如果保持样本含量不变，将置信度由 95%提高至 99%，则置信区间由窄变宽，估计精度下降。

提示我们，置信区间估计的精度与 s、n 有关，但 s 反映生物学上固有的个体差异，对某个总体而言，其个体变异是客观存在的，无法人为地增加或减少，故若想提高估计的精度，应考虑增加样本量 n，从而减小 $t_{\alpha/2,\nu}$ 和 $s_{\bar{x}}$。

2. 正态近似法

（1）当 σ 已知时，参照上述推导，可得总体均数 μ 的双侧（$1-\alpha$）置信区间为

$$(\bar{x}-z_{\alpha/2}\sigma_{\bar{x}}\ ,\bar{x}+z_{\alpha/2}\sigma_{\bar{x}})\quad\text{或}\quad\bar{x}\pm z_{\alpha/2}\sigma_{\bar{x}}\tag{6-8}$$

不过实际工作中，总体标准差 σ 已知的情况较为少见。而多见下面这种情况。

（2）当 σ 未知但 n 足够大时（$n\geqslant 30$），可以认为 t 分布近似服从标准正态分布，即可用 $z_{\alpha/2}$ 代替式（6-7）中的 $t_{\alpha/2,\nu}$，则总体均数 μ 的双侧（$1-\alpha$）置信区间为

$$(\bar{x}-z_{\alpha/2}s_{\bar{x}}\ ,\bar{x}+z_{\alpha/2}s_{\bar{x}})\quad\text{或}\quad\bar{x}\pm z_{\alpha/2}s_{\bar{x}}\tag{6-9}$$

例 6-4　将例 6-3 中的样本例数增大到 100，若其均数仍为 165cm，标准差仍为 3cm。试估计该地 20 岁女大学生平均身高的 95%置信区间。

由于 $n=100>30$，可按式（6-9）计算总体均数的双侧 95%置信区间：

$$\bar{x}\pm z_{0.05/2}s_{\bar{x}}=165\pm 1.96\times\frac{3}{\sqrt{100}}=(164.41,165.59)\ \text{（cm）}$$

故该地 20 岁女大学生平均身高的 95%置信区间为（164.41，165.59）cm，表示该区间有 95%的概率包含该地 20 岁女大学生的平均身高。

（二）总体概率的区间估计

对于二分类定性变量资料，其总体概率区间估计的目的、含义和注意事项与总体均数的区间估计完全一致，以下不再赘述。具体的总体概率 π 的（$1-\alpha$）置信区间估计方法可根据样本含量 n 和样本频率 p 的大小而作出选择。

1. 查表法　对于小样本资料，如 $n\leqslant 50$，特别是当 p 非常接近 0 或 1 时，可通过查

百分率的置信区间表（附表 4）来直接确定总体概率 π 的 95%或 99%置信区间。

例 6-5 某校医对某地 36 名大二女生进行眼科检查，发现沙眼患者 3 人，试估计该地大学所有大二女生沙眼总体患病率的 95%置信区间。

由附表 4 可查得，在 n=36 与 x=3 交叉处的上行数值（95%置信区间）为 2～22，即该地大学所有大二女生沙眼总体患病率的 95%置信区间为（2%，22%）。

切记：附表 4 中仅列出了 $x \leqslant n/2$ 的部分，当 $x > n/2$ 时，应以 $n-x$ 代替 x 查表，再用 100 减去查得的数值，即所求的置信区间。

例 6-6 在例 6-5 中，若该校医在 36 名大二女生中发现 25 例近视眼患者，试估计该大学所有大二女生近视眼总体患病率的 95%置信区间。

本例 n=36，x=25＞36/2，故用 $n-x=11$ 代替 x 查附表 4，为 16～48，再用 100 减去查得的数值，得到该地大学所有大二女生近视眼总体患病率的 95%置信区间为（52%，84%）。

2. 正态近似法 当二项分布的 n 足够大且 np 及 $n(1-p)$ 同时≥5 时，p 的抽样分布近似正态分布，总体概率 π 的双侧 $1-\alpha$ 置信区间近似地等于：

$$(p-z_{\alpha/2}s_p, p+z_{\alpha/2}s_p) \quad 或 \quad p \pm z_{\alpha/2}s_p \tag{6-10}$$

例 6-7 抽样调查某地大学大二男生 1000 人，其中近视眼患者 637 人，患病率为 63.7%。试估计该地大学大二男生近视眼总体患病率的 95%置信区间。

本例 n 比较大，且 $np=637$ 及 $n(1-p)=363$ 均大于 5，可用式（6-10）近似地估计总体患病率的双侧 95%置信区间：

$$\begin{aligned} p \pm z_{\alpha/2}s_p &= p \pm z_{0.05/2} \times \sqrt{\frac{p(1-p)}{n}} \\ &= 0.637 \pm 1.96 \times \sqrt{\frac{0.637 \times 0.363}{1000}} \\ &= (60.72\%, 66.68\%) \end{aligned}$$

即该地大学大二男生近视眼总体患病率的 95%置信区间为（60.72%，66.68%）。

（邓　丹）

SPSS 操作

第七章　假设检验基础与 *t* 检验

某科研团队欲研究某地区成年人缺铁性贫血的发病规律，从该地城乡健康成人总体中各随机抽取了 100 人，检测其血红蛋白含量。根据检测指标平均值的差异，能否直接回答健康成人血红蛋白含量在该地区城乡间不同？实际工作中我们时常会面对类似问题，需要对两个或多个总体是否不同作出推断，但总体的参数往往又是未知的，只能通过样本的统计量来推断总体参数是否不同，这时就需要用到假设检验的方法。假设检验（hypothesis test）亦称显著性检验（significant test），是统计推断的重要内容，其目的是通过样本信息推断总体参数之间是否不同。

第一节　假设检验的基本思想与步骤

一、假设检验的基本思想

在实际工作中，当遇到一个样本均数 $\bar{x}$ 与一个已知总体均数 μ_0 有差别时，是否意味着 $\bar{x}$ 所来自的总体均数 μ 与已知总体均数 μ_0 有差别？同样地，当两个样本均数 $\bar{x}_1$ 与 $\bar{x}_2$ 有差别时，是否也意味着 $\bar{x}_1$ 所来自的总体均数 μ_1 和 $\bar{x}_2$ 所来自的总体均数 μ_2 有差别？请看下面的例子。

例 7-1　通过以往大规模调查，已知某地新生儿的头围均数为 34.00cm。为研究该地某矿区新生儿的发育状况，现从该矿区随机抽取新生儿 40 人，测得其头围均数为 33.50cm，标准差为 1.95cm，故认为该地矿区新生儿头围均数低于一般新生儿的头围均数。该结论是否正确？为什么？

该矿区 40 名新生儿的头围均数 33.50cm 为样本均数，由抽样误差的概念可知，即使在同一总体中抽样，样本均数与总体均数间也会存在差别，因此不能直接通过比较 33.50cm 与 34.00cm 的大小得出两总体均数有差别的结论。

本例已知一个总体均数 μ_0 =34.00cm，另一个总体均数 μ 未知，但知道来自该总体的一个样本均数 $\bar{x}$ =33.50cm。分析 $\bar{x}$ 与 μ_0 的差别，存在以下两种可能：①两个总体均数相同，即 $\mu=\mu_0$，$\bar{x}$ 与 μ_0 的差别仅由抽样误差所致；②两个总体均数不同，即 $\mu\neq\mu_0$，$\bar{x}$ 与 μ_0 的差别主要由两总体的本质差异（如环境因素）引起。

现存差异由以上哪种原因所致？两总体均数是否存在差别？统计上通过假设检验来回答这个问题。

欲推断两个总体均数是否不同，首先假设两个总体均数相同（原假设），然后依据样本信息计算恰当的检验统计量。若当原假设成立时，获得现有样本统计量及其更极端情况的概率理论上不应太小，即“获得现有样本统计量及其更极端情况”不为小概率事件。反之，若该事件就为小概率事件，由于小概率事件在一次随机实验中几乎不可能发生，而实际就已发生，这时我们得考虑是否原假设是错误的，原假设本来不成立，因而拒绝原假设而接受其对立面（备择假设）；反之，则不能拒绝原假设。可见，假设检验的思想是基于小概率事件原理（即小概率事件在一次实验中几乎不可能发生的原理）而作出统计推断的一种思维逻辑。

二、假设检验的基本步骤

下面结合例 7-1 具体介绍假设检验的步骤。

（一）建立检验假设，确定检验水准

假设有两种：一为原假设（null hypothesis），记为 H_0；一为备择假设（alternative hypothesis），记为 H_1。H_0 与 H_1 构成一个完备事件。

上例中，$H_0: \mu = \mu_0$，即该地矿区新生儿头围均数 μ 与一般新生儿头围均数 μ_0 相同。该假设是计算检验统计量和确定 P 值的依据，通常与我们要推断的结论相反。$H_1: \mu \neq \mu_0$，即该地矿区新生儿头围均数 μ 与一般新生儿头围均数 μ_0 不同。它是在拒绝 H_0 的情况下而接受的对立假设。

根据备择假设的不同，假设检验又分为双侧检验和单侧检验。

（1）备择假设为 $H_1: \mu \neq \mu_0$，包括 $\mu > \mu_0$ 和 $\mu < \mu_0$ 两种情况，即研究者分析的目的是推断两总体均数是否不同，不管矿区新生儿的头围均数是大于一般新生儿的头围均数，还是小于一般新生儿的头围均数，两种可能性都存在，研究者都同样关心，称为双侧检验（two-sided test）。

（2）备择假设为 $H_1: \mu > \mu_0$（或 $H_1: \mu < \mu_0$），即根据专业知识有充分把握排除某一侧，上例中，若已知矿区新生儿头围均数不会高于一般新生儿，或者研究者只关心矿区新生儿的头围均数是否低于一般新生儿的情况，此时备择假设只选择 $H_1: \mu < \mu_0$，称为单侧检验（one-sided test）。

双侧检验与单侧检验应如何选择，需根据研究目的和专业知识而定。例如，比较两种药物疗效时，若研究者能从专业上排除一种药物不会差于另一药物，则只考虑前者是否优于后者，则用单侧检验；若不能确定两种药物谁好谁差，则用双侧检验。双侧检验结论更为稳妥，故常用双侧检验。

检验水准（level of a test）亦称显著性水平（significant level），记为 α，即预先规定的判断小概率事件的概率尺度，它是假设检验中判断总体参数是否有差异的界值概率，一般取 0.05 或 0.01。

（二）计算检验统计量

检验统计量（test statistic）是在假定 H_0 成立的条件下，样本统计量经转换后服从特定分布的标准值，不同的检验统计量涉及的统计分布不同，如 t 统计量服从 t 分布，F 统计量服从 F 分布。

上例中，在 $H_0: \mu = \mu_0$ 的条件下，即矿区新生儿头围总体均数与一般新生儿头围总体均数无差别，$\bar{x}$ 来自 $\mu = \mu_0$ 的总体；同时，已知样本标准差 s 和样本含量 n，根据 t 分布原

理，$t=\dfrac{\overline{x}-\mu_0}{s/\sqrt{n}}\sim t$ 分布，$\nu=n-1$。利用样本数据即可计算获得 t 值。

实际工作中，可以根据研究设计、资料的类型和适用条件等选择适当的检验统计量，如 t、t'、F 和 χ^2 统计量等。而假设检验的方法通常是以检验统计量来命名的，故本例的假设检验方法称为 t 检验（t test）。

（三）确定 P 值，作出统计推断

P 值是指在 H_0 成立的条件下，统计量出现目前值及其更极端值的概率。可以根据计算出的统计量，查相应界值表来确定 P 值，并将 P 值与预先确定的检验水准 α 进行比较。若 $P\leqslant\alpha$，说明在 H_0 成立时，获得此统计量值及其更极端值的事件是一个小概率事件，与小概率原理"小概率事件在一次试验和观察中几乎不会发生"相悖，因此怀疑 H_0 的正确性，则拒绝 H_0，接受 H_1。反之若 $P>\alpha$，我们就没有理由拒绝 H_0。上例中，若 $P\leqslant\alpha$，按检验水准 α，拒绝 H_0，接受 H_1，差异有统计学意义，可以认为矿区新生儿与一般新生儿的头围均数不同；若 $P>\alpha$，按检验水准 α，不拒绝 H_0，差异无统计学意义，尚不能认为矿区新生儿与一般新生儿的头围均数不同。

第二节　t 检　验

以 t 分布为基础的检验称为 t 检验。在医学统计中，t 检验是应用较多的一类假设检验方法。根据研究设计和资料的性质，t 检验包括单样本资料的 t 检验、配对样本资料的 t 检验和两独立样本资料的 t 检验以及在方差不齐时的 t' 检验等。

t 检验的应用条件是：要求样本是独立来自正态分布总体的随机样本（正态性）；两独立样本均数比较的 t 检验，还要求总体方差相等（方差齐性）。

一、单样本资料的 t 检验

单样本资料的 t 检验（one sample t test），适用于样本均数 $\overline{x}$ 与已知总体均数 μ_0 的比较，实质是推断该样本来自的总体均数 μ 与 μ_0 是否有差别。已知总体均数 μ_0 为标准值、理论值或经过大量观察得到的较稳定的指标值。

单样本资料 t 检验的计算公式为

$$t=\frac{\overline{x}-\mu_0}{s_{\overline{x}}}=\frac{\overline{x}-\mu_0}{s/\sqrt{n}},\qquad \nu=n-1 \tag{7-1}$$

其中，s 为样本标准差，n 为样本含量。

例 7-2　对例 7-1 的资料进行假设检验。

本例中，已知总体均数 $\mu_0=34.00$ cm，一个样本均数 $\overline{x}=33.50$ cm，样本标准差 $s=1.95$ cm，样本含量 $n=40$（已知该矿区新生儿头围服从正态分布），要推断该样本所代表的总体均数 μ 与 μ_0 是否不同，可采用单样本资料的 t 检验。

假设检验步骤：

（一）建立检验假设，确定检验水准

$H_0: \mu = \mu_0$，即该矿区新生儿与一般新生儿头围均数相同

$H_1: \mu \neq \mu_0$，即该矿区新生儿与一般新生儿头围均数不同

$\alpha = 0.05$

（二）计算检验统计量

$$t = \frac{\overline{x} - \mu_0}{s_{\overline{x}}} = \frac{\overline{x} - \mu_0}{s/\sqrt{n}} = \frac{33.50 - 34.00}{1.95/\sqrt{40}} = -1.622\text{，}\quad \nu = n - 1 = 40 - 1 = 39$$

（三）确定 P 值，作出统计推断

查附表 3（t 界值表），$t_{0.05/2,39} = 2.023$，$|t| = 1.622 < t_{0.05/2,39}$，得 $P > 0.05$，因此按照 $\alpha = 0.05$ 水准，不拒绝 H_0，差异无统计学意义，尚不能认为该矿区新生儿的头围均数与一般新生儿不同。

二、配对样本资料的 *t* 检验

配对样本资料的 t 检验（paired t test），适用于配对设计定量变量资料均数的比较，其目的是推断两相关样本所代表的未知总体均数是否不同，以判断处理因素是否有作用。

配对设计（paired design）是先将受试对象按某些重要特征相近的原则配成对子，再把每对中的两个个体随机分配到两种不同处理组中，配对设计能很好地控制非处理因素对结果的影响。通常包括异体配对和自身配对两种方式。

配对设计资料的分析着眼于每一对中两个观察值的差值 d，这些差值构成了一组资料，可以计算得到差值的样本均数 $\overline{d}$。理论上，若两处理无差别，则差值 d 的总体均数 μ_d 应为 0，因此可将配对设计资料的 t 检验看成是样本均数 $\overline{d}$ 与总体均数 0 比较的单样本资料的 t 检验，以推断 $\overline{d}$ 代表的总体均数 μ_d 是否等于 0。

检验假设为

$H_0: \mu_d = 0$，即差值的总体均数为 0

$H_1: \mu_d \neq 0$，即差值的总体均数不为 0

检验统计量为

$$t = \frac{\overline{d} - 0}{s_{\overline{d}}} = \frac{\overline{d}}{s_d/\sqrt{n}}, \qquad \nu = n - 1 \tag{7-2}$$

式中，$\overline{d}$ 为差值的均数，$s_{\overline{d}}$ 为差值的标准误，s_d 为差值的标准差，n 为对子数。

例 7-3 某医院采用两种血凝仪检测 15 名健康成年男子血浆纤维蛋白原含量（g/L），检测结果见表 7-1，问两种血凝仪检测结果是否不同？

表 7-1　两种血凝仪检测 15 名健康成年男子血浆纤维蛋白原（g/L）

编号	血凝仪 A	血凝仪 B	差值 d
1	3.14	2.95	0.19
2	3.70	3.45	0.25
3	2.82	2.50	0.32
4	3.50	3.38	0.12
5	2.45	2.48	−0.03
6	2.17	2.26	−0.09
7	3.25	2.99	0.26
8	3.04	3.08	−0.04
9	3.80	3.68	0.12
10	3.22	3.13	0.09
11	2.55	2.30	0.25
12	3.80	3.89	−0.09
13	2.28	2.32	−0.04
14	3.38	3.05	0.33
15	2.48	2.38	0.10

本例为自身配对设计，计算两组血浆纤维蛋白原含量的差值 d（对 d 进行正态性检验，统计量 W=0.916，P=0.165，可认为血浆纤维蛋白原含量的差值 d 服从正态分布），见表 7-1，进行配对 t 检验：

（一）建立检验假设，确定检验水准

$H_0: \mu_d = 0$，即两种血凝仪检验结果差值的总体均数为 0

$H_1: \mu_d \neq 0$，即两种血凝仪检验结果差值的总体均数不为 0

$\alpha = 0.05$

（二）计算检验统计量

本例 $n = 15$，$\bar{d} = 0.116$，$s_d = 0.148$，按式（7-2）：

$$t = \frac{\bar{d} - 0}{s_{\bar{d}}} = \frac{\bar{d}}{s_d/\sqrt{n}} = \frac{0.116}{0.148/\sqrt{15}} = 3.036,\quad \nu = n - 1 = 15 - 1 = 14$$

（三）确定 P 值，作出统计推断

查附表 3，得 $t_{0.05/2,14} = 2.145$，$t_{0.01/2,14} = 2.977$

本例 $t > t_{0.01/2,14}$，$P < 0.01$，按照 $\alpha = 0.05$ 检验水准，拒绝 H_0，接受 H_1，差异有统计学意义，可以认为两种血凝仪检测结果不同。

三、两独立样本资料的 t 检验

两独立样本资料的 t 检验（two independent samples t test），适用于完全随机设计（completely random design）两样本均数的比较，其目的是推断两样本所来自的总体均数是

否不同。完全随机设计（completely random design）是将受试对象随机地分配到两组中，每组对象分别接受不同的处理，分析比较两组的处理效应。另外，从两个总体分别随机抽取一定数量的观察对象，测量某项定量指标值，也属于两独立样本资料，也可采用两独立样本资料的 t 检验，以推断两总体均数是否不同。

两独立样本资料的 t 检验要求两样本均独立来自正态分布总体，且总体方差相等，即 $\sigma_1^2=\sigma_2^2$。

其检验假设为：

$H_0:\mu_1=\mu_2$，两总体均数相等

$H_1:\mu_1\neq\mu_2$，两总体均数不等

统计量计算公式为

$$t=\frac{(\bar{x}_1-\bar{x}_2)-(\mu_1-\mu_2)}{s_{\bar{x}_1-\bar{x}_2}}=\frac{\bar{x}_1-\bar{x}_2}{\sqrt{s_c^2\left(\frac{1}{n_1}+\frac{1}{n_2}\right)}},\qquad \nu=n_1+n_2-2 \tag{7-3}$$

其中，

$$s_c^2=\frac{(n_1-1)s_1^2+(n_2-1)s_2^2}{n_1+n_2-2} \tag{7-4}$$

式中，$\bar{x}_1$ 和 $\bar{x}_2$ 为两个样本均数，$s_{\bar{x}_1-\bar{x}_2}$ 为两样本均数之差的标准误，s_c^2 为合并方差。

例 7-4 为研究不同饲料对雌性幼年小鼠肝中铁含量的影响，将 20 只雌性幼年小鼠随机分配到 A、B 两个不同饲料组，每组 10 只，喂养一段时间后，测得鼠肝中铁含量（μg/g），数据如下。问不同饲料喂养后鼠肝中铁含量是否不同？

饲料 A 3.59 2.66 3.89 2.23 1.61 2.94 1.96 3.68 1.54 2.59

饲料 B 2.23 1.14 2.63 0.95 1.35 2.01 1.64 1.13 1.01 1.70

经方差齐性检验，发现两组鼠肝中铁含量满足方差齐性（F=2.25，P=0.242），以下进行两独立样本资料的 t 检验。

（一）建立检验假设，确定检验水准

$H_0:\mu_1=\mu_2$，即两种饲料喂养后鼠肝中铁含量总体均数相同

$H_1:\mu_1\neq\mu_2$，即两种饲料喂养后鼠肝中铁含量总体均数不相同

$\alpha=0.05$

（二）计算检验统计量

由本例算得：$\bar{x}_1=2.669$，$n_1=10$，$s_1=0.852$，$\bar{x}_2=1.579$，$n_2=10$，$s_2=0.568$

代入式（7-3）和式（7-4）：

$$s_c^2=\frac{(n_1-1)s_1^2+(n_2-1)s_2^2}{n_1+n_2-2}=\frac{(10-1)\times0.852^2+(10-1)\times0.568^2}{10+10-2}=0.524$$

$$t=\frac{(\bar{x}_1-\bar{x}_2)-(\mu_1-\mu_2)}{s_{\bar{x}_1-\bar{x}_2}}=\frac{\bar{x}_1-\bar{x}_2}{\sqrt{s_c^2\left(\frac{1}{n_1}+\frac{1}{n_2}\right)}}=\frac{2.669-1.579}{\sqrt{0.524\times\left(\frac{1}{10}+\frac{1}{10}\right)}}=3.367$$

$$\nu=n_1+n_2-2=10+10-2=18$$

（三）确定 P 值，作出统计推断

查附表 3（t 界值表），得 $t_{0.05/2,18}=2.101$，$t_{0.01/2,18}=2.878$

本例 $t>t_{0.01/2,18}$，$P<0.01$，按照 $\alpha=0.05$ 检验水准，拒绝 H_0，接受 H_1，差异有统计学意义，可以认为两种饲料喂养后鼠肝中铁含量不同。

四、方差不齐时两样本资料的 t' 检验

（一）方差齐性检验

已知来自两个正态总体的独立样本，样本方差为 s_1^2 和 s_2^2，欲推断两总体方差 σ_1^2 和 σ_2^2 是否相等，可作方差齐性检验（homogeneity of variance test）。

检验假设为：

$H_0:\sigma_1^2=\sigma_2^2$，两总体方差相等

$H_1:\sigma_1^2\neq\sigma_2^2$，两总体方差不相等

统计量为

$$F=\frac{s_1^2}{s_2^2},\qquad \nu_1=n_1-1,\qquad \nu_2=n_2-1 \tag{7-5}$$

式中，s_1^2 为较大的样本方差，s_2^2 为较小的样本方差。F 统计量是两个样本方差之比。H_0 成立时，样本方差的不同仅由抽样误差造成，F 统计量服从 F 分布。F 分布有两个自由度，分子自由度 ν_1 和分母自由度 ν_2。根据两个自由度，查附表 5（F 双侧界值表，方差齐性检验用），得检验水准 $\alpha=0.05$ 时的 F 界值。若 $F\geqslant F_{0.05(\nu_1,\nu_2)}$，$P\leqslant 0.05$，拒绝 H_0，接受 H_1，可以认为两总体方差不齐。反之，不拒绝 H_0，尚不能认为两总体方差不齐。

例 7-5　在一项比较 A、B 两种药物对糖尿病患者降血糖效果的临床试验中，某分中心按试验方案入组 44 名受试对象（随机纳入 A、B 两组，每组各 22 名受试对象），治疗 8 周后 A 组失访 1 例，测得了 43 例受试者的糖化血红蛋白（HbA1c）的下降值，结果见表 7-2，问不同药物治疗后 HbA1c 下降值的总体方差是否不等？

表 7-2　两种药物治疗后患者 HbA1c 下降值（%）

药物	例数	均数 $\bar{x}$	标准差 s
A	21	1.46	1.36
B	22	1.13	0.70

1. 建立检验假设，确定检验水准

$H_0:\sigma_1^2=\sigma_2^2$，即两种药物治疗后患者 HbA1c 下降值的总体方差相等

$H_1:\sigma_1^2\neq\sigma_2^2$，即两种药物治疗后患者 HbA1c 下降值的总体方差不等

$\alpha-0.05$

2. 计算检验统计量

$$F=\frac{s_1^2}{s_2^2}=\frac{1.36^2}{0.70^2}=3.775,\quad \nu_1=n_1-1=21-1=20,\quad \nu_2=n_2-1=22-1=21$$

3. 确定 P 值，作出统计推断

查附表 5，$F_{0.05(20,21)}=2.42$，$F>F_{0.05(20,21)}$，$P<0.05$，按 $\alpha=0.05$ 水准，拒绝 H_0，接受 H_1，差异有统计学意义，故认为两组患者 HbA1c 下降值的总体方差不等。此时，不可直接用两独立样本资料的 t 检验，可选择 t' 检验。

（二）t'检验

当进行两独立样本资料均数的比较时，若两总体方差不齐，即 $\sigma_1^2 \neq \sigma_2^2$ 时，可采用 t' 检验。t' 检验主要包括 Satterthwaite 近似 t 检验、Welch 近似 t 检验和 Cochran & Cox 近似 t 检验等方法。Cochran & Cox 法对临界值校正，Satterthwaite 法和 Welch 法对自由度进行校正。下面主要介绍更为常用的 Satterthwaite 法。

t' 统计量的计算公式为

$$t'=\frac{\bar{x}_1-\bar{x}_2}{\sqrt{\frac{s_1^2}{n_1}+\frac{s_2^2}{n_2}}} \tag{7-6}$$

按 Satterthwaite 法，t' 自由度的校正公式为

$$\nu=\frac{\left(\frac{s_1^2}{n_1}+\frac{s_2^2}{n_2}\right)^2}{\frac{\left(\frac{s_1^2}{n_1}\right)^2}{n_1-1}+\frac{\left(\frac{s_2^2}{n_2}\right)^2}{n_2-1}} \tag{7-7}$$

根据自由度查 t 界值表，作出统计推断。

例 7-6 对例 7-5 的资料进行 t' 检验，比较两种药物治疗后患者 HbA1c 下降值的总体均数是否不同？

1. 建立检验假设，确定检验水准

$H_0: \mu_1=\mu_2$，即两种药物治疗后患者 HbA1c 下降值的总体均数相同

$H_1: \mu_1 \neq \mu_2$，即两种药物治疗后患者 HbA1c 下降值的总体均数不同

$\alpha=0.05$

2. 计算检验统计量

$$t'=\frac{\bar{x}_1-\bar{x}_2}{\sqrt{\frac{s_1^2}{n_1}+\frac{s_2^2}{n_2}}}=\frac{1.46-1.13}{\sqrt{\frac{1.36^2}{21}+\frac{0.70^2}{22}}}=0.993$$

3. 确定 P 值，作出统计推断

按 Satterthwaite 法计算校正自由度，得

$$\nu=\frac{\left(\frac{s_1^2}{n_1}+\frac{s_2^2}{n_2}\right)^2}{\frac{\left(\frac{s_1^2}{n_1}\right)^2}{n_1-1}+\frac{\left(\frac{s_2^2}{n_2}\right)^2}{n_2-1}}=\frac{\left(\frac{1.36^2}{21}+\frac{0.70^2}{22}\right)^2}{\frac{\left(\frac{1.36^2}{21}\right)^2}{21-1}+\frac{\left(\frac{0.70^2}{22}\right)^2}{22-1}}=29.59\approx 30$$

查附表 3（t 界值表），得 $t_{0.05/2,30}=2.042$，$t<t_{0.05/2,30}$，$P>0.05$，按照 $\alpha=0.05$ 检验水准，不拒绝 H_0，差异无统计学意义，尚不能认为两种药物治疗后患者 HbA1c 下降值的总体均数不同。

第三节　假设检验的两类错误

假设检验是根据有限的样本信息在假定 H_0 成立的前提下，计算检验统计量并以其概率 P 值作为推断依据，对总体作出的统计推断，不论作出哪一种推断结论，都可能犯错误，见表 7-3。

表 7-3　假设检验的两类错误

真实情况	假设检验结论	
	拒绝 H_0	不拒绝 H_0
H_0 成立	Ⅰ型错误（α）	推断正确（$1-\alpha$）
H_0 不成立	推断正确（$1-\beta$）	Ⅱ型错误（β）

以 t 检验为例，说明假设检验的两类错误。

当实际情况为 H_0 成立时，由于抽样的偶然性，由样本数据计算得到的检验统计量 $t\geqslant t_\alpha$，$P\leqslant\alpha$，假设检验结论拒绝了本成立的 H_0 所犯的错误称为Ⅰ类错误或Ⅰ型错误（typeⅠ error），亦称假阳性错误。检验水准 α 即预先规定的允许犯Ⅰ类错误的最大概率。

当实际情况为 H_0 不成立时，由于抽样的偶然性，由样本数据计算得到的检验统计量 $t<t_\alpha$，$P>\alpha$，假设检验结论不拒绝本不成立的 H_0 所犯的错误称为Ⅱ类错误或Ⅱ型错误（typeⅡ error），亦称假阴性错误，其概率用 β 表示。β 只取单侧，值的大小一般未知，必须在知道两总体的标准差、总体均数差值和样本含量时才能算出。$1-\beta$ 称为检验效能（power of test）或把握度，表示当两总体确实有差别时，按照规定的检验水准，假设检验能发现其差别的能力。

α 与 β 的关系如图 7-1 所示，α 越小，β 越大；相反，α 越大，β 越小。若要同时减小 α 与 β，可以通过增加样本含量来实现。

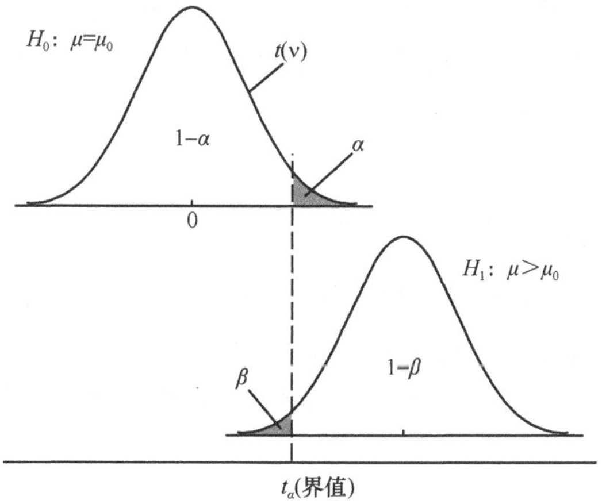

图 7-1　Ⅰ型错误与Ⅱ型错误示意图

第四节　假设检验的注意事项

假设检验中须注意以下问题。

（一）严密的研究设计是假设检验结论正确的前提

假设检验采用的样本的获取必须遵循随机化原则，有足够样本量，能代表对应总体，同时，组间应具有可比性，即除研究因素以外其他可能影响结果的因素在对比组间应尽可能相同或相近。只有在严密的研究设计的基础上，假设检验的结论才有意义。

（二）双侧检验与单侧检验的选择

单、双侧检验的选择需根据研究目的和专业知识确定。就 t 检验而言，单侧检验与双侧检验的 t 值计算过程相同，只是 t 界值不同，在相同检验水准的情况下，$t_{\alpha,\nu} < t_{\alpha/2,\nu}$，对同一资料作单侧检验更容易获得“有差别”的结论，因此，采用单侧检验应在研究设计阶段作出决定，不应在算得检验统计量以后为了得到“有差别”的结论而主观选择。若缺乏专业依据，一般应选用双侧检验。

（三）检验方法的选用及其适用条件

在实际应用中，应根据研究设计、资料类型和分布、适用条件等因素选择恰当的假设检验方法。如 t 检验，可用于两组定量变量资料均数的比较，要求资料满足正态性和方差齐性条件。资料的正态性可用正态性检验判断，或直观地通过频数表以及直方图进行判断。若数据严重偏态，可进行数据变换，转换成正态分布或近似正态分布资料后进行分析，或者采用基于秩次的非参数检验。完全随机设计两独立样本资料的 t 检验要求方差齐性，若方差齐性检验显示两总体方差不齐，宜采用 t' 检验，或采用数据变换的方法使方差齐性后进行 t 检验，也可采用基于秩次的非参数检验。如需进行多组定量变量资料均数的比较，或进行定性变量资料的率的比较则应采用其他检验。

（四）正确理解 P 值的含义

假设检验是根据 P 值的大小，与事先确定的检验水准 α 比较作出拒绝 H_0 或不拒绝 H_0 而进行推断的一类方法。P 值是指在 H_0 成立的条件下，统计量出现目前值及其更极端值的概率；若以当前统计量值作为拒绝域临界点，可能导致犯Ⅰ型错误。P 值越小，只能说明根据本次试验结果越有理由拒绝 H_0，但 P 值的大小并不表示总体间差别的大小。假设检验只能作出拒绝 H_0 或不拒绝 H_0 的定性判断，总体参数间差别的大小推断需进行差值的可信区间的计算。

（五）假设检验的结论不能绝对化

假设检验统计结论的正确性是以概率为前提的，无论拒绝 H_0 还是不拒绝 H_0 都有可能犯错误，所以结论在表述上应避免使用“肯定”“一定”之类的词语。在报告结论时，最好列出确切的概率 P 值（使用统计软件）或 P 值的范围（查统计表），当 P 值接近检验水准时，下结论应慎重。

（六）有统计学意义不等于有实际意义

假设检验结论差异有统计学意义，表示在 H_0 成立的条件下，得到当前样本的可能性很小，因而拒绝 H_0，此时只能说差异有统计学意义，但并不说明发现的差异一定有实际意义。从 t 检验的公式可以看出，假设检验的统计结论与样本大小有关，当样本量足够大时，标准误趋于零，即使样本均数相差很小，也能得到足以拒绝 H_0 的 t 值和 P 值。例如，应用某种降血压的药物后舒张压改变值的均数为 0.15kPa，只要样本含量足够大，经 t 检验就可能得出 $P<0.05$，按照 $\alpha=0.05$ 水准拒绝 H_0 的统计结论，但这并不意味着患者舒张压的改变值 0.15kPa 有临床意义，药物有效。因此，对假设检验结果实际意义的判断一定要结合专业知识，只有当专业上和统计学上都有意义时，观测结果才有实用价值。

（张　燕）

SPSS 操作

第八章　方 差 分 析

t 检验适用于检验两个总体均数是否不同，而研究工作中常涉及多个总体均数的比较问题，此时第七章的 t 检验将不再适用，而方差分析（analysis of variance，ANOVA）则是推断多个总体均数是否不同的一种假设检验方法。方差分析是统计学中的经典方法，由英国著名统计学家 R.A. Fisher 提出，因此又称为 F 检验，或称为变异数分析，它不仅可用于上述的单因素多水平组间效应的比较，还可用于多因素多水平组间效应分析及其交互影响分析、回归效应分析及方差齐性分析。本章重点介绍单因素多水平组间效应比较的方差分析。

第一节　方差分析的基本思想及应用的基本条件

（一）方差分析的基本思想

例 8-1　某研究小组欲了解抗疲劳药物对足球运动员肺功能的影响，将某地年龄相同、体重相近的 36 名足球运动员随机分为三组，每组 12 人。对照组，按常规训练；试验组Ⅰ，按常规训练并服用药物Ⅰ；试验组Ⅱ，按常规训练并服用药物Ⅱ。一个月后测定第一秒用力肺活量（L），资料见表 8-1。试比较三组运动员第一秒用力肺活量有无不同。

表 8-1　三组运动员第一秒用力肺活量（L）

	对照组	试验组Ⅰ	试验组Ⅱ
x_{ij}	3.69	3.97	3.77
	3.65	3.81	3.75
	3.57	3.79	3.67
	3.39	3.79	3.63
	3.37	3.77	3.59
	3.44	3.71	3.59
	3.33	3.63	3.51
	3.41	3.63	3.51
	3.51	3.62	3.47
	3.45	3.59	3.43
	3.23	3.55	3.42
	3.21	3.35	3.31
n_i	12	12	12
$\overline{x}_i$	3.44	3.68	3.55
$\sum_{i=1}^{k} x_{ij}$	41.25	44.21	42.65
$\sum_{i=1}^{k} x_{ij}^2$	142.04	163.15	151.80

表 8-1 显示，36 个观测值不同，其可能原因有药物的不同以及随机误差（包括研究对象个体变异及随机测定误差等）的影响。方差分析则可将这 36 个观测值的总变异根据研究设计进行变异的分解，比较各部分变异与随机误差，以判断各部分的作用是否具有统计学意义。

下面以单因素多水平方差分析为例介绍方差分析的基本思想。

设受试对象随机分为 k 组，分别接受某因素 k 个水平的处理，第 i 组样本量为 n_i，总样本量 $N = n_1 + n_2 + \cdots + n_k$，效应指标值为 x_{ij}，i 表示处理水平，j 表示在 i 水平下的第 j 研究对象效应指标值。

总变异分解如下：

1. 总变异 全部数据的变异，即效应指标 x_{ij} 与总均数 $\overline{x}$ 的差异，这种变异称为总变异(total variation)，其大小以各观测值离均差平方和(sum of squares of deviation from mean，$SS_{总}$) 表示，该变异反映了全部数据的变异程度。

$$SS_{总} = \sum_{i=1}^{k}\sum_{j=1}^{n_i}(x_{ij} - \overline{x})^2 \tag{8-1}$$

2. 组间变异 k 个组的样本均数 $\overline{x}_i$ 各异，且各组样本均数 $\overline{x}_i$ 与总均数 $\overline{x}$ 有差异，这种变异称为组间变异（variation between groups)，记为 $SS_{组间}$。它是随机误差和处理因素作用不同引起的变异。

$$SS_{组间} = \sum_{i=1}^{k} n_i(\overline{x}_i - \overline{x})^2 \tag{8-2}$$

3. 组内变异 各组内效应值各异，即每组的效应值 x_{ij} 与该组样本均数 $\overline{x}_i$ 有差异，称为组内变异（variation within groups)，记为 $SS_{组内}$ 或 $SS_{误差}$。组内变异反映了随机误差。

$$SS_{组内} = \sum_{i=1}^{k}\sum_{j=1}^{n_i}(x_{ij} - \overline{x}_i)^2 \tag{8-3}$$

总变异、组间变异、组内变异间有如下关系：

$$SS_{总} = SS_{组间} + SS_{组内} \tag{8-4}$$

而自由度亦可进行相应分解：

$$\nu_{总} = N - 1, \quad \nu_{组间} = k - 1, \quad \nu_{组内} = N - k$$

可见总自由度亦分解为组间自由度和组内自由度

$$\nu_{总} = \nu_{组间} + \nu_{组内} \tag{8-5}$$

考虑到变异程度大小与自由度有关，离均差平方和与自由度比值作为各部分的平均变异，该指标被称为均方 MS（mean square）或均方差。

$$MS_{组间} = \frac{SS_{组间}}{\nu_{组间}} \tag{8-6}$$

$$MS_{组内} = \frac{SS_{组内}}{\nu_{组内}} \tag{8-7}$$

$MS_{组间}/MS_{组内}$ 服从自由度为 $\nu_{组间}$ 和 $\nu_{组内}$ 的 F 分布。

$$F=\frac{MS_{组间}}{MS_{组内}},\quad \nu_1=\nu_{组间},\quad \nu_2=\nu_{组内} \tag{8-8}$$

当方差分析的原假设 H_0 成立时，即所有总体均数相等，处理作用在各组相同，理论上组间变异与组内变异应相同，均源自随机误差，F 值接近 1。F 值越接近于 1，就越没有理由拒绝该假设，即不拒绝 H_0。F 值越大，越偏离 1，则越有理由拒绝 H_0。但是 F 值需达到多少才有统计学意义，根据 F 分布的规律计算对应的概率 P 值或查附表 6[F 单侧界值表（方差分析用）]，获取 P 值范围，与预先设定的检验水准 α 进行比较，作出统计结论。在 F 单侧界值表中，纵标目为分子自由度 ν_1，横标目为分母自由度 ν_2，表中列出了 α=0.01 和 α =0.05 时的 F 界值。

单因素多水平方差分析中，F 值的分子自由度 $\nu_1=\nu_{组间}$、分母自由度 $\nu_2=\nu_{组内}$，根据查得的 F 界值 $F_{\alpha(\nu_1,\nu_2)}$，判断 P 与 α 的大小关系。按检验水准 α，如果 $F<F_{\alpha(\nu_1,\nu_2)}$，则 $P>\alpha$，不拒绝 H_0 假设，差异无统计学意义，尚不能认为各总体均数不同；如果 $F\geqslant F_{\alpha(\nu_1,\nu_2)}$，则 $P\leqslant\alpha$，拒绝 H_0，接受 H_1，差异有统计学意义，可认为各总体均数不全相同，或可认为至少有两个总体均数不同。

现将单因素多水平方差分析的变异分解及 F 值计算列于表 8-2 中。

表 8-2　单因素多水平的方差分析表

变异来源	SS	ν	MS	F
总变异	$\sum_{i=1}^{k}\sum_{j=1}^{n_i}(x_{ij}-\bar{x})^2$	$N-1$		
组间变异	$\sum_{i=1}^{k}n_i(\bar{x}_i-\bar{x})^2$	$k-1$	$SS_{组间}/\nu_{组间}$	$MS_{组间}/MS_{组内}$
组内变异	$\sum_{i=1}^{k}\sum_{j=1}^{n_i}(x_{ij}-\bar{x}_i)^2$	$N-k$	$SS_{组内}/\nu_{组内}$	

（二）方差分析应用的基本条件

每种方法都有其适用条件，方差分析也不例外，具体要求如下。

1. 正态分布　各组样本均为来自正态分布总体的随机样本。

2. 方差齐性　各样本对应的总体方差齐同，即总体方差相同。

3. 样本独立　各样本为相互独立的随机样本。

各样本是否服从正态分布，一般要观察各组数据的分布状态或经正态性检验，推断其是否满足正态分布的条件。如果样本数据极度偏离正态分布，需进行数据转换，改善正态性，再行方差分析或者采用非参数法检验。

推断总体方差是否满足齐性要求，一般采用方差齐性检验。常用的方差齐性检验方法有：Levene 检验、F 检验和 Bartlett χ^2 检验。F 检验和 Bartlett χ^2 检验要求数据服从正态分布，Levene 检验则不依赖数据分布类型。

第二节 完全随机设计资料的方差分析

完全随机设计是采用完全随机化的方法将同质的受试对象随机地分配到 k 个处理组，各组受试对象经过不同处理作用，最终比较各组效应指标，从而推断处理因素的作用。

例 8-2 对例 8-1 进行方差分析（经方差齐性检验，方差齐同）。

例 8-1 的研究采用了完全随机设计，其方差分析的基本步骤为：

1. 建立检验假设，确定检验水准 α

H_0： $\mu_1=\mu_2=\mu_3$，即三组运动员第一秒用力肺活量总体均数相等

H_1： μ_1、μ_2、μ_3 不全相等，即三组运动员第一秒用力肺活量总体均数不全相等

$\alpha=0.05$

2. 计算检验统计量 按公式计算假设检验统计量，将其列入方差分析表 8-3 中。

表 8-3 例 8-1 资料的方差分析表

变异来源	SS	ν	MS	F	P
总变异	1.0963	35			
组间变异	0.3654	2	0.1827	8.249	<0.01
组内变异	0.7309	33	0.0221		

3. 确定 P 值，作出统计推断

根据分子自由度 $\nu_1=\nu_{组间}=2$，分母自由度 $\nu_2=\nu_{组内}=33$。查附表 6 的 F 单侧界值表，附表中没有给出分母自由度为 33 的 F 界值，取更保守的 ν_2=32 的 F 界值，得 $F_{0.05(2,32)}=3.29$，$F>F_{0.05(2,32)}$，$P<0.05$。按 $\alpha=0.05$ 水准，拒绝 H_0，接受 H_1，差异有统计学意义，可认为三组运动员第一秒用力肺活量总体均数不全相等，即至少有两个总体均数不等。如果要分析两两之间的差异，需进行多重比较。

第三节 随机区组设计资料的方差分析

随机区组设计（randomized block design）又称配伍组设计，是将条件（如动物的窝别、种系、体重等，受试者的性别、年龄、职业、病情等）相近的 k 个对象配成一个区组（配对设计是两个相近的对象配成一对），共有 b 个区组，各区组内的受试对象随机分配到 k 个处理组。在每个区组内处理因素随机分配，与完全随机设计相比，随机区组设计均衡了不同处理因素的受试对象，效率更高。

随机区组设计的方差分析可将总变异分解为区组变异、处理因素变异及随机误差部分，可视为无重复数据的两因素方差分析，没有考虑区组因素与处理因素的交互作用。

例 8-3 将 21 只造模小白鼠按体重配成 7 个区组，每个区组 3 只小白鼠，随机接受某抗癌药物三种水平（高、中、低剂量）的处理，然后分别测量其瘤重（g）（表 8-4）。问该药物不同剂量的抑瘤效果有无不同？

表 8-4 某抗癌药物三种水平的小白鼠瘤重（g）

区组	某抗癌药物			n_j	$\sum_{i=1}^{k} x_{ij}$
	低剂量	中剂量	高剂量		
1	0.75	0.65	0.53	3	1.93
2	0.73	0.54	0.43	3	1.70
3	0.63	0.34	0.28	3	1.25
4	0.41	0.32	0.26	3	0.99
5	0.67	0.43	0.44	3	1.54
6	0.55	0.38	0.21	3	1.14
7	0.66	0.59	0.44	3	1.69
n_i	7	7	7		
$\overline{x}_i$	0.63	0.46	0.37		
$\sum_{j=1}^{b} x_{ij}$	4.40	3.25	2.59		
$\sum_{j=1}^{b} x_{ij}^2$	2.8474	1.6095	1.0431		

（一）变异与自由度的分解

随机区组设计的方差分析可将总变异分解为处理组间变异、区组间变异和误差变异。

1. 总变异 反映了全部数据的变异程度。

$$SS_{总} = \sum_{i=1}^{k}\sum_{j=1}^{b}(x_{ij} - \overline{x})^2 \tag{8-9}$$

2. 处理组间变异 包括了随机误差和处理作用不同引起的变异。

$$SS_{处理} = \sum_{i=1}^{k} b(\overline{x}_i - \overline{x})^2 \tag{8-10}$$

3. 区组间变异 包括不同区组作用和随机误差。

$$SS_{区组} = \sum_{j=1}^{b} k(\overline{x}_j - \overline{x})^2 \tag{8-11}$$

4. 误差 反映了随机误差引起的变异。

$$SS_{误差} = SS_{总} - SS_{处理} - SS_{区组} \tag{8-12}$$

变异及自由度的分解：

$$SS_{总} = SS_{处理} + SS_{区组} + SS_{误差}$$

相应地，$\nu_{总} = \nu_{处理} + \nu_{区组} + \nu_{误差}$。

列出方差分析表 8-5：

表 8-5　随机区组设计的方差分析表

变异来源	SS	ν	MS	F
总变异	$\sum_{i=1}^{k}\sum_{j=1}^{b}(x_{ij}-\bar{x})^2$	$N-1$		
处理组	$\sum_{i=1}^{k}b(\bar{x}_i-\bar{x})^2$	$k-1$	$SS_{处理}/\nu_{处理}$	$MS_{处理}/MS_{误差}$
区组	$\sum_{j=1}^{b}k(\bar{x}_j-\bar{x})^2$	$b-1$	$SS_{区组}/\nu_{区组}$	$MS_{区组}/MS_{误差}$
误差	$SS_{总}-SS_{处理}-SS_{区组}$	$N-k-b+1$	$SS_{误差}/\nu_{误差}$	

（二）随机区组设计资料方差分析的基本步骤

本例经方差齐性检验，方差齐同。可进行随机区组设计资料方差分析。

1. 建立检验假设，确定检验水准 α

处理组：

H_0：$\mu_1=\mu_2=\mu_3$，即三种剂量水平的小白鼠瘤重总体均数相等

H_1：μ_1、μ_2、μ_3不全相等，即三种剂量水平的小白鼠瘤重总体均数不全相等

区组：

H_0：$\mu_1'=\mu_2'=\cdots=\mu_7'$，即不同区组的小白鼠瘤重总体均数相等

H_1：μ_1'、μ_2'、…、μ_7'不全相等，即不同区组的小白鼠瘤重总体均数不全相等

$\alpha=0.05$

2. 计算检验统计量　按公式计算假设检验统计量，将其列入方差分析表 8-6 中。

表 8-6　例 8-3 资料的方差分析表

变异来源	SS	ν	MS	F	P
总变异	0.5068	20			
处理组	0.2397	2	0.1199	44.407	<0.01
区组	0.2350	6	0.0392	14.519	<0.01
误差	0.0321	12	0.0027		

3. 确定 P 值，作出统计推断　处理组：根据分子自由度 $\nu_1=\nu_{处理}=2$，分母自由度 $\nu_2=\nu_{误差}=12$。查附表 6 的 F 单侧界值表，得 $F_{0.05(2,12)}=3.89$，$F_{处理}>F_{0.05(2,12)}$，$P<0.05$；区组：分子自由度 $\nu_1=\nu_{区组}=6$，分母自由度 $\nu_2=\nu_{误差}=12$，得 $F_{0.05(6,12)}=3.00$，$F_{区组}>F_{0.05(6,12)}$，$P<0.05$。按 $\alpha=0.05$ 水准，均拒绝 H_0，接受 H_1，差异有统计学意义，可认为三种剂量水平的小白鼠瘤重总体均数不全相等，即至少有两个总体均数不等。同样，各区组的小白鼠瘤重总体均数也不全相等。

第四节 重复测量设计资料的方差分析*

重复测量资料（repeated measurement data）是指同一受试对象在不同条件（如不同时间点）被观测多次所获得的某一指标值。由于同一受试对象多次测量之间可能存在某种相关性，不能满足相互独立的要求，因此不能采用 t 检验、F 检验等进行假设检验。正确分析重复测量数据的方法有一元方差分析或多元方差分析。重复测量数据一元方差分析法要求数据的协方差矩阵球对称。若数据不满足球对称条件，一元方差分析的 F 值出现偏离，方差分析的结果会增大 I 型错误的概率。可通过球形检验判断球对称性。若拒绝球对称性，则 F 界值需要校正。校正采用球对称系数 ε，估计 ε 方法有 Greenhouse-Geisser、Huynh-Feldt 和 Lower-bound。

例 8-4 将手术要求基本相同的 10 名患者随机分为 2 组，在手术过程中分别采用 A、B 两种麻醉诱导方法（表 8-7），在 $T1$、$T2$、$T3$、$T4$、$T5$ 五个时相测量患者的收缩压（mmHg[①]），问收缩压随时间的变化趋势是否受麻醉诱导方法的影响？

表 8-7 不同麻醉诱导方法下的患者收缩压（mmHg）

诱导方法	患者	测量时相				
		*T*1	*T*2	*T*3	*T*4	*T*5
A 法	1	120	108	112	120	117
	2	118	109	115	126	123
	3	119	112	119	124	118
	4	121	112	119	126	120
	5	127	121	127	133	126
B 法	6	121	120	118	131	137
	7	122	121	119	129	133
	8	128	129	126	135	142
	9	117	115	111	123	131
	10	118	114	116	123	133

（一）变异与自由度的分解

重复测量资料的方差分析将总变异首先分解为受试对象间的变异和受试对象内的变异。受试对象间的变异又可分解为处理因素的变异和个体间的误差两部分；受试对象内的变异可分解为不同时间的变异、处理因素与时间的交互作用和个体内的误差三部分。具体计算可通过统计分析软件来实现。

（二）重复测量设计资料方差分析的基本步骤

1. 建立检验假设，确定检验水准 α

处理因素：

H_0： $\mu_1=\mu_2$，即不同的诱导方法收缩压总体均数相等

① 1mmHg=1.33322×10^2Pa。

H_1：μ_1、μ_2不相等，即不同的诱导方法收缩压总体均数不相等

时间因素：

H_0：$\mu_1' = \mu_2' = \cdots = \mu_5'$，即不同时间收缩压总体均数相等

H_1：μ_1'、μ_2'、…、μ_5'不全相等，即不同时间收缩压总体均数不全相等

处理与时间因素的交互作用：

H_0：处理因素与时间因素无交互作用

H_1：处理因素与时间因素有交互作用

α =0.05

2. 计算检验统计量

方差分析结果列入方差分析表 8-8 中：

表 8-8 例 8-4 资料的方差分析表

变异来源		SS	ν	MS	F	P
总变异		2727.680	49			
受试对象间		1136.480	9			
	处理组	288.000	1	288.000	2.715	0.138
	个体间误差	848.480	8	106.060		
受试对象内		1591.200	40			
	时间	1110.280	4	277.570	89.974	0.000
	处理×时间	383.200	4	95.550	30.972	0.000
	个体内误差	98.720	32	3.085		

3. 确定 *P* 值，作出统计推断

按 α =0.05 水准，可认为不同时间的收缩压不全相同；处理因素与时间之间存在交互作用，不同诱导方法的收缩压在不同时间上变化不完全一致。

第五节 多个样本均数的多重比较

当方差分析结果拒绝 H_0 时，可认为各总体均数不全相等，如果进一步比较各组间或部分组间的差异，需要进行样本均数间的多重比较。样本均数间的多重比较是否可采用两均数间比较的 t 检验替代呢？回答是否定的，这将会增大 I 类错误。假设对 3 个组均数进行两两 t 检验，共需进行 C_3^2 =3 次检验，每次检验犯 I 类错误的概率 $\alpha = 0.05$，则 3 次检验都不犯 I 类错误的概率为 $(1-0.05)^3$，犯 I 类错误的概率为 $1-(1-0.05)^3 = 0.14$，这增大了犯 I 类错误的概率。因此，样本均数间的多重比较不能采用两均数间比较的 t 检验法。

下面介绍常用的多重比较方法：SNK-q 检验和 Dunnett-t 检验。

（一）SNK-q 检验

SNK（Student-Newman-Keuls）检验，又称 q 检验。用于各组样本均数的两两间的全部比较。

检验统计量为 q 值，

$$q=\frac{\bar{x}_i-\bar{x}_j}{s_{\bar{x}_i-\bar{x}_j}}=\frac{\bar{x}_i-\bar{x}_j}{\sqrt{\frac{MS_{误差}}{2}\left(\frac{1}{n_i}+\frac{1}{n_j}\right)}},\qquad \nu=\nu_{误差} \tag{8-13}$$

例 8-5 利用例 8-1 的资料，采用 SNK-q 检验法比较试验组Ⅰ、试验组Ⅱ与对照组运动员第一秒用力肺活量的差异。

1. 建立检验假设，确定检验水准

H_0：$\mu_i=\mu_j$，即两组的总体均数相等

H_1：$\mu_i\neq\mu_j$，即两组的总体均数不相等

α=0.05

2. 计算检验统计量

将三个样本均数由小到大排列，并赋组次：

均数	3.44	3.55	3.68
组别	对照组	试验组Ⅱ	试验组Ⅰ
组次	1	2	3

$$q=\frac{\bar{x}_i-\bar{x}_j}{s_{\bar{x}_i-\bar{x}_j}}=\frac{\bar{x}_i-\bar{x}_j}{\sqrt{\frac{MS_{误差}}{2}\left(\frac{1}{n_i}+\frac{1}{n_j}\right)}},\qquad \nu=\nu_{误差}$$

其中，$MS_{误差}=MS_{组内}$=0.0221，$\nu=\nu_{误差}=33$。

在表 8-9 中，a 为按照均数大小排序后，对比组包含的组数，如对照组与试验组Ⅰ比较，a=3。两两比较结果列于表 8-9。

表 8-9 例 8-1 资料的 SNK 检验多重比较结果

对比组 i 与 j	$\bar{x}_i-\bar{x}_j$	q	a	q 的临界值		P
				0.05	0.01	
1 与 2	0.11	2.56	2	2.89	3.89	>0.05
1 与 3	0.24	5.59	3	3.49	4.45	<0.01
2 与 3	0.13	3.03	2	2.89	3.89	<0.05

3. 确定 P 值，作出统计推断

根据自由度 $\nu_{组内}$=33 和对比组内包含的组数 a 查附表 7（q 界值表，Newman-Keuls 法用），得 $q_{(0.05,30)}$ 和 $q_{(0.01,30)}$ 的界值。将计算得到的 q 值与相应 q 界值进行比较，得各组的 P 值。按 α=0.05 水准，对比组 1 与 3、2 与 3 间比较差别有统计学意义。对比组 1 与 2 间差别无统计学意义。因此可认为对照组与试验组Ⅰ运动员第一秒用力肺活量总体均数不同，试验组Ⅱ与试验组Ⅰ运动员第一秒用力肺活量亦不同，但还不能认为对照组与试验组Ⅱ运动员第一秒用力肺活量不同。

（二）Dunnett-t 检验

Dunnett-t 检验适用于多个实验组与一个对照组均数差别的多重比较，统计量 t_D。

$$t_D=\frac{\overline{x}_i-\overline{x}_0}{s_{\overline{x}_i-\overline{x}_0}}=\frac{\overline{x}_i-\overline{x}_0}{\sqrt{\text{MS}_{\text{误差}}\left(\frac{1}{n_i}+\frac{1}{n_0}\right)}},\qquad \nu=\nu_{\text{误差}} \tag{8-14}$$

式中，$\overline{x}_i$ 为第 i 实验组均数，$\overline{x}_0$ 为对照组均数，$s_{\overline{x}_i-\overline{x}_0}$ 为二者差值的标准误。

例 8-6　利用例 8-1 资料，采用 Dunnett-t 检验法比较试验组 Ⅰ、试验组 Ⅱ 与对照组运动员第一秒用力肺活量的差异。

1. 建立检验假设，确定检验水准

H_0：$\mu_i=\mu_0$，即各试验组与对照组的第一秒用力肺活量总体均数相等

H_1：$\mu_i\neq\mu_0$，即各试验组与对照组的第一秒用力肺活量总体均数不等

α =0.05

2. 计算检验统计量

$\overline{x}_{\text{对照组}}=3.44$，$\overline{x}_{\text{试验组I}}=3.68$，$\overline{x}_{\text{试验组II}}=3.55$，$n=12$，$\text{MS}_{\text{误差}}=\text{MS}_{\text{组内}}=0.0221$，$\nu=\nu_{\text{误差}}=33$

试验组 Ⅰ 与对照组比较：$t_D=\dfrac{3.68-3.44}{\sqrt{0.0221\times\left(\frac{1}{12}+\frac{1}{12}\right)}}=3.95$

试验组 Ⅱ 与对照组比较：$t_D=\dfrac{3.55-3.44}{\sqrt{0.0221\times\left(\frac{1}{12}+\frac{1}{12}\right)}}=1.81$

3. 确定 P 值，作出统计推断　以自由度 $\nu_{\text{误差}}=33$ 和处理组数 $a=k-1=2$（不含对照组）查附表 8-8（Dunnett-t 检验 q' 界值表，双侧），得 P 值。按 α =0.05 水准，$t_{0.05/2(33)}\approx t_{0.05/2(30)}=2.32$，试验组 Ⅰ 与对照组比较，$t>t_{0.05/2(30)}$，$P<0.05$，差别有统计学意义，而试验组 Ⅱ 与对照组比较 $t<t_{0.05/2(30)}$，$P>0.05$，可认为试验组 Ⅰ 与对照组第一秒用力肺活量总体均数不等，但尚不能认为试验组 Ⅱ 与对照组第一秒用力肺活量总体均数不同。

（王学梅　张星光）

SPSS 操作

第九章 χ^2 检验

对于两个及两个以上率（构成比）间比较，在资料满足一定条件情况下可采用如两大样本率比较的 z 检验、率（构成比）比较的 χ^2 检验（chi square test）等近似法，也可采用 Fisher 确切概率法。

第一节 χ^2 检验的基本思想

例 9-1 为探讨温针灸在退行性膝关节炎治疗中的临床应用价值，将 80 例退行性膝关节炎患者，随机分为两组，分别给予西医治疗及温针灸治疗，比较两组患者的疗效。结果见表 9-1。问两种治疗方法的有效率是否不同？

表 9-1 两种疗法治疗退行性膝关节炎的疗效

组别	有效	无效	合计	有效率（%）
西医	34（a）	8（b）	42（a+b）	81.0
温针灸	35（c）	3（d）	38（c+d）	92.1
合计	69（a+c）	11（b+d）	80（n）	86.3

例 9-1 中“疗效”是二分类的定性资料。表 9-1 中基本数据由 2 行、2 列构成，即 34（a）、8（b）、35（c）、3（d），是 4 个最基本的数据，其余数据可以由这 4 个基本数据计算出来，这种资料被称为四格表（fourfold table）或 2×2 表。该案例的分析目的是要通过比较两个样本率，来推断两种疗法的总体有效率有无差异。

假设两个总体有效率相等（$\pi_1=\pi_2$），可以用合计有效率（86.3%）作为两总体有效率的估计值。按此估计值，理论上中医组有效人数应为 42×86.3%=36.2 人，无效人数为 42×（1–86.3%）=5.8 人；温针灸组有效人数为 38×86.3%=32.8 人，无效人数为 38×（1–86.3%）= 5.2 人。

若两个总体有效率相等的假设成立，实际频数和理论频数的吻合度应该较高。其吻合度以假设检验统计量 χ^2 度量。

$$\chi^2=\sum\frac{(A-T)^2}{T} \tag{9-1}$$

$$\nu=(R-1)(C-1) \tag{9-2}$$

χ^2 服从自由度 $\nu=(R-1)(C-1)$ 的 χ^2 分布，其中 R 为行数，C 为列数。

式（9-1）中，A 是实际频数（actual frequency），T 是理论频数（theoretical frequency）。表 9-1 中 a、b、c、d 所对应的理论频数 T 分别为 36.2、5.8、32.8、5.2。可见，第 R 行 C 列对应格子的理论频数 T_{RC} 计算公式为

$$T_{RC}=\frac{n_R n_C}{n} \tag{9-3}$$

式（9-3）中，n_R 为相应的行合计，n_C 为相应的列合计，n 为总例数。

从式（9-1）可以看出，χ^2 检验的基本思想是检验实际频数和理论频数的差别是否由抽样误差所引起，χ^2 值的大小反映了实际频数与理论频数的吻合程度。在 H_0（$H_0:\pi_1=\pi_2$）成立的条件下，实际频数与理论频数相差不应该很大，即 χ^2 值不应该很大，若得到的 χ^2 值很大，说明实际频数与理论频数的差距大，当 χ^2 值超过了设定的检验水准所对应的 χ^2 界值（如 $\chi^2\geqslant\chi^2_{0.05}$），则 $P\leqslant 0.05$，说明实际频数与理论频数的差别由抽样误差引起的可能性很小，有理由拒绝 H_0，接受 H_1（如 $H_1:\pi_1\neq\pi_2$）。若得到的 χ^2 值不是很大（如 $\chi^2<\chi^2_{0.05}$），则 $P>0.05$，说明实际频数与理论频数的差别由抽样误差引起的可能性很大，此时则不拒绝 H_0。

第二节 四格表资料的 χ^2 检验

对于完全随机设计两个率比较的资料，可整理为形式如表 9-1 所示的四格表，因而完全随机设计两个率比较的 χ^2 检验又称为四格表资料的 χ^2 检验。

（一）四格表资料 χ^2 检验的基本步骤

以例 9-1 为例，说明四格表资料 χ^2 检验的基本步骤。

1. 建立检验假设，确定检验水准

H_0：$\pi_1=\pi_2$，即两种疗法的有效率相同

H_1：$\pi_1\neq\pi_2$，即两种疗法的有效率不同

$\alpha=0.05$

2. 计算检验统计量

根据式（9-3）计算理论频数

$T_{11}=\frac{42\times69}{80}=36.225$，$T_{12}=\frac{42\times11}{80}=5.775$，$T_{21}=\frac{38\times69}{80}=32.775$，$T_{22}=\frac{38\times11}{80}=5.225$

根据式（9-1）计算 χ^2 值

$$\chi^2=\frac{(34-36.225)^2}{36.225}+\frac{(8-5.775)^2}{5.775}+\frac{(35-32.775)^2}{32.775}+\frac{(3-5.225)^2}{5.225}=2.092$$

$$\nu=(2-1)(2-1)=1$$

3. 确定 *P* 值，作出统计推断 查附表 9，得 $\chi^2_{0.05,1}$=3.84，$\chi^2<\chi^2_{0.05,1}$，$P<0.05$，按 $\alpha=0.05$ 水准，不拒绝 H_0，尚不能认为两种疗法的有效率不同。

对于四格表资料，也可采用式（9-4）计算 χ^2 值。式（9-4）被称为四个表资料 χ^2 检验专用公式。

$$\chi^2 = \frac{(ad-bc)^2 n}{(a+b)(c+d)(a+c)(b+d)} \tag{9-4}$$

按式（9-4），例 9-1 的计算结果如下，与基本公式完全等价。

$$\chi^2 = \frac{(34\times 3 - 8\times 35)^2 \times 80}{42\times 38\times 11\times 69} = 2.092$$

由于 χ^2 分布是一种连续性分布，当应用于样本含量较小的定性变量资料比较时，计算出来的 χ^2 值往往偏大，相应的 P 值偏小，从而人为地增加了犯第 I 类错误的机会。为纠正这种偏性，美国统计学家 F.Yates 提出了 χ^2 的连续性校正法（correction for continuity），校正公式为

$$\chi^2 = \sum \frac{\left(|A-T| - 0.5\right)^2}{T} \tag{9-5}$$

或

$$\chi^2 = \frac{\left(|ad-bc| - n/2\right)^2 n}{(a+b)(c+d)(a+c)(b+d)} \tag{9-6}$$

（二）四格表资料 χ^2 检验的注意事项

对于四格表资料，采用 χ^2 检验时应注意以下问题。

（1）当 $n \geqslant 40$，且所有格子的 $T \geqslant 5$ 时，用四格表 χ^2 检验的基本公式或专用公式计算 χ^2 值。

（2）当 $n \geqslant 40$，但有 $1 \leqslant T < 5$ 的格子时，用校正公式计算 χ^2 值为宜。

（3）当 $n < 40$ 或 $T < 1$ 时，不宜计算 χ^2 值，需采用四格表确切概率法直接计算概率。

例 9-2 观察达芬霖喷雾剂治疗小儿急、慢性鼻炎的临床疗效。将 40 例小儿急、慢性鼻炎患者随机分为治疗组和对照组，治疗组 20 例用达芬霖喷雾剂，对照组 20 例用麻黄碱滴鼻剂，治疗组与对照组治疗小儿急、慢性鼻炎总有效率分别为 90.0%、70.0%，数据见表 9-2。问两种治疗方法的有效率是否不同？

表 9-2 两种疗法治疗小儿急、慢性鼻炎的临床疗效

组别	有效	无效	合计	有效率（%）
治疗组	18（16.0）	2（4.0）	20	90.0
对照组	14（16.0）	6（4.0）	20	70.0
合计	32	8	40	80.0

假设检验步骤：

1. 建立检验假设，确定检验水准

H_0：$\pi_1 = \pi_2$，即两种疗法的有效率相同

H_1：$\pi_1 \neq \pi_2$，即两种疗法的有效率不同

$\alpha = 0.05$

2. 计算检验统计量 计算每个格子的理论频数，标在表 9-2 括号内。本资料 n=40，但有两个格子的理论频数为 4，需要使用四格表 χ^2 检验的校正公式。

$$\chi^2=\frac{\left(|18\times 6-2\times 14|-40/2\right)^2\times 40}{(18+2)(14+6)(18+14)(2+6)}=1.406$$

$$\nu=(2-1)(2-1)=1$$

3. 确定 P 值，作出统计推断 查附表 9，得 $\chi^2_{0.05,1}$=3.84， $\chi^2<\chi^2_{0.05,1}$，$P>0.05$，按 $\alpha=0.05$ 水准，不拒绝 H_0，尚不能认为两种疗法的有效率不同。

第三节 配对四格表资料的 χ^2 检验

对于配对设计两个率比较的资料，可整理为形式如表 9-3 的四格表，因而配对设计两个率比较的 χ^2 检验又称为配对四格表资料的 χ^2 检验。

例 9-3 分别采用巢式 PCR（A 法）和 β-D-1，3-葡聚糖试验（B 法）检测 104 例临床胸腹水标本中真菌，结果见表 9-3。试比较两种方法的阳性率有无差异？

表 9-3 两种方法的检测结果

A 法	B 法		合计
	+	–	
+	20（a）	12（b）	32
–	40（c）	32（d）	72
合计	60	44	104

例 9-3 中同一份标本分别用两种不同方法检测，“检测结果”为阳性或阴性，因此该资料是配对设计的二分类定性变量资料。两种方法对一份标本的检测结果有四种情况：A+且 B+为 a，A+而 B–为 b，A–而 B+为 c，A–且 B–为 d，由于 A、B 两法一致阳性数 a 和一致阴性数 d 是两法检测相同的结果，如果要比较 A、B 两法的阳性率有无差异，a、d 不提供差异信息，只要比较 b 和 c 即可，采用配对差异性 χ^2 检验（或称 McNemar 检验），其检验统计量为

$$\chi^2=\frac{(b-c)^2}{b+c},\qquad \nu=1 \tag{9-7}$$

若 $b+c<40$，则校正公式为

$$\chi^2=\frac{(|b-c|-1)^2}{b+c},\qquad \nu=1 \tag{9-8}$$

假设检验步骤：

1. 建立检验假设，确定检验水准

H_0：两种方法测定的阳性率相同，即总体 $b=c$

H_1：两种方法测定的阳性率不同，即总体 $b\neq c$

$\alpha=0.05$

2. 计算检验统计量

$$\chi^2=\frac{(b-c)^2}{b+c}=\frac{(12-40)^2}{12+40}=15.077$$

$$\nu=1$$

3. 确定 P 值，作出统计推断 查附表 9，得 $\chi^2_{0.05,1}=3.84$，$\chi^2>\chi^2_{0.05,1}$，$P<0.05$，按 $\alpha=0.05$ 水准，拒绝 H_0，接受 H_1，差异有统计学意义，可认为 A、B 两种方法的测定结果有差别，B 法测定阳性率较高。

第四节 行×列表资料的 χ^2 检验

对于完全随机设计多个组率的比较或两个（多个）组构成比的比较资料，可整理为 R 行 C 列的行×列表，相应 χ^2 检验也称为行×列表资料的 χ^2 检验。

（一）行×列表资料的 χ^2 检验

例 9-4 调查新疆不同民族青年人恒牙先天缺失疾病的现况，结果见表 9-4。试分析不同民族青年人恒牙先天缺失患病率有无不同？

表 9-4 不同民族间恒牙先天缺失患病率的比较

组别	患病	未患病	合计	患病率（%）
汉族	165	2275	2440	6.76
维吾尔族	86	1758	1844	4.66
哈萨克族	36	470	506	7.11
合计	287	4503	4790	5.99

例 9-4 中数据资料是完全随机设计的 3 组二分类定性变量资料的比较，目的是比较 3 个民族的患病率是否不同，可考虑采用行×列表资料的 χ^2 检验。行×列表资料的 χ^2 检验可使用 χ^2 检验的基本公式，即式（9-1），也可使用基本公式的展开式：

$$\chi^2=n\left(\sum\frac{A^2}{n_R n_C}-1\right),\qquad \nu=(R-1)(C-1) \tag{9-9}$$

假设检验步骤：

1. 建立检验假设，确定检验水准

H_0：$\pi_1=\pi_2=\pi_3$，即 3 个民族的患病率相同

H_1：π_1、π_2、π_3 不全相等，即 3 个民族的患病率不全相同

$\alpha=0.05$

2. 计算检验统计量

$$\chi^2=4790\left(\frac{165^2}{2440\times287}+\frac{2275^2}{2440\times4503}+\frac{86^2}{1844\times287}+\frac{1758^2}{1844\times4503}+\frac{36^2}{506\times287}+\frac{470^2}{506\times4503}-1\right)$$

$$=9.478$$

$$\nu=(3-1)(2-1)=2$$

3. 确定 P 值，作出统计推断 查附表 9，得 $\chi^2_{0.05,2}=5.99$，$\chi^2>\chi^2_{0.05,2}$，$P<0.05$，按 $\alpha=0.05$ 水准，拒绝 H_0，接受 H_1，差异有统计学意义，可认为 3 个民族患病率不全相同，但尚不能认为任意两个民族之间都不同。如果要了解每两个民族之间患病率是否不同，需要进一步作率的两两比较。

（二）多个样本率间的多重比较

样本率多重比较的方法有 20 多种，常见方法有 Bonferroni、Scheffe 法等。这里只介绍最简单的 Bonferroni 法，其基本思想是根据两两比较的次数重新确定检验水准 α'。该方法比较保守，比较的组数不宜过多。重新确定检验水准 α' 的方法通常有两种情况：①多个实验组间的两两比较：$\alpha'=\dfrac{\alpha}{C_k^2}=\dfrac{2\alpha}{k(k-1)}$；②多个实验组与同一对照组的比较：$\alpha'=\dfrac{\alpha}{k-1}$，式中 k 为参加比较的组数。

对例 9-4 进一步进行率的两两比较，以推断任意两个民族的患病率有无不同。本例为 3 个样本率的两两比较，调整检验水准为

$$\alpha'=\frac{2\times 0.05}{3(3-1)}=0.0167$$

采用四格表的 χ^2 检验对任两个民族患病率进行比较，结果见表 9-5。按 $\alpha'=0.0167$ 水准，汉族与维吾尔族的患病率差异有统计学意义，汉族与哈萨克族、维吾尔族与哈萨克族的患病率差异均无统计学意义。

表 9-5 3 个民族间患病率的两两比较

对比组	四格表 χ^2 值	P	检验水准调整值 α'	检验结果
汉族与维吾尔族	8.385	0.004	0.0167	*
汉族与哈萨克族	0.082	0.775	0.0167	–
维吾尔族与哈萨克族	4.845	0.028	0.0167	–

注：表中“*”表示差异有统计学意义，“–”表示差异无统计学意义。

（三）行×列表 χ^2 检验的注意事项

（1）行×列表 χ^2 检验的条件是理论频数不宜太小，一般规定：不能有理论频数小于 1 的格子，理论频数 $1\leqslant T<5$ 的格子数不超过总格子数的 1/5。如果有 1/5 以上格子的理论频数 $1\leqslant T<5$，可采用以下处理办法。

1）增加样本含量，以增大理论频数。

2）将理论频数太小的行或列与性质相近的邻行或邻列中的实际频数合并。合并后可以产生较大的理论频数，但要注意相邻类别合并要符合专业知识，合并后要有实际意义。

3）删去理论频数太小的格子所在的行或列。

最好采用“增加样本含量”的方法，后两种方法将会丢失部分信息，也可能破坏样本的随机性，因此，研究设计时应考虑足够的样本含量。

4）从统计方法学角度，可采用 Fisher 确切概率法检验。

（2）进行多个样本率比较的 χ^2 检验，拒绝 H_0 时，只能认为各总体率不全相同，而不能认为每两组之间都有差异。如果需要知道各组之间是否有差异，需要进一步进行两两比较。

（3）在实际应用中，要根据行×列表资料的类型和研究目的选用恰当的分析方法。χ^2 检验适用于“效应”为无序分类指标的行×列表资料；当“效应”为有序指标的行×列表即等级资料时，若了解不同组别“效应”总体构成比有无不同，仍然可考虑采用 χ^2 检验，若了解不同组别“效应”总体水平有无不同，一般用秩和检验分析更适宜。

第五节　四格表的确切概率法

对于四格表资料，除根据资料所满足的条件而采用四格表 χ^2 检验或校正 χ^2 检验外，亦可采用确切概率法，尤其是总例数 $n<40$ 或理论数 $T<1$ 时。确切概率法也称为 Fisher 确切概率法（Fisher exact test）。

例 9-5　两组大白鼠在不同致癌剂作用下的发癌率如表 9-6 所示，问两组发癌率有无差别？

表 9-6　两组大白鼠在不同致癌剂作用下的发癌率

处理	发癌数	未发癌数	合计	发癌率（%）
甲组	7	2	9	77.8
乙组	2	8	10	20.0
合计	9	10	19	47.4

本例中 $n=19<40$，不能使用 χ^2 检验，应采用四格表确切概率法。确切概率法并非 χ^2 检验的范畴，但由于在实际应用中常用它作为四格表资料假设检验的补充，故把此法列入本章中。

该方法的基本思想是：在四格表周边合计不变的情况下，利用式（9-10）计算表内四个格子频数的各种组合的概率 P_i，再计算单侧或双侧累计概率，与检验水准比较得出推断结论。

$$P_i = \frac{(a+b)!(c+d)!(a+c)!(b+d)!}{a!b!c!d!n!} \qquad (9\text{-}10)$$

下面用例 9-5 说明该方法的检验原理和步骤。

1. 建立检验假设，确定检验水准

H_0：$\pi_1 = \pi_2$，即两组大白鼠总体发癌率相同

H_1：$\pi_1 \neq \pi_2$，即两组大白鼠总体发癌率不同

$\alpha = 0.05$

2. 计算概率　四格表周边合计不变，表 9-6 内 4 个实际频数变动的组合共有 10 个。根据式（9-10），计算每个四格表对应的概率，结果见表 9-7。

表 9-7 各种组合四格表的概率

四格表序号	发癌数	未发癌数	四格表概率
1	0 9	9 1	0.0001
2	1 8	8 2	0.0044
3	2 7	7 3	0.0468
4	3 6	6 4	0.1910
5	4 5	5 5	0.3437
6	5 4	4 6	0.2864
7	6 3	3 7	0.1091
8	7 2	2 8	0.0175
9	8 1	1 9	0.0010
10	9 0	0 10	0.0000

3. 确定 P 值，作出统计推断 此处 P 值为当前四格表概率及其更小概率之和。当前四格表（序号 8）概率为 0.01754，因此本例双侧 $P = P_1 + P_2 + P_8 + P_9 + P_{10} = 0.0230$，按 $\alpha = 0.05$ 水准，拒绝 H_0，差异有统计学意义，可认为两组大白鼠总体发癌率不同。

（宋桂荣）

SPSS 操作

第十章　秩和检验

假设检验通常可分为参数检验（parametric test）和非参数检验（nonparametric test）两大类。参数检验是以特定的总体分布为前提，对其未知的总体参数（如总体均数、总体方差）进行推断的假设检验方法，如前面讲到的 t 检验、F 检验均要求样本来自于正态总体，对比较组未知的总体均数是否不同进行推断，属于参数检验。不过，实际工作中有些资料并不满足进行参数检验所要求的条件（常常分布是未知的，或已知总体分布类型与检验所要求的条件不符），或是采用变量变换后仍达不到参数检验的要求，此时可采用非参数检验方法。非参数检验不以特定的总体分布为前提，也不对总体参数进行统计推断，而是对样本所代表的总体的分布或分布位置进行检验。由于非参数检验方法不受总体参数的限制，故又称为任意分布检验（distribution-free test）。

非参数检验的主要优点是对总体分布不做严格假定，具有广泛适用性，通常用于以下情况。

（1）不满足参数检验条件的或经变量变换仍无法满足参数检验条件的资料。

（2）总体分布为偏态分布或分布类型未知的资料（尤其是在 $n<30$ 的情况下）。

（3）数据的一端或两端为不确定值（如“＞100g”“＜0.01g”等）的资料。

（4）等级资料（如疾病严重程度、优劣等级、次序先后）。

非参数检验的不足之处是，对于满足参数检验条件的资料如采用非参数检验，因没有充分利用资料提供的信息，不如参数检验能灵敏地拒绝 H_0，犯第Ⅱ类错误的概率 β 比参数检验大，检验效能低于参数检验。若要使 β 相同，非参数检验要比参数检验需要更多的样本例数，故符合参数检验的资料，应首选参数检验。若参数检验的应用条件得不到满足，则采用非参数检验。

非参数检验方法很多，有秩和检验、游程检验、等级相关分析等，本节仅介绍秩和检验（rank sum test）。秩和检验是一类常用的非参数检验方法，它基于数据的秩次与秩次之和（对总体的分布位置）作出判断，又称秩转换的非参数检验。

第一节　Wilcoxon 符号秩和检验

Wilcoxon 符号秩和检验（Wilcoxon signed-rank test），由 Wilcoxon 于 1945 年提出，亦称符号秩和检验。用于推断配对设计资料差值的总体中位数是否为 0，也可用于推断单个样本所来自总体的中位数与某已知总体中位数是否相等。

（一）配对设计定量变量资料的 Wilcoxon 符号秩和检验

目的是推断配对样本差值的总体中位数是否为 0，即推断配对的两个相关样本所来自的两个总体中位数是否有差别，现以例 10-1 说明其基本思想及基本步骤。

例 10-1　某研究者采用两种检测方法对 15 名 6～12 岁的儿童血铅（μg/L）进行了测定，数据如表 10-1 所示。问两种检测方法对 15 名儿童血铅的测定结果有无差别？

表 10-1 两种检测方法对 15 名儿童血铅的测定值（μg/L）

儿童编号（1）	方法 1（2）	方法 2（3）	差值（4）=（2）-（3）	正差值秩次（5）	负差值秩次（6）
1	56.7	54.3	2.4	4	-
2	32.1	29.0	3.1	5	-
3	53.1	58.0	-4.9	-	14
4	48.1	43.0	5.1	15	-
5	61.4	60.0	1.4	3	-
6	48.8	45.0	3.8	10	-
7	43.3	40.0	3.3	7	-
8	51.7	51.0	0.7	2	-
9	42.9	47.0	-4.1	-	12
10	52.3	48.8	3.5	9	-
11	60.3	60.0	0.3	1	-
12	54.7	50.0	4.7	13	-
13	35.6	39.0	-3.4	-	8
14	32.2	29.0	3.2	6	-
15	48.8	45.0	3.8	11	-
合计				86（T_+）	34（T_-）

注：$T_+ + T_- = n(n+1)/2 = 15(15+1)/2 = 120$。

本例为配对设计定量变量资料，对其样本差值进行正态性检验，得 W=0.845，P=0.015，说明差值总体不服从正态分布，故不宜用配对 t 检验，应选用合适的非参数检验，即配对设计差值的符号秩和检验。

1. 基本思想 如果检验假设 H_0 成立，即差值总体中位数为 0，则理论上样本的正负秩和应相等，即 T 值应为总秩和 $n(n+1)/2$ 的一半，即 $T=n(n+1)/4$。由于存在抽样误差，但 T 应接近 $n(n+1)/4$，若 T 与 $n(n+1)/4$ 的差距越大，则相应的 P 值越小，当 $P \leqslant \alpha$ 时，应拒绝 H_0，接受 H_1，得出“有差别”的结论。

2. 假设检验步骤

（1）建立检验假设，确定检验水准

H_0：差值的总体中位数等于 0，即 $M_d = 0$

H_1：差值的总体中位数不等于 0，即 $M_d \neq 0$

α=0.05

（2）计算检验统计量

1）求每个对子的差值 d，见表 10-1 第（4）列。

2）编秩。按 d 的绝对值从小到大编秩，再按差值的正、负号给秩次冠以正负号。如果差值为 0，则舍去不计，总的对子数也要相应减去。如果差值绝对值相等，符号不同，则取平均秩次；如果差值绝对值相等，符号相同，可按顺序编秩，也可取平均秩次。本例第 6 号、15 号的差值同为 3.8，所占位次分别为 10、11，故其秩次分别为 10、11，也可取平均秩次（10+11）/2=10.5。

3）分别求正负秩次之和并确定检验统计量。分别求正负秩次之和，正秩和以 T_+ 表示，

负秩和以 T_- 表示，T_+ 与 T_- 之和应等于 n（n+1）/2，据此可以检验各差值编秩是否正确。

4）确定检验统计量 T。任取 T_+ 或 T_- 作为检验统计量 T。

本例取 T_- =34 作为检验统计量，即 T=34。

（3）确定 P 值，作出统计推断

1）查表法，当 $n \leqslant 50$ 时，查 T 界值表（附表 10）。若检验统计量 T 在上、下界值范围内，则 P 值大于表上方相应的概率水平；若在上、下界值范围外，则 P 值小于表上方相应的概率水平；若 T 值恰好等于界值，则 P 值等于（一般是近似等于）相应的概率水平。

本例 n=15，T=34，查附表 10，$T_{0.05,\ 15}$=25–95，得 $P>0.05$，按 α=0.05 水准，不拒绝 H_0，差异无统计学意义，还不能认为两种方法的测定值不同。

注意：由附表 10 可知，当 $n<5$ 时，配对符号秩和检验不能得出双侧有统计学意义的概率，故 n 必大于或等于 5。

2）正态近似法。随着 n 的增大，T 分布逐渐逼近均数为 n（n+1）/4，方差为 n（n+1）（2n+1）/24 的正态分布，故当 $n>50$ 无法查表时，可用近似正态法作 z 检验，按下式计算 z 值：

$$z=\frac{|T-n(n+1)/4|-0.5}{\sqrt{n(n+1)(2n+1)/24}} \tag{10-1}$$

式中，0.5 为连续性校正数，因为 z 值是连续的而 T 值却不连续，当 n 较大时常省去。当相同秩次出现较多（如个体数超过 25%）时，用式（10-1）算出的 z 值偏小，可按下式计算校正的检验统计量 z_c：

$$z_c=\frac{|T-n(n+1)/4|-0.5}{\sqrt{n(n+1)(2n+1)/24-\sum(t_j^3-t_j)/48}} \tag{10-2}$$

式中，t_j 为第 j 个相同秩次的个数（相同差值的个数），假定秩次中有 2 个 3，5 个 7，3 个 9，则 t_1=2，t_2=5，t_3=3，则 $\sum(t_j^3-t_j)=(2^3-2)+(5^3-5)+(3^3-3)=150$。算出 z 值后，与 z 界值相比可确定 P 值范围。

（二）配对设计有序变量资料的 Wilcoxon 符号秩和检验

若将符号秩和检验用于配对设计的有序变量资料，可先把等级从弱到强进行赋值（如 1，2，3，…），再求各对的差值，按例 10-1 编秩原则进行编秩。不过，对于等级资料，由于相同秩次多，小样本的检验结果会存在偏性，所以应尽量保证有足够的样本含量，同时注意校正公式的应用。步骤见例 10-2。

例 10-2 某研究者对 100 名初治肺结核患者开展健康教育活动，比较健康教育前后肺结核患者对结核病知识的知晓情况，结核知识知晓的改善情况依程度从好转到变差给予分值，见表 10-2，试问此项健康教育能否提高肺结核患者结核知识的知晓状况？

表 10-2　健康教育后肺结核患者对结核病知识知晓的改变情况

变化对应的值	人数
+3	11
+2	25
+1	37
0	19
−1	6
−2	2
−3	0

假设检验步骤

（1）建立检验假设，确定检验水准

H_0：差值的总体中位数 $M_d=0$

H_1：差值的总体中位数 $M_d \neq 0$

α=0.05

（2）计算检验统计量

1）编秩：设变化对应的差值绝对值为 d，其中差值绝对值为 1 的总共有 43 例，其秩次范围为 1～43，平均秩次为（1+43）/2=22，同理，差值绝对值为 2、3 的平均秩次分别为 57、76。

2）求正负秩和并确定 T：见表 10-3 第（7）、（8）栏合计，将各组平均秩次与其对应的频数相乘，再求和。$T_+ + T_-$=3075+246=3321，等于 n（n+1）/2=81×82/2=3321，表明秩和计算正确。从 T_+和 T_-中任取其一作为检验统计量 T，此取 T_-=246 为 T。编秩及计算正负秩和详见表 10-3。

表 10-3 正负秩和计算表

d	频数			秩次范围	平均秩次	负秩和	正秩和
（1）	–（2）	+（3）	总（4）	（5）	（6）	（7）=（2）×（6）	（8）=（3）×（6）
1	6	37	43	1～43	22	132	814
2	2	25	27	44～70	57	114	1425
3	0	11	11	71～81	76	0	836
合计	8	73	81			T_-=246	T_+=3075

注：$T_+ + T_-$=246+3075=3321，等于 n（n+1）/2=81×82/2=3321。

3）计算 z 值：本例 n=81（100 例中有 19 例差值为 0，去除），超过了附表 10 的可查范围，需用正态近似法做 z 检验。由于相同差值（秩次）较多，采用校正公式。

$$z_c=\frac{|T-n(n+1)/4|-0.5}{\sqrt{n(n+1)(2n+1)/24-\sum(t_j^3-t_j)/48}}$$

$$=\frac{|246-81(81+1)/4|-0.5}{\sqrt{81(81+1)(2\times81+1)/24-\sum\frac{(43^3-43)+(27^3-27)+(11^3-11)}{48}}}$$

$$=6.818$$

（3）确定 P 值，作出统计推断：查附表 3（t 界值表，$\nu\to\infty$），得 P＜0.001，按α=0.05 水准，拒绝 H_0，接受 H_1，差异有统计学意义，可认为肺结核病健康教育可改善初治肺结核患者的结核病知识知晓情况。

（三）单样本资料的 Wilcoxon 符号秩和检验

目的是推断样本所来自总体中位数 M 和已知的中位数 M_0（常为标准值或大量观察的稳定值）是否有差别，即推断样本测量值与 M_0 的差值的总体中位数和 0 是否有差别。方法步骤见下例。

例 10-3 已知某地正常成人尿锰含量的中位数为 0.014mg/L，某研究者在该地机械制造企业电焊工人中随机抽取 11 名，采用高碘酸钾法测定其尿锰含量，测定值见表 10-4。问该地电焊作业工人尿锰含量是否高于正常人？

表 10-4　11 名电焊工人尿锰含量（mg/L）测定结果

尿锰含量（1）	差值（2）=（1）–0.014	正差值秩次（3）	负差值秩次（4）
0.015	0.001	1	–
0.016	0.002	2	–
0.017	0.003	3	–
0.021	0.007	5	–
0.022	0.008	6.5	–
0.028	0.014	9	–
0.030	0.016	10	–
0.062	0.048	11	–
0.002	–0.012	–	8
0.006	–0.008	–	6.5
0.010	–0.004	–	4
合计		47.5（T_+）	18.5（T_-）

注：$T_+ + T_- = n(n+1)/2 = 11(11+1)/2 = 66$。

表 10-4 第（2）栏为样本各观测值与已知总体中位数的差值，对差值做正态性检验 W=0.850，P=0.043，不服从正态分布，采用 Wilcoxon 符号秩和检验。

假设检验步骤

（1）建立检验假设，确定检验水准

H_0：差值的总体中位数等于 0，即电焊工人尿锰含量与该地正常人相同

H_1：差值的总体中位数大于 0，即电焊工人尿锰含量高于该地正常人

α=0.05（单侧）

（2）计算检验统计量

1）求差值：见表 10-4 第（2）栏。

2）编秩：依差值的绝对值从小到大编秩，见表 10-4 第（3）、（4）栏。其中，表 10-4 中差值+0.008 与–0.008 的秩次取平均秩次（6+7）/2=6.5。

3）分别求正负秩次之和：本例 T_+=47.5，T_-=18.5。$T_+ + T_- = n(n+1)/2 = 11(11+1)/2 = 66$，表明秩和计算正确。

4）确定检验统计量 T：任取 T_+或 T_-作为检验统计量，本例取 $T=T_-=18.5$。

（3）确定 P 值，作出统计推断

本例由 n=11，T=18.5，查附表 10，得单侧 $P>0.05$，按α=0.05 水准，不拒绝 H_0，差异无统计学意义，还不能认为电焊工人尿锰含量高于该地正常人的尿锰含量。

第二节　两独立样本比较的 Wilcoxon 秩和检验

两独立样本 t 检验，要求总体服从正态分布且方差齐同，如果此假定不成立或不能确定是否成立，就可采用秩和检验。此处介绍两独立样本比较的 Wilcoxon 秩和检验，其目

的是推断两独立样本所来自总体的分布或分布位置是否不同。

（一）定量变量资料两独立样本的比较

例 10-4 为研究男宝胶囊对大鼠体重的影响，某研究者将22只SD大鼠随机分成两组，一组给予SD大鼠男宝胶囊2g/（kg·d），另一组给予生理盐水10ml/（kg·d），均灌胃给药，连续给药28天。计算实验前后各鼠的体重增加值（g），如表10-5所示。问两组大鼠的体重增加情况有无差别？

表 10-5 生理盐水组和男宝胶囊组 SD 大鼠实验后体重增加值

生理盐水组		男宝胶囊组	
增加体重（g）	秩次	增加体重（g）	秩次
279.9	17	263.4	13
210.2	2	224.1	4
212.9	3	260.6	12
266.2	14	256.4	10
235.9	6	280.1	18
228.5	5	251.9	9
273.6	15	282.7	19
290.9	22	237.8	7
250.2	8	256.8	11
183.9	1	289.1	21
		285.6	20
		277.1	16
n_1=10	T_1=93	n_2=12	T_2=160

注：T_1+T_2=93+160=253，与 n（n+1）/2=22（22+1）/2=253 相等。

两组数据经正态性检验表明服从正态分布，但是方差齐性检验发现两总体方差不齐（F=4.71，P=0.042），不满足两独立样本 t 检验条件，因此采用两独立样本比较的Wilcoxon秩和检验。

1. 基本思想 如果 H_0 成立，则样本含量为 n_1、n_2 的两个样本（$n_1 \leqslant n_2$）来自同一总体或分布相同的两个总体，则两样本的平均秩次 T_1/n_1 与 T_2/n_2 应很接近，而且都与总的平均秩次（n+1）/2 相差很小。含量为 n_1 样本的秩和 T_1 与 n_1（n+1）/2（为 T 值表范围中心）相差也应该不大，即检验统计量 T 应在 n_1（n+1）/2 的左右波动，若 T 值偏离此值太远，超过抽样误差可解释的范围，则有理由怀疑 H_0，从而拒绝 H_0，接受 H_1。

2. 假设检验步骤

（1）建立检验假设，确定检验水准

H_0：两组大鼠实验后所增加体重的总体分布相同

H_1：两组大鼠实验后所增加体重的总体分布不同

α=0.05

（2）计算检验统计量

1）编秩：将两组数据由小到大统一编秩（两组数据混合排序）。编秩时，如遇相同数据在同一组，可按顺序编秩，也可取平均秩次；如相同数据在不同组时必须取平均秩次。

2）求两组秩和：将两组秩次分别相加求秩和。本例 n_1=10，n_2=12，所对应秩和分别为 T_1=93，T_2=160，T_1 与 T_2 之和应等于总秩和 n（n+1）/2，$n=n_1+n_2$，此式可验证两组秩和的计算是否正确。

3）确定检验统计量 T：若两组样本含量不同，取样本例数较小者的秩和为检验统计量 T；若两组样本例数相同，则取任一组秩和作为 T，即

$$T=\begin{cases}\text{较小例数组的秩和，}n_1\neq n_2\\ T_1\text{或}T_2\text{，}n_1=n_2\end{cases}$$

本例 n_1=10，n_2=12，应取 n_1=10 这组的秩和作为 T，即 $T=T_1$=93。

（3）确定 P 值，作出统计推断

1）查表法：当 $n_1\leqslant10$ 且 $n_2-n_1\leqslant10$ 时，查附表 11，查找 n_1 与 n_2-n_1 相交处对应的不同 α 情况下的 4 行界值，再将检验统计量 T 值与各行界值相比，若 T 值在界值范围内，则 P 值大于相应概率水平；若 T 值在界值范围外，则 P 值小于相应概率水平；若 T 值刚好等于界值，则 P 值等于（一般近似等于）相应概率水平。

本例 n_1=10，n_2-n_1=12−10=2，T =93，查附表 11 得 $P>0.1$，按 α=0.05 水准，不拒绝 H_0，差异无统计学意义，还不能认为两组大鼠体重增加情况不同。

2）正态近似法：当 n_1 与 n_2 超出附表 11 界值表的可查范围时，可按正态近似法做 z 检验，按下式计算 z 值。公式中的 0.5 影响甚微，常可省去。

$$z=\frac{|T-n_1(n+1)/2|-0.5}{\sqrt{n_1n_2(n+1)/12}},\quad n=n_1+n_2 \tag{10-3}$$

若相同秩次较多（如超过 25%），需对 z 值进行校正

$$z_c=\frac{z}{\sqrt{C}} \tag{10-4}$$

式中，C 为校正系数，$C=1-\sum(t_j^3-t_j)/(n^3-n)$，$t_j$ 为第 j 个相同秩次的个数。

（二）有序变量资料两独立样本的比较

例 10-5 某医生欲比较两种复方小叶枇杷治疗慢性支气管炎的疗效，将患者随机分成两组，分别给予复方 1 和复方 2 方剂治疗，并观察效果，结果见表 10-6。问两种方剂的疗效是否有差别？

表 10-6 两种复方小叶枇杷治疗慢性支气管炎的疗效

疗效	患者数			秩次范围	平均秩次	秩和	
	复方 1	复方 2	合计			复方 1	复方 2
（1）	（2）	（3）	（4）	（5）	（6）	（7）=（2）×（6）	（8）=（3）×（6）
痊愈	34	18	52	1～52	26.5	901	477
显效	14	12	26	53～78	65.5	917	786
进步	28	31	59	79～137	108.0	3024	3348
无效	4	12	16	138～153	145.5	582	1746
合计	80	73	153	–	–	5424	6357

注：T_1+T_2=5424+6357=11781，与 n（n+1）/2= 153（153+1）/2=11781 相等。

假设检验步骤

（1）建立检验假设，确定检验水准

H_0：两种复方小叶枇杷治疗慢性支气管炎的疗效的总体分布相同

H_1：两种复方小叶枇杷治疗慢性支气管炎的疗效的总体分布不同

α=0.05

（2）计算检验统计量

1）编秩：先计算各等级合计人数，见表 10-6 第（4）列，由此确定各等级秩次范围和平均秩次，见第（5）、（6）列，如疗效为“痊愈”共 52 例，秩次范围为 1～52，平均秩次为（1+52）/2=26.5，余类似。

2）求两组秩和：以两样本各等级例数分别与相应等级的平均秩次相乘，再分别求两样本各等级秩和 T_1、T_2，见第（7）、（8）列。

3）确定检验统计量 T：本例 n_1=73，n_2=80，取例数为 73 这组的秩和为 T，即 $T=T_1$=6357。由于超出了两样本比较秩和检验的 T 界值表的可查范围，需做 z 检验，加之相同秩次较多时，需对 z 值进行校正，以每个等级的人数为相同秩次的个数 t_j。

$$z=\frac{|T-\frac{1}{2}n_1(n+1)|-0.5}{\sqrt{n_1n_2(n+1)/12}}=\frac{|6357-\frac{1}{2}\times 73\times(153+1)|-0.5}{\sqrt{73\times 80\times(153+1)/12}}=2.6866$$

$$C=1-\sum(t_j^3-t_j)/(n^3-n)$$

$$=1-\frac{(52^3-52)+(26^3-26)+(59^3-59)+(16^3-16)}{153^3-153}=0.8974$$

$$z_c=\frac{z}{\sqrt{C}}=\frac{2.6866}{\sqrt{0.8974}}=2.836$$

（3）确定 P 值，作出统计推断：查附表 3（t 界值表，$\nu\to\infty$），得 $0.002<P<0.005$，按 α=0.05 水准，拒绝 H_0，接受 H_1，差别有统计学意义，可认为两种复方小叶枇杷对慢性支气管炎的疗效不同。据平均秩次，可认为复方 1 的疗效较好。

第三节 多个独立样本比较的秩和检验

多个独立样本比较的秩和检验是由 Kruskal 和 Wallis 在 Wilcoxon 秩和检验的基础上扩展的，又称 K-W 检验或 H 检验。该检验的目的是推断多个独立样本所来自总体的分布或分布位置是否不同，适用于不满足方差分析条件的定量变量资料或有序变量资料多组间的比较。

（一）定量变量资料多个独立样本的比较

例 10-6 为研究不同剂量红景天对氢化可的松致小鼠阳虚模型动物的保护作用，某研究者将体重相近的雄性昆明种小鼠 28 只随机分为 3 组。均给予肌肉注射氢化可的松 25mg/(kg·d)，连续给药 5 天，制备成小鼠阳虚模型后，再分别按 2.48g/kg、7.84g/kg、24.80g/kg 给予红景天口服液，每天 1 次，灌胃给药，连续用药 20 天后测定小鼠的低温游泳时间，如表 10-7 所示。问三种剂量红景天对小鼠低温游泳时间的影响有无不同?

表 10-7　三种剂量红景天给药 20 天后小鼠的低温游泳时间（s）

红景天 2.48g/kg 组		红景天 7.84g/kg 组		红景天 24.80g/kg 组	
低温游泳时间	秩次	低温游泳时间	秩次	低温游泳时间	秩次
167	9	389	26	190	13.5
137	5	400	27	189	12
113	2	230	20	163	8
196	15	300	24	207	18
138	6	190	13.5	205	17
134	4	414	28	159	7
200	16	100	1	276	22
222	19	256	21	180	11
175	10	362	25	280	23
				120	3
n_i	9	–	9	–	10
R_i	86	–	185.5	–	134.5
$\bar{R}_i$	9.56		20.61		13.45

经方差齐性检验，三组资料总体方差不齐（F=6.733，P=0.005），不能采用方差分析，现用 K-W 检验。

假设检验步骤

（1）建立检验假设，确定检验水准

H_0：三种剂量小鼠的低温游泳时间的总体分布相同

H_1：三种剂量小鼠的低温游泳时间的总体分布不全相同

α=0.05

（2）计算检验统计量

1）编秩：编秩方法同例 10-4。将三组数据由小到大统一编秩，在同一组内遇相同数据，可顺次编秩，也可取平均秩次；如相同数据在不同组时必须取平均秩次。

2）求各组秩和：将三组秩次分别相加求秩和，本例秩和分别为 R_1=86，R_2=185.5，R_3=134.5，见表 10-7。

3）计算检验统计量 H 值。设各组样本例数为 n_i（$\sum n_i = n$），按下式求 H 值

$$H = \frac{12}{n(n+1)}\left(\sum \frac{R_i^2}{n_i}\right) - 3(n+1) \tag{10-5}$$

当相同秩次较多时，按式（10-5）算得的 H 值偏小，按下式求校正 H_c 值：

$$H_c = \frac{H}{C} \tag{10-6}$$

式中，C 为校正系数，$C = 1 - \sum (t_j^3 - t_j)/(n^3 - n)$，$t_j$ 为第 j 个相同秩次的个数。

本例相同秩次的个数较少，可不校正，按式（10-5）求 H 值：

$$H = \frac{12}{n(n+1)}\left(\sum \frac{R_i^2}{n_i}\right) - 3(n+1) = \frac{12}{28\times(28+1)}\left(\frac{86^2}{9} + \frac{185.5^2}{9} + \frac{134.5^2}{10}\right) - 3\times(28+1) = 8.382$$

（3）确定 P 值，作出统计推断

1）查表法：当组数 k=3，且各组例数 $n_i \leqslant 5$ 时，以各组总例数 n 与各组例数 n_i 查附表12（三样本比较的秩和检验用），将 H 值与界值相比。若 H 值大于界值，则 P 值小于相应概率水平；若 H 值小于界值，则 P 值大于相应概率水平；若 H 值恰好等于界值，则 P 值等于（一般是近似等于）相应概率水平。

2）χ^2 分布近似法：当组数或各组例数超过了 H 界值表（附表 12）可查范围时，H 或 H_c 近似服从 $\nu = k-1$ 的 χ^2 分布，此时可查 χ^2 界值表确定 P 值。

本例 $\nu = 2$，$\chi^2 \approx H$=8.382，查附表 9 χ^2 界值表，得 $0.01 < P < 0.025$，按 α=0.05 水准，拒绝 H_0，接受 H_1，差别有统计学意义，可认为三种剂量小鼠的低温游泳时间不同。

（二）有序变量资料多个独立样本比较

例 10-7 某研究者抽样调查了医学院校 194 名专职教师的工作压力情况，数据见表 10-8。试问医学院校三种学历专职教师的工作压力有无不同？

表 10-8 医学院校三种学历专职教师的工作压力

工作压力等级（1）	本科（2）	硕士（3）	博士（4）	合计（5）	秩次范围（6）	平均秩次（7）	秩和		
							本科（8）=（2）×（7）	硕士（9）=（3）×（7）	博士（10）=（4）×（7）
一般	10	33	10	53	1～53	27	270	891	270
较大	16	66	24	106	54～159	106.5	1704	7029	2556
很大	15	16	4	35	160～194	177	2655	2832	708
合计	41	115	38	194	–	–	4629	10752	3534

假设检验步骤

（1）建立检验假设，确定检验水准

H_0：三种学历专职教师工作压力的总体分布相同

H_1：三种学历专职教师工作压力的总体分布不全相同

α=0.05

（2）计算检验统计量

1）编秩：与两组等级资料相同，各等级的合计数、秩次范围、平均秩次的计算结果见表 10-8 第（5）～（7）栏。

2）求各组秩和：将各组各等级的例数与所在等级的平均秩次相乘，再分别求得各组的秩和 R_i，见表 10-8 第（8）～（10）栏，R_1=4629，R_2=10752，R_3=3534。

3）计算检验统计量 H 值。

$$H = \frac{12}{n(n+1)}\left(\sum \frac{R_i^2}{n_i}\right) - 3(n+1) = \frac{12}{194(194+1)}\left(\frac{4629^2}{41} + \frac{10752^2}{115} + \frac{3534^2}{38}\right) - 3(194+1) = 3.9144$$

由于相同秩次较多，求校正 H_c 值：

$$C = 1 - \sum(t_j^3 - t_j)/(n^3 - n) = 1 - \frac{(53^3 - 53) + (106^3 - 106) + (35^3 - 35)}{194^3 - 194} = 0.8106$$

$$H_c = \frac{H}{C} = \frac{3.9144}{0.8106} = 4.829$$

（3）确定 P 值，作出统计推断

本例各组例数超过了 H 界值表（附表 12）可查范围，H_c 近似服从 $\nu = k-1$ 的 χ^2 分布，$\chi^2 \approx H_c$=4.829，$\nu = 2$，查附表 9（χ^2 界值表），得 0.05＜P＜0.1，按 α=0.05 水准，不拒绝 H_0，差别无统计学意义，还不能认为医学院校三种学历专职教师工作压力不同。

第四节　多个相关样本比较的秩和检验

Friedman M 检验（Friedman's M test）用于推断随机区组设计（配伍组设计）的多个相关样本的多个总体分布是否不同。

例 10-8　8 名受试对象在相同实验条件下分别接受 3 种不同频率声音的刺激，他们的反应率见表 10-9。问 3 种频率声音刺激的反应率是否不同？

表 10-9　不同频率声音刺激的反应率（%）

受试号	频率 A		频率 B		频率 C	
	反应率	秩次	反应率	秩次	反应率	秩次
1	8.4	1	9.6	2	9.8	3
2	11.6	1	12.7	3	11.8	2
3	9.4	2	9.1	1	10.4	3
4	9.8	2	8.7	1	9.9	3
5	8.3	2	8.0	1	8.6	3
6	8.6	1	9.8	3	9.6	2
7	8.9	1	9.0	2	10.6	3
8	7.8	1	8.2	2	8.5	3
R_i	–	11	–	15	–	22

随机区组设计的区组个数用 b 表示，相关样本个数（研究因素的水平数，处理组数）用 k 表示，因此每个样本例数为 b，总例数 $n=bk$。本例 b=8，k=3，n=24。三组资料经正态性检验，第二组资料不符合正态分布（W=0.810，P=0.037），采用 Friedman M 检验。

假设检验步骤

1. 建立检验假设，确定检验水准

H_0：三种频率声音刺激的反应率的总体分布相同

H_1：三种频率声音刺激的反应率的总体分布不全相同

α=0.05

2. 计算检验统计量

（1）按区组编秩。将每个区组的数据从小到大编秩，如遇相同数据则取平均秩次。

（2）按处理组求秩和。分别将各处理组的秩次相加求和，本例 R_1=11，R_2=15，R_3=22。

（3）求各处理组平均秩和。

$$\bar{R}=\frac{\sum R_i}{k}=b(k+1)/2 \tag{10-7}$$

式中，b 为区组数，k 为处理组数。

本例，$\bar{R}=\frac{11+15+22}{3}=16$

（4）计算检验统计量 M 值

$$M=\sum(R_i-\bar{R})^2 \tag{10-8}$$

本例，$M=\sum(R_i-\bar{R})^2=(11-16)^2+(15-16)^2+(22-16)^2=62$

3. 确定 *P* 值，作出统计推断

（1）查表法：当 $b \leqslant 15$，$k \leqslant 15$ 时，以区组数 b 与处理组数 k 查附表 13（随机区组比较的秩和检验用）。将 M 值与界值相比。若 M 值大于界值，则 P 值小于相应概率水平；若 M 值小于界值，则 P 值大于相应概率水平；若 H 值恰好等于界值，则 P 值等于（一般是近似等于）相应概率水平。

本例，区组数 b=8，处理组数 k=3，查附表 13，得 $M_{0.05(8,3)}=50$，$M=62>M_{0.05(8,3)}$，$P<0.05$，按 $\alpha=0.05$ 水准，拒绝 H_0，接受 H_1，差别有统计学意义，可认为 3 种频率声音刺激的反应率不全相同。

（2）χ^2 分布近似法：当 $b>15$ 或 $k>15$，超过附表 13 可查范围时，可用近似 χ^2 分布法。

$$\chi^2=\frac{12}{bk(k+1)}\sum R_i^2-3b(k+1)\text{，}\quad \nu=k-1 \tag{10-9}$$

式中，b 为区组数，k 为处理组数。

当各区组内的相同秩次较多时，需按下式计算校正 χ^2 值。

$$\chi_c^2=\chi^2/C \tag{10-10}$$

式中，C 为校正系数，$C=1-\sum(t_j^3-t_j)/bk(k^2-1)$，$t_j$ 为各区组内第 j 个相同秩次的个数。

本例，b=8，k=3，R_1=11，R_2=15，R_3=22

$$\chi^2=\frac{12}{bk(k+1)}\sum R_i^2-3b(k+1)=\frac{12}{8\times3\times(3+1)}(11^2+15^2+22^2)-3\times8\times(3+1)=7.750$$

以自由度 $\nu=3-1=2$ 查附表 9（χ^2 界值表），得 $0.01<P<0.025$，按 $\alpha=0.05$ 水准，拒绝 H_0，接受 H_1，差别有统计学意义，可认为 3 种频率声音刺激的反应率不全相同。

第五节 多个样本两两比较的秩和检验

（一）多个独立样本两两比较

多个独立样本比较的 Kruskal-Wallis H 秩和检验，当结论为拒绝 H_0，接受 H_1 时，只能得出各总体分布不全相同的结论，不能回答哪些组间差异具有统计学意义。若要进一步分析哪两个总体分布不同，可采用 Nemenyi 法检验。多组秩和检验中进一步做两两比较，需调整检验水准。见例 10-9。

例 10-9 对例 10-6 资料作三个样本间的两两比较。

1. 假设检验步骤

（1）建立检验假设，确定检验水准

H_0：任何两剂量小鼠的低温游泳时间的总体分布相同

H_1：任何两剂量小鼠的低温游泳时间的总体分布不同

$\alpha=0.05$

（2）计算检验统计量

1）调整检验水准：按 $\alpha=0.05$ 总的检验水准，每次比较需采用调整的检验水准 α'，k 组样本间任两组间进行比较，检验水准 α' 调整为

$$\alpha' = \frac{\alpha}{k(k-1)/2}$$

本例为 $\alpha' = \dfrac{0.05}{3(3-1)/2} = 0.0167$

2）两两比较：可采用近似正态法，按下式求出第 i 个样本和第 j 个样本比较的 z 值。

$$z = \frac{\left|\overline{R}_i - \overline{R}_j\right|}{\sqrt{\dfrac{n(n+1)}{12}\left(\dfrac{1}{n_i}+\dfrac{1}{n_j}\right)}} \tag{10-11}$$

式中，$\overline{R}_i$ 和 $\overline{R}_j$ 分别为第 i 个样本和第 j 个样本的平均秩和，n_i、n_j 为第 i 个样本和第 j 个样本的样本含量，$n=n_1+n_2+\cdots+n_k$。

本例按式（10-11）求得 z 值：

$$z_{1,2} = \frac{\left|\overline{R}_i - \overline{R}_j\right|}{\sqrt{\dfrac{n(n+1)}{12}\left(\dfrac{1}{n_i}+\dfrac{1}{n_j}\right)}} = \frac{|9.56-20.61|}{\sqrt{\dfrac{28(28+1)}{12}\times\left(\dfrac{1}{9}+\dfrac{1}{9}\right)}} = 2.85$$

同理，$z_{1,3} = \dfrac{|9.56-13.45|}{\sqrt{\dfrac{28(28+1)}{12}\times\left(\dfrac{1}{9}+\dfrac{1}{10}\right)}} = 1.03$

$$z_{2,3} = \frac{|20.61-13.45|}{\sqrt{\dfrac{28(28+1)}{12}\times\left(\dfrac{1}{9}+\dfrac{1}{10}\right)}} = 1.89$$

（3）确定 P 值，作出统计推断

本例据 $z_{1,2}=2.85$，查附表 3（t 界值表，$\nu\to\infty$），得 $0.002<P<0.005$，按 $\alpha'=0.0167$ 水准，可认为红景天 7.84g/kg 剂量小鼠的低温游泳时间高于 2.48g/kg 组。同理，据 $z_{1,3}=1.03$，得 $0.2<P<0.4$，还不能认为红景天 2.48g/kg 与 24.8g/kg 两组小鼠的低温游泳时间不同；据 $z_{2,3}=1.89$，得 $0.05<P<0.1$，还不能认为红景天 7.84g/kg 与 24.8g/kg 两剂量小鼠的低温游泳时间不同。

（二）多个相关样本两两比较

与多个独立样本的秩和检验类似，当多个相关样本比较的 Friedman M 检验拒绝 H_0 后，

同样需要做组间的两两比较，步骤如下。

假设检验步骤

（1）建立检验假设，确定检验水准

H_0：任何两组的总体分布相同

H_1：任何两组的总体分布不同

α=0.05

（2）计算检验统计量

1）调整检验水准：按 α=0.05 总的检验水准，每次比较需采用调整的检验水准 α'：

$$\alpha' = \frac{\alpha}{k(k-1)/2}$$

2）两两比较：①Wilcoxon 符号秩和检验：对任意两组进行检验，得到尽可能精确的 P 值（可借助统计软件）。②正态近似法：样本含量较大时，计算 z_{ij} 值。

$$z_{ij} = \frac{\overline{R}_i - \overline{R}_j}{s_{\overline{R}_i - \overline{R}_j}} = \frac{\overline{R}_i - \overline{R}_j}{\sqrt{\dfrac{k(k+1)}{6b}}} \tag{10-12}$$

式中，k 为处理组数，b 为区组数，$\overline{R}_i$ 和 $\overline{R}_j$ 分别为第 i 个样本和第 j 个样本的平均秩和。

（3）确定 P 值，作出统计推断：利用标准正态分布或统计软件求得统计量所对应的 P 值，将 P 值与调整后检验水准 α' 比较，若 $P \leqslant \alpha'$，则拒绝 H_0。

（高晓凤）

SPSS 操作

第十一章　直线相关与直线回归分析

医学科学研究中常面临着探索两个变量间的关系问题。分析两变量关系时，依据变量所处地位和所起作用，可区分为无从属关系（即地位相等的相互关联分析）和有从属关系（即地位不等的数量协同变化关系分析）。

第一节　直线相关分析

直线相关（linear correlation）分析是研究两个定量变量之间线性关联变化密切程度和方向的统计方法。“密切程度”是指两变量散点图中的散点分布呈现直线趋势的程度，散点分布趋近于一条直线越明显，说明两变量线性关联变化密切程度越高，反之则密切程度越低（图 11-1、图 11-2）；若散点全部分布于一条直线上，则密切程度最高，称完全相关。因此，直线相关分析往往从绘制散点图开始。“方向”是指两变量线性关联变化正负走向的类型。如果一个变量随另一变量呈协调一致的变化（随其增大而增大，或随其减小而减小）称同向变化，为正相关；如果一个变量随另一变量呈相反变化（随其增大而减小，或随其减小而增大）称反向变化，为负相关。

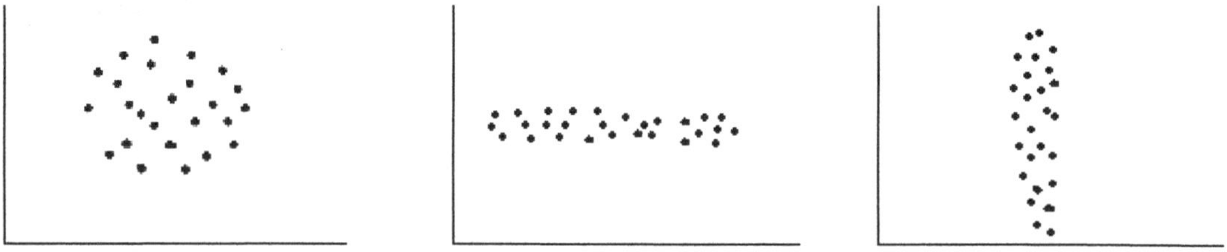

(a)无直线相关　(b)无直线相关　(c)无直线相关

图 11-1　无直线相关示意图

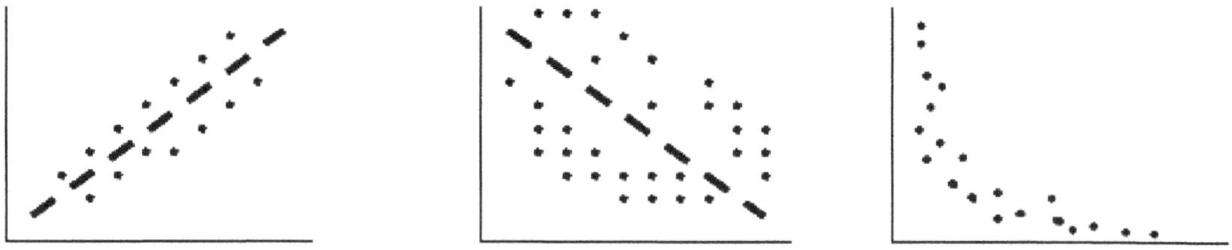

(a)较高密切程度的正相关　(b)较低密切程度的负相关　(c)非直线相关

图 11-2　直线相关示意图

一、直线相关系数

描述两个定量变量间线性关联变化的密切程度和方向用 r 统计量，称直线相关系数（coefficient of linear correlation），又叫 Pearson 相关系数，简称相关系数，计算公式为

$$r=\frac{l_{xy}}{\sqrt{l_{xx}l_{yy}}}=\frac{\sum(x-\bar{x})(y-\bar{y})}{\sqrt{\sum(x-\bar{x})^2\sum(y-\bar{y})^2}} \tag{11-1}$$

相关系数 r 的值域为[−1，1]，没有度量衡单位。$r>0$ 表示正相关，$r<0$ 表示负相关。r 越接近 0，表示线性关系越弱，反之，r 越接近−1 或 1，表示线性关系越密切；当 $r=-1$ 或 $r=1$ 时，为完全相关，从散点图上看，散点分布呈一条直线。

例 11-1　某医师研究 12 名癫痫患者口服苯巴比妥后 2 小时唾液药物浓度与血液药物浓度之间的线性变化关系，见表 11-1 的第 2 列和第 3 列。试计算两种体液药物浓度的直线相关系数。

表 11-1　12 名癫痫患者口服苯巴比妥后 2 小时唾液药物浓度与血液药物浓度

患者编号	唾液药物浓度 x（mg/L）	血液药物浓度 y（mg/L）
1	2.4	5.6
2	1.8	6.0
3	3.0	8.2
4	3.4	10.2
5	2.8	11.5
6	3.9	12.7
7	3.3	12.8
8	3.5	13.1
9	4.3	14.4
10	5.1	15.6
11	4.9	16.3
12	5.5	17.0

首先绘制散点图（图 11-3），散点图提示唾液药物浓度与血液药物浓度之间可能存在直线相关关系。

然后根据表 11-1 中数据计算可得：

唾液药物浓度的均值 $\bar{x}=3.658$，血液药物浓度的均值 $\bar{y}=11.95$

$$l_{xy}=\sum(x-\bar{x})(y-\bar{y})=43.585$$

$$l_{xx}=\sum(x-\bar{x})^2=13.909$$

$$l_{yy}=\sum(y-\bar{y})^2=159.41$$

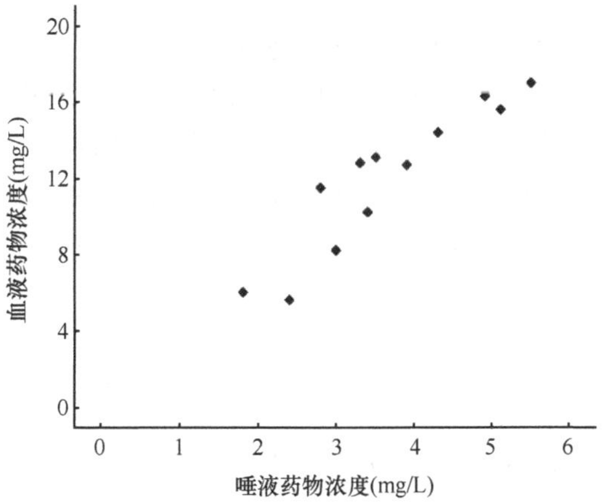

图 11-3　唾液药物浓度与血液药物浓度间关系散点图

根据式（11-1）计算相关系数得

$$r=\frac{l_{xy}}{\sqrt{l_{xx}l_{yy}}}=\frac{43.585}{\sqrt{13.909\times159.41}}=0.9256$$

即唾液药物浓度与血液药物浓度之间的相关系数为 0.9256，为正相关，且相关系数接近于 1，提示线性关系密切程度较高。

二、直线相关系数的假设检验

如果两变量总体呈无直线相关状态，则总体直线相关系数 $\rho=0$。从无直线相关的总体中进行随机抽样，由于抽样误差的存在，样本直线相关系数的计算值通常不为 0。当获得 $r\neq0$ 的情况时，不能马上作出两变量存在直线相关关系的结论，而应该首先进行假设检验，以推断其总体是否真实存在直线相关关系，即检验 H_0：$\rho=0$ 是否成立。

数理统计的理论已经证明，总体无直线相关关系时，其随机样本直线相关系数的抽样分布呈有界对称分布，$t=(r-0)/s_r$ 服从 t 分布，自由度为 $n-2$。因此，推断两变量是否存在数量协变直线关系，应采用 t 检验。当 $t\geqslant t_{0.05,(n-2)}$，$P\leqslant0.05$ 时，推断两变量存在直线相关关系。

$$t=\frac{r-0}{s_r}=\frac{r-0}{\sqrt{(1-r^2)/(n-2)}} \tag{11-2}$$

例 11-1 的资料 $r=0.9256$，$n=12$，代入公式（11-2）得

$$t=\frac{0.9256-0}{\sqrt{\left(1-0.9256^2\right)/(12-2)}}=7.733$$

查附表 3（t 界值表），$t>t_{0.001,10}$，$P<0.001$。拒绝原假设（H_0：$\rho=0$），说明口服苯巴比妥 2 小时后，患者唾液药物浓度与血液药物浓度之间存在直线相关。

直线相关系数的假设检验也可以直接采用 r 查附表 14（r 界值表）。本例 $r_{0.001,10}=0.823$，$r>r_{0.001,10}$，$P<0.001$。结论同前。

三、总体相关系数 ρ 的区间估计

样本相关系数 r 只是对总体相关系数 ρ 的点估计值，考虑到样本相关系数存在抽样误差，应对总体相关系数进行区间估计。数理统计理论研究已有结论：当 $\rho\neq0$ 且 n 不太大时，r 的分布呈偏态分布；当 ρ 接近于 ±1 时，r 的抽样分布偏态十分明显，只是在 n 相当大（如 $n>500$）时，r 的抽样分布才接近正态分布。这样大的样本在实际工作中很难获得。故一般在小样本抽样研究时，可以采用 z 转换方法，将 r 值转变为 z 值。

$$z=\tanh^{-1}r=\frac{1}{2}\ln\left(\frac{1+r}{1-r}\right) \tag{11-3}$$

式中，$\tanh^{-1}$ 为反双曲正切函数。经验证，若样本含量为中等大小（$n>50$），则变换后的 z 值近似服从均数为 $\frac{1}{2}\ln\left(\frac{1+\rho}{1-\rho}\right)$，方差为 $\frac{1}{n-3}$ 的正态分布。因此对总体相关系数 ρ 进行概率区间估计可用式（11-6）。计算时，可先用式（11-4）或式（11-5）求出 z 的 95%或 99%置信区间上下限，然后将相应 z 的上下限代入式（11-6），即可计算出 ρ 的相应概率置信区间上下限。

z 的 95%可信区间：$$\frac{1}{2}\ln\frac{1+r}{1-r}\pm1.96\frac{1}{\sqrt{n-3}} \tag{11-4}$$

z 的 99%可信区间：$\frac{1}{2}\ln\frac{1+r}{1-r}\pm 2.58\frac{1}{\sqrt{n-3}}$　　（11-5）

ρ 的相应概率置信区间：$\rho=\frac{2.7183^{2z}-1}{2.7183^{2z}+1}$　　（11-6）

现仍用例 11-1 的样本相关系数计算结果，求 ρ 的 95%置信区间上下限。本例样本较小，仅以此说明计算过程。

本例，r=0.9256，代入式（11-4）z 的 95%置信区间为

$\frac{1}{2}\ln\frac{1+0.9256}{1-0.9256}\pm 1.96\times\frac{1}{\sqrt{12-3}}$，　即 0.973435～2.280102

$$\rho_{\mathrm{L}}=\frac{2.7183^{2\times 0.973435}-1}{2.7183^{2\times 0.973435}+1}=\frac{6.006813}{8.006813}=0.750$$

$$\rho_{\mathrm{U}}=\frac{2.7183^{2\times 2.280102}-1}{2.7183^{2\times 2.280102}+1}=\frac{94.605895}{96.605895}=0.979$$

故癫痫患者口服苯巴比妥 2 小时后，唾液药物浓度与血液药物浓度总体相关系数 ρ 的 95%可信区间为（0.750，0.979）。

四、直线相关分析中应注意的问题

（1）作直线相关分析时，应结合散点图来判断两变量的关联变化关系是否呈直线关系。这是为了避免将某些曲线相关关系误判为直线关系。

（2）直线相关分析适用于两个变量都服从正态分布的情况，当两变量均明显不呈正态分布时，可以采用秩相关统计分析方法计算秩相关系数。秩相关又称等级相关（rank correlation），详见本章第三节。

（3）两变量存在直线相关具有一定的线性范围，其线性范围原则上为两变量大样本取值的相应范围。超出这一线性范围时，两变量是否仍存在直线相关不得而知。

（4）注意假相关情况。当两变量分别在低水平取值范围和高水平取值范围均呈无相关时，不可随意将低水平取值与高水平取值资料合并，这样会造成直线相关假象。遇到这样的资料理应十分慎重对待，最好在低水平与高水平交叉范围进行重测并增大样本量，以便明晰真相。

第二节　直线回归分析

直线回归（linear regression）分析是对两变量在确定依从关系（因变量 y 为结果变量，自变量 x 为原因变量，y 依 x 变化而变化）的同时，用一个直线方程来描述因变量 y 随自变量 x 变化的数量依存规律。为了区别于直线函数方程，两变量回归分析中，y 依从于 x 的数量变化规律方程表达为

$$\hat{y}=a+bx$$

此方程称为直线回归方程，其中 $\hat{y}$ 为通过 x 对 y 的预测值；a 为截距项（intercept）；b 为回归系数（coefficient of regression），是反映 x 与 y 之间数量关系的主项，它表示当 x 变化

1 个测量单位时，y 平均改变的数量大小。直线回归分析要求在 x 取值范围内（$y-\hat{y}$）呈正态分布，具有等方差性和两变量有密切线性协变关系，且独立测定。

一、直线回归分析的原理

直线回归分析参数估计的原理为最小二乘法（least squares method），即因变量的实测值 y 与直线回归方程的估计值 $\hat{y}$ 之差的平方和达到最小，即 $\sum(y-\hat{y})^2$ 达到最小。

$$\sum(y-\hat{y})^2=\sum[y-(a+bx)]^2 \tag{11-7}$$

利用高等数学中求一阶偏导数方法，分别对两个参数估计量进行运算可得到 b 与 a 的计算公式

$$b=\frac{l_{xy}}{l_{xx}}=\frac{\sum(x-\bar{x})(y-\bar{y})}{\sum(x-\bar{x})^2} \tag{11-8}$$

$$a=\bar{y}-b\bar{x} \tag{11-9}$$

二、直线回归分析的步骤与作图

例 11-2 根据例 11-1 的资料，以唾液药物浓度作自变量 x，以血液药物浓度作因变量 y，进行直线回归分析，并绘制回归直线。

1. 直线回归方程参数估计值的计算 根据例 11-1 的计算结果，按式（11-8）和式（11-9）计算得

$$b=\frac{l_{xy}}{l_{xx}}=\frac{43.585}{13.909}=3.134$$

$$a=\bar{y}-b\bar{x}=11.95-3.134\times3.658=0.486$$

由计算结果，则直线回归方程为

$$\hat{y}=0.486+3.134x$$

2. 绘制回归直线 在自变量 x 取值范围内，任意选择两个相差较大的值，通过回归方程计算其 y 的预测值 $\hat{y}$，根据此两个坐标点绘制回归直线。本例唾液药物浓度实测最小值为 x_1=1.8，最大值为 x_2=5.5，将 x_1 与 x_2 代入直线回归方程为 $\hat{y}=0.486+3.134x$，可得到：$\hat{y}_1=0.486+3.134\times1.8\approx6.1$，$\hat{y}_2=0.486+3.134\times5.5\approx17.7$。则绘制一条通过点（1.8，6.1）和（5.5，17.7）的直线，即为血液药物浓度依唾液药物浓度变化的回归直线（图 11-4）。

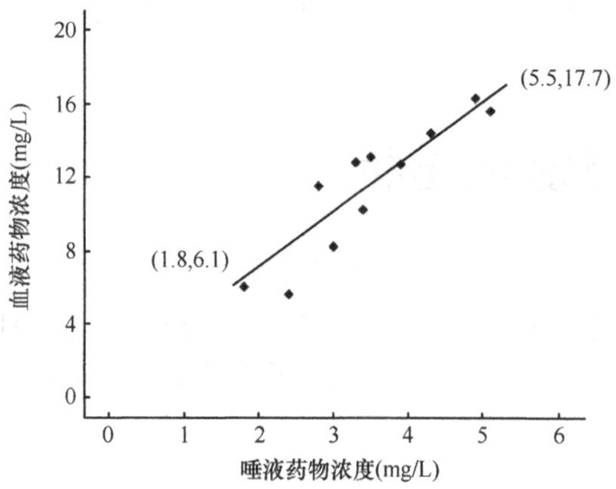

图 11-4 血液药物浓度依唾液药物浓度变化的回归直线

三、直线回归方程的假设检验

同样本相关系数 r 一样，由样本资料计算出的直线回归方程参数估计值 a 和 b 都存在着抽样误差。因此，在获得样本直线回归方程后，不能马上作出直线回归方程是否成立的结论，应对样本直线回归系数进行假设检验，检验其总体回归系数 β 是否等于 0，即 H_0：$\beta=0$ 是否成立。

对样本直线回归系数进行假设检验，可采用 t 检验法，亦可采用方差分析法。对于同一资料，两种方法的假设检验结论是一致的。

1. 方差分析法　在直线回归分析中，我们能够证明：

$$\sum(y-\bar{y})^2=\sum(\hat{y}-\bar{y})^2+\sum(y-\hat{y})^2 \tag{11-10}$$

式中，$\sum(y-\bar{y})^2$ 或 l_{yy} 是因变量 y 的离均差平方和；$\sum(\hat{y}-\bar{y})^2$ 称为回归平方和，记为 $l_{回归}$，是由于回归自变量 x 影响引起的 y 的变异；$\sum(y-\hat{y})^2$ 称为剩余平方和，记为 $l_{剩余}$，是在直线回归分析中，除去自变量 x 的影响后，由其他未引入分析的剩余因素引起的 y 的变异。可见，y 的总离均差平方和可以分解为两部分，即回归平方和与剩余平方和。

直线回归的总自由度 $\nu_{总}=n-1$，回归自由度等于引入自变量的个数，$\nu_{回归}=1$，剩余自由度 $\nu_{剩余}=n-2$。说明总自由度亦可分解成两部分，即回归自由度和剩余自由度。

$$\nu_{总}=\nu_{回归}+\nu_{剩余} \tag{11-11}$$

直线回归问题的方差分析原理就是建立在总离均差平方和与总自由度可以分解的基础上，核心是对样本的回归效果（以回归均方表示）进行假设检验。因此有

$$F=\frac{l_{回归}/\nu_{回归}}{l_{剩余}/\nu_{剩余}}=\frac{\mathrm{MS}_{回归}}{\mathrm{MS}_{剩余}} \tag{11-12}$$

现对例 11-1 资料的直线回归分析结果应用方差分析法进行假设检验。

（1）建立检验假设，确定检验水准

H_0：$\beta=0$，即两变量不存在直线回归关系

H_1：$\beta\neq0$，即两变量存在直线回归关系

$\alpha=0.05$

（2）计算检验统计量

计算假设检验统计量，将其列入方差分析表 11-2 中。

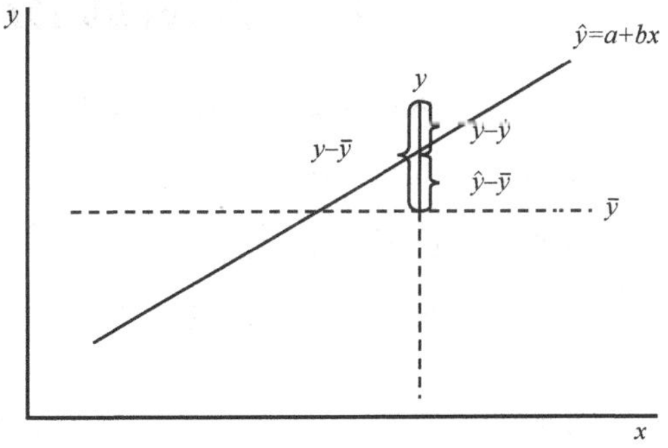

图 11-5　应变量 $y-\bar{y}$ 分解图

表 11-2　方差分析表

变异来源	SS	ν	MS	F
总变异	159.410	11		
回归变异	136.576	1	136.576	59.811
剩余变异	22.834	10	2.283	

（3）确定 P 值，作出统计推断

根据 $\nu_{回归}=1$，$\nu_{剩余}=10$ 查 F 界值表，得 $P<0.001$，按 $\alpha=0.05$ 水准拒绝 H_0，接受 H_1，

认为唾液药物浓度与血液药物浓度之间存在正向的直线回归关系。

2. t检验法 直线回归系数的 t 检验用式（11-13）。

$$t_b = \frac{b-0}{s_b} \tag{11-13}$$

式中，s_b 称为样本直线回归系数的标准误，表示样本回归直线斜率对总体回归直线斜率的波动性（现假定 β=0），其计算式为

$$s_b = \frac{s_{yx}}{\sqrt{\sum(x-\bar{x})^2}} \tag{11-14}$$

其中，s_{yx} 称为剩余标准差，表示在 x 实测值范围内，实测 y 值对直线回归方程估计 $\hat{y}$ 值的平均离散程度。

$$s_{yx} = \sqrt{\frac{\sum(y-\hat{y})^2}{n-2}} \tag{11-15}$$

对于例 11-1 资料，

$$s_{yx} = \sqrt{\frac{159.410-136.576}{12-2}} = 1.511$$

$$s_b = \frac{1.511}{\sqrt{174.51-43.9^2/12}} = 0.405$$

$$t_b = \frac{3.134}{0.405} = 7.734$$

对一双变量正态分布资料，有 $t_b = t_r$，二者结果一致，故一般样本直线回归系数与样本直线相关系数的假设检验可相互代替。

四、直线回归分析应用中的三种估计

（1）总体回归系数 β 的区间估计。总体直线回归系数 β 概率置信区间：

95%置信区间 $b \pm t_{0.05(\nu)} s_b$ （11-16）

99%置信区间 $b \pm t_{0.01(\nu)} s_b$ （11-17）

（2）当 x 取某一线性范围内固定值 x_i 时，对 $\hat{y}$ 的总体均值 $\mu_{\hat{y}}$ 的置信区间：

95%置信区间 $\hat{y} \pm t_{0.05(\nu)} s_{yx} \sqrt{\frac{1}{n} + \frac{(x_i-\bar{x})^2}{\sum(x-\bar{x})^2}}$ （11-18）

99%置信区间 $\hat{y} \pm t_{0.01(\nu)} s_{yx} \sqrt{\frac{1}{n} + \frac{(x_i-\bar{x})^2}{\sum(x-\bar{x})^2}}$ （11-19）

对于例 11-1 资料，若取 $x_{\min}$=1.8，求其对应的 $\hat{y}$ 总体均值 $\mu_{\hat{y}}$ 的 95%置信区间。

$$\hat{y} = 0.4864 + 3.1335 \times 1.8 = 6.1267$$

$\mu_{\hat{y}}$ 的 95%置信区间为

$$6.1267 \pm 2.228 \times 1.5112\sqrt{\frac{1}{12}+\frac{(1.8+43.9/12)^2}{174.51-43.9^2/12}}$$，　即（4.18，8.07）

对于 x 线性范围内的其他 x_i 点，计算方法一样。

（3）当 x 取一定线性范围内某一固定值 x_i 时，对个体 y 值的 95%容许区间：

$$\hat{y} \pm t_{0.05(\nu)} s_{yx}\sqrt{1+\frac{1}{n}+\frac{(x_i-\bar{x})^2}{\sum(x-\bar{x})^2}} \qquad (11\text{-}20)$$

对于例 11-1 资料仍用 x_{min}=1.8，求对应 y 值的 95%容许区间为

$$6.1267 \pm 2.228 \times 1.5112\sqrt{1+\frac{1}{12}+\frac{(1.8+43.9/12)^2}{174.51-43.9^2/12}}$$，　即 2.24～10.01

如采用 $\bar{x}=3.6583$ 计算，其对应的个体 y 值 95%容许区间为 2.62～9.63。这说明对应 x_i 值的个体 y 值 95%容许区间在 x 线性范围内为一双喇叭口形范围，对应 $\bar{x}$ 处范围域窄，越远离 $\bar{x}$，范围域越宽。

五、直线回归分析中应注意的问题

（1）直线回归分析适合在两变量数量协同变化直线关系较为密切时进行，否则应用直线回归方程实施预测时，误差过大，无实用价值。

（2）直线回归方程的应用原则上只适用于样本资料提供的自变量线性范围内，不能任意外延。

（3）应用直线回归分析方法制作实验方法的工作曲线时，由于工作曲线应用属于“反预测”，即利用原直线回归方程以应变量 y 值反推 x 值，这样做的前提条件是必须满足 x 与 y 呈近似直线函数关系。

六、直线回归分析与直线相关分析的比较

对于一组双变量正态分布资料，同时应用直线回归分析与直线相关分析，二者从不同角度研究两变量间的线性关系，它们的联系与区别如下：

1. 二者的联系

（1）b 与 r 的正负方向完全一致。

（2）$t_b=t_r$。

（3）相关与回归可以相互解释：相关系数 r 的平方可表示为

$$r^2=\frac{l_{xy}^2}{l_{xx}l_{yy}}=\frac{l_{xy}^2/l_{xx}}{l_{yy}}=\frac{l_{回归}}{l_{总}}=R^2$$

R^2 称为决定系数，表示回归平方和在总平方和中所占的比例，反映自变量 x 对因变量 y 的影响程度，即回归效果。显然，若线性相关的密切程度越高，则决定系数越大，x 对 y 的影响越大。例如，若相关系数 $r=0.6$，则 $R^2=0.36$，说明在因变量 y 的总变异中有 36%可由自变量 x 解释，剩余的 74%由其他因素解释。

2. 二者的区别 直线回归分析与直线相关分析的区别见表 11-3。

表 11-3 直线回归分析与直线相关分析的区别

	直线回归分析	直线相关分析
模型条件	y 或 $y-\hat{y}$ 呈正态分布	双变量正态分布
变量关系	两变量地位不同，有自变量、因变量之分	两变量地位相同
分析目的	y 依 x 变化的数量依存大小	线性关联关系的密切程度及方向
统计量与计算	$b=\frac{l_{xy}}{l_{xx}}$，$a=\bar{y}-b\bar{x}$	$r=\frac{l_{xy}}{\sqrt{l_{xx}l_{yy}}}$
应用	描述两变量间的数量依从关系；预测：通过 x 预测 y；控制：通过 y 限制 x 的取值范围	描述两变量间线性关系密切程度

第三节 Spearman 等级相关分析

统计分析实际工作中，经常遇到不满足直线相关分析模型条件的情况，如两变量不服从双变量正态分布，不适宜进行直线相关分析，此时可采用本节所介绍的 Spearman 等级相关分析。

Spearman 等级相关分析是基于两变量原始对应测量值序列经分别按升序排列后，对所得到的对应序号（秩次）进行相关分析的方法，属于非参数分析方法。最常用的计算方法是将 x 和 y 的秩次 p 和 q 作为新的数据，代入 Pearson 相关系数计算公式，

$$r_s=\frac{l_{pq}}{\sqrt{l_{pp}l_{qq}}} \tag{11-21}$$

所得结果即 Spearman 相关系数。

例 11-3 某地方病防治机构对 10 个地区水质的平均碘含量（μg/L）与地方性甲状腺肿患病率（%）进行调查，见表 11-4 中的第 2 列和第 4 列。试分析甲状腺肿患病率与相应地区水质中碘含量有无相关。

表 11-4 10 个地区水质平均碘含量（μg/L）与地方性甲状腺肿患病率（%）

地区号	水质平均碘含量		甲状腺肿患病率	
	测值 x	秩次 p	测值 y	秩次 q
1	1.0	1	42.1	10
2	2.5	3	39.5	9
3	2.0	2	36.2	8
4	3.6	4.5	28.8	7
5	3.6	4.5	24.7	6
6	4.4	6	21.9	5
7	4.7	7	16.4	4
8	6.2	8	12.8	3

续表

地区号	水质平均碘含量		甲状腺肿患病率	
	测值 x	秩次 p	测值 y	秩次 q
9	8.0	9	9.6	2
10	8.5	10	5.5	1
合计	–	–	–	–

本资料中涉及的两个变量，其中碘含量由于样本较少，难于推测其总体分布，患病率为非正态分布，故不符合直线相关分析条件，现采用等级相关分析。统计量计算及假设检验过程：

$$H_0: \rho_s=0$$
$$H_1: \rho_s \neq 0$$
$$\alpha=0.05$$

根据秩次 p、q 及式（11-21）可得

$$l_{pq}=\sum(p-\overline{p})(q-\overline{q})=-81$$
$$l_{pp}=\sum(p-\overline{p})^2=82$$
$$l_{qq}=\sum(q-\overline{q})^2=82.5$$
$$r_s=\frac{-81}{\sqrt{82\times82.5}}=-0.9848$$

当 $n\leqslant50$ 时，可查附表 15（r_s 界值表）。本例 $r_{s0.05(10)}=0.648$，$|r_s|>r_{s0.05(10)}$，$P<0.05$，水质平均碘含量与地方性甲状腺肿患病率存在负相关关系，可以认为水质平均碘含量较高地区，地方性甲状腺肿患病水平偏低。

（王润华　彭　斌）

第十二章　诊断试验评价*

诊断是从医学角度对人们的精神和体质状态作出判断，从而发现患者、诊断疾病或判断病情的严重程度和疾病预后的过程。诊断中所使用的对就诊者症状、体征以及其他生理、病理改变等进行检查的一切检测方法统称为诊断试验（diagnostic test），包括各种实验室检查（生物化学、免疫学、微生物学、寄生虫学、病理学等）、影像诊断（超声波、CT、X射线、核磁共振等）、仪器检查（心电图、脑电图、核素扫描、内窥镜等），以及病史询问、体格检查等。

从诊断试验的定义不难发现，诊断试验的目的在于把患者与可疑有病、但实际无病的人区别开来，以便对确诊的患者给予相应的治疗，并判断预后。因此作为一个诊断试验，其区分能力到底如何，如何正确解释其结果，如何看待诊断过程中的漏诊和误诊都十分必要。同时随着人类对于疾病及其自然史的了解不断深入，新的诊断理论不断提出，用于疾病诊断的新技术、新方法及自动化仪器层出不穷，新的临床诊断试验的性能如何，在其进入临床应用前都有必要对其进行研究和评价。因此诊断试验的评价对了解诊断试验的特性和临床价值十分重要，有助于临床医生和研究者在众多诊断试验中进行正确决策，并科学地解释诊断试验的各种结果，从而提高诊断水平，为准确、合理地防治疾病提供依据。本章将主要介绍诊断试验的评价过程、评价指标及评价方法。

第一节　概　　述

如前所述，诊断试验是指应用实验、仪器设备等手段检查就诊者，诊断疾病的一切检测方法。诊断试验的结果从不同侧面反映了疾病发生发展过程中出现的症状、体征及其他病理生理改变，临床医生或研究者通过综合以上信息，反过来判断疾病状态，从而将患者与可疑有病但实际无病的人鉴别开来，以便对确诊的患者给予相应的治疗。

一、诊断试验与筛检试验

在流行病学研究中，还有另外一个与诊断试验十分类似的概念：筛检试验（screening test）。筛检试验主要是从疾病预防控制的角度提出的，指应用简便快速的实验或其他检测方法，从人群中将表面健康但可疑患某病者检查出来的试验方法。与诊断试验类似，筛检试验的目的也在于区分处于不同疾病状态的对象，其具体的试验项目可以是实验室检查，也可以是物理学检查，还可以是问卷、常规体格检查等。虽然诊断试验与筛检试验同样是应用一些实验、检查等手段来确定受检者的健康情况，但实际上两者存在许多区别，见表 12-1。

表 12-1　诊断试验与筛检试验的区别

	诊断试验	筛检试验
对象	患者，可疑患者或筛检阳性者	健康人或无症状的患者
目的	进一步把患者与可疑有病但实际无病的人区分开来	把可能患病的个体与可能无病者区分开来
处理	阳性者要随之加以严密观察和及时治疗	阳性者须进一步作诊断试验以确诊
要求	技术要求较复杂、特异度高，尽可能排除所有非患者，结果相对更具权威性	快速、简便、灵敏度高，尽可能发现所有可能的患者
费用	相对复杂，一般花费较高	简单，廉价

筛检试验的主要用途是早期发现那些处于临床前期或临床初期的患者，以便进一步确诊和及时治疗。例如，通过检查尿糖筛检糖尿病患者，阳性者再作血糖检测等进行确诊，然后对确诊患者及时治疗。因此，筛检试验是早期发现和治疗疾病、达到疾病二级预防的重要措施。筛检试验还用于发现某些疾病的高危个体，开展疾病监测，从病因的角度采取措施，以减少发病，达到一级预防的目的。如筛检高血压以预防脑卒中，筛检高胆固醇血症以预防冠心病等。

二、诊断试验结果与疾病状态的关系

诊断试验的结果既可以表达为定性的，如细菌培养结果为阳性或阴性，也可以是定量的，如血糖检测结果，还可以是有序定性，即等级资料，如尿糖结果表达为“–、±、+、++、…”。如前所述，诊断试验的结果只是反映疾病发生发展过程中的病理生理改变，由于个体变异的存在，几乎所有诊断试验的结果在“正常人”和“患者”中都存在一定的重叠，只有少部分试验在两个人群中是截然分开的。因此，诊断试验的结果与某病疾病状态之间出现如下四种可能的关系：

1. 真阳性（true positive，TP）　指在一定的诊断标准下，根据诊断试验结果被正确诊断为“患者”的患者。

2. 假阳性（false positive，FP）　指在一定的诊断标准下，根据诊断试验结果被错误诊断为“患者”的正常人，即通常所说的误诊。

3. 真阴性（true negative，TN）　指在一定的诊断标准下，根据诊断试验结果被正确诊断为“正常”的正常人。

4. 假阴性（false negative，FN）　指在一定的诊断标准下，根据诊断试验结果被错误诊断为“正常”的患者，即通常所说的漏诊。结果如图 12-1 所示。

正是由于诊断试验的结果在“正常人”和“患者”中存在的这种重叠，所以漏诊和误诊的情况常常无法避免，因此诊断试验的评价结果对了解诊断试验的特性和临床价值十分重要，并能为提高诊断水平，准确、合理地防治疾病提供科学依据。

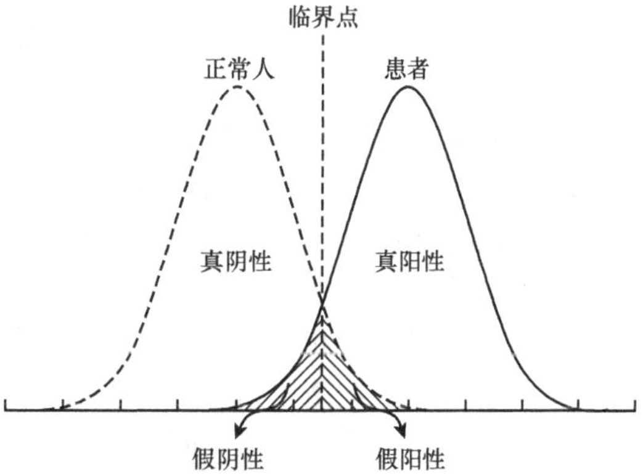

图 12-1　诊断试验结果与疾病状态的关系

三、诊断试验评价的几种情况

在临床实践中，诊断试验的评价常见于以下几种情况。

（1）对现有诊断试验的评价，以了解诊断试验的特性和临床价值，为科学地解释诊断试验的各种结果提供依据。

（2）同一种疾病不同诊断试验诊断价值的比较，从而为临床医生和研究者在众多诊断试验进行决策时提供依据。

（3）不同诊断试验联合应用的特性和临床价值评价。不同的诊断指标反映了疾病发生发展的不同侧面，为提高疾病诊断的准确性，在临床中常进行不同诊断试验的联合应用，在这种情况下就需要对诊断试验的联合应用的特性和临床价值进行评价。联合试验是将现有的试验联合起来，用于诊断或筛检疾病，它主要有两种方式。

1）平行试验（parallel test）：也称并联试验，是多个试验同时进行，只要有一个阳性就可判为平行试验阳性。其优点是不易漏诊，缺点是误诊增多。

2）系列试验（series test）：也称串联试验，是多个试验相继进行，前一个试验结果阳性就接着做下一个试验，一旦出现阴性结果就可判为系列试验阴性，作为无病处理，从而终止试验。只有各试验结果全部阳性才能判为系列试验阳性。该方法的优点是误诊减少，缺点是漏诊增加。

（4）新诊断技术、方法的评价。随着科学技术的进步与发展，新的诊断理论不断提出，然而由于现有方法检测复杂，费用昂贵，有创伤、痛苦或有一定的风险，故有必要寻找简便易行、经济廉价、无伤害的检测方法作为替代。因此临床诊断试验层出不穷，新的临床诊断试验的性能如何，必须用合理的评价方法进行评价确定。

第二节　诊断试验的评价设计

诊断试验提供的数据有两个方面的作用：①对疾病的状态识别，即鉴别有无疾病；②对疾病状态准确性的预测，即阳性结果时患病可能性的预测和阴性结果时患病的否定性的预测；③诊断试验的可靠性评价。因此，诊断试验的疾病识别和预测的准确性、结果的可靠性是建立或选择诊断试验的前提和重要依据。

一、评价的设计程序

评价的设计程序具体包括确定公认的标准方法——金标准（gold standard）、选择适当的研究对象、用所评价的诊断试验与金标准进行同步盲法测试、对资料进行整理分析。

1. 确定金标准　金标准是指目前医学界公认的最可靠、最准确、最好的诊断疾病的方法，也称标准诊断方法。在诊断试验的评价中，金标准的用途在于明确研究对象的疾病状态，即明确“有病”和“无病”。常用的金标准有组织病理学检查（活检、尸检）、手术发现、影像诊断、细菌培养以及长期随访所得的结论。金标准一般应是特异诊断，没有特异诊断时，也可用医学专家共同制订的公认的综合诊断作为金标准。显然，如果金标准选择不当或缺乏好的金标准，就不能正确区分研究对象是否有病，将会影响对诊断试验的正确评价。

2. 选择研究对象 研究对象应包括两组：一组是用金标准确定有某病的患者，作为病例组；另一组是用金标准确定无该病的人群，作为对照组。病例组应包括各种病例，如症状典型和非典型的，病程早、中、晚期的，病情轻、中、重型的，不同年龄层次的，以便能反映该病的全部特征。对照组应选择确定无本病而患有易与本病相混淆的疾病病例，这样的对照才具有临床鉴别诊断价值。

3. 同步盲法测试 经金标准确定的病例组与对照组中的受试者同步接受所评价诊断试验的测定，将测定结果与金标准判定的结果进行比较，计算所评价试验与金标准的一级程度及差异程度的统计学指标，再根据这些指标对新的诊断试验进行评价。在试验操作的全过程和判定试验结果时，采用盲法是保证试验结果真实可靠的关键，即观察者（和受试者）不能预先知道何为金标准确定的病例或对照，以免发生主观偏倚，过高估计新试验与金标准的符合程度。

4. 资料的整理分析 将新诊断试验的测定结果与金标准判定的结果列成四格表（表12-2），通过该四格表可以清楚地看出新诊断试验与金标准两种试验方法对某病判断结果的异同，并能利用四格表中的数据很方便地推算出诊断试验的各项评价指标。

表 12-2 评价诊断试验的四格表

诊断试验	金标准		合计
	患病	未患病	
阳性	a（真阳性）	b（假阳性）	$a+b$
阴性	c（假阴性）	d（真阴性）	$c+d$
合计	$a+c$	$b+d$	$a+b+c+d=n$

从表 12-2 可见，诊断试验与金标准比较的结果有四种情况，其中 a 和 d 两种是正确的，a 是指金标准确诊的患者中，诊断试验判断为阳性的例数，即真阳性数；d 是指金标准确定的非患者中，诊断试验判断为阴性的例数，即真阴性数；另外两种情况 b 和 c 是错误的，b 是指金标准确定的非患者中，诊断试验判断为阳性的例数，即假阳性数；c 是指金标准确诊的患者中，诊断试验判断为阴性的例数，即假阴性数。$a+c$ 是金标准确诊的患病人数；$b+d$ 是金标准确定的未患病人数；$a+b$ 是诊断试验诊断为阳性的例数；$c+d$ 是诊断试验诊断为阴性的例数；$a+b+c+d$ 为全部受试对象数（n）。此外，$a+d$ 是诊断试验结果与金标准相符合的部分，该比例越大真实性越好；$b+c$ 是诊断试验与金标准有差异的部分，该比例越大真实性越差。

例 12-1 冠状动脉造影术（CAG）作为确诊冠心病的主要手段，被临床认为是冠心病诊断的“金标准”。但由于造影时导管对心脏的刺激和造影剂的影响，冠状动脉造影术是一种有创，并具一定危险性的诊断手段，其导致的死亡率和急性心肌梗死发生率分别为0.02%～0.20%和 0.03%～0.14%，其他常见并发症如心律失常、室速、室颤等也时有发生；而且所需费用较高，患者的依从性差。近年来研究发现，氧化低密度脂蛋白（OxLDL）在冠心病的发生发展中起着重要作用，且与冠脉病变的严重程度呈明显的线性相关关系，检测血浆 OxLDL 水平不仅微创而且速度快，因此酶联免疫吸附（ELISA）法检测血浆 OxLDL 诊断冠心病的诊断价值受到研究者的重视，故有必要对其进行评价。

某研究 684 名受试对象，以冠状动脉造影术作为“金标准”，确定正常人 508 名，冠心病患者 176 名，并同步、盲法以 ELISA 法检测血浆中 OxLDL（表 12-3）。

表 12-3　684 名受试对象 OxLDL 测定结果（IU/L）

编码	CAG 结果	OxLDL 结果	编码	CAG 结果	OxLDL 结果
1	正常	8.6	509	冠心病	74.0
2	正常	12.8	510	冠心病	46.3
3	正常	13.3	511	冠心病	114.7
4	正常	13.9	512	冠心病	66.1
5	正常	19.3	513	冠心病	84.3
6	正常	48.7	514	冠心病	55.9
7	正常	42.8	515	冠心病	76.8
8	正常	11.0	516	冠心病	58.6
9	正常	19.5	517	冠心病	112.4
⋮	⋮	⋮	⋮	⋮	⋮
508	正常	19.4	684	冠心病	80.3

若 OxLDL＜41IU/L 诊断为“阴性”，若 OxLDL＞41IU/L 诊断为“阳性”，资料整理后见表 12-4。

表 12-4　OxLDL 诊断冠心病结果

OxLDL 结果	CAG 结果		合计
	冠心病	正常	
阳性	167	32	199
阴性	9	476	485
总计	176	508	684

二、诊断试验的评价内容和指标

在临床诊断试验研究实践中，应在保证所评价诊断试验可行性和有应用价值的前提下，对其诊断性能进行评价。一般从真实性、预测准确性和可靠性三个方面进行。

（一）真实性

真实性（validity）也称准确性，是指诊断试验检测结果与疾病状态真实情况一致的程度。由于在诊断试验评价中，疾病状态是根据金标准加以判断的，因此真实性即评价诊断试验结果与金标准判断结果的一致程度。

评价指标主要有灵敏度、特异度以及其他一些相关的指标，如假阴性率、假阳性率、似然比、诊断指数、Youden 指数、粗符合率等。其中灵敏度和特异度是反映真实性最重要、不可缺少的指标，这两个指标合用已基本上能反映出真实性的情况。似然比、Youden 指数和粗符合率则是概括灵敏度和特异度的综合指标，但它们和假阳性率、假阴性率一样，都是由灵敏度和特异度派生或推算出来的辅助性指标。

1. 灵敏度（sensitivity，Sen）　是诊断试验将实际有病的人正确诊断为患者的百分率。灵敏度也称敏感度或真阳性率。

$$灵敏率（Sen）=\frac{a}{a+c}\times 100\% \tag{12-1}$$

2. 特异度（specificity，Spe）　是诊断试验将实际无病的人正确判定为非患者的百分率。特异度也称真阴性率。

$$特异度（Spe）=\frac{d}{b+d}\times 100\% \tag{12-2}$$

3. 假阴性率（false negative rate，FNR）　是诊断试验将实际有病的人错误判定为非患者的百分率。假阴性率也称漏诊率。假阴性率＝1－灵敏度，灵敏度越高，假阴性率越低。

4. 假阳性率（false positive rate，FPR）　是诊断试验将实际无病的人错误诊断为患者的百分率。假阳性率也称误诊率。假阳性率＝1－特异度，特异度越高，假阳性率越低。

5. 阳性似然比（positive likelihood ratio，LR+）　是诊断试验中真阳性率与假阳性率的比值，即正确诊断患者的概率与误诊患者的概率之比，它反映诊断试验判断正确的程度，其值越大则该诊断试验确诊疾病的价值越高。

$$阳性似然比（LR+）=\frac{真阳性率}{假阳性率}=\frac{a/(a+c)}{b/(b+d)} \tag{12-3}$$

6. 阴性似然比（negative likelihood ratio，LR－）　是诊断试验中假阴性率与真阴性率的比值，即错判非患者的概率与正确判定非患者的概率之比，它反映诊断试验漏诊的程度，其值越小则该诊断试验排除疾病的价值越高。

$$阴性似然比（LR-）=\frac{假阴性率}{真阴性率}=\frac{c/(a+c)}{d/(b+d)} \tag{12-4}$$

7. 诊断指数（diagnostic index，DI）　即灵敏度与特异度之和，其值越大，诊断试验的诊断效能越好。一般认为 DI 小于 60%的诊断试验的效能较差，不宜采用。

$$诊断指数（DI）=Sen+Spe=\frac{a}{a+c}+\frac{d}{b+d} \tag{12-5}$$

8. Youden 指数（Youden's index，γ）　也称正确诊断指数，是诊断试验中灵敏度和特异度之和减去基数（1 或 100%），表示诊断试验发现真正的患者和非患者的总能力。

$$Youden 指数（\gamma）=灵敏度+特异度-1=\frac{a}{a+c}+\frac{d}{b+d}-1 \tag{12-6}$$

9. 粗符合率（crude accuracy，CA）　粗符合率也称总一致性，是诊断试验正确判断的患者数与非患者数之和占全部受检人数的比例。它较直观地反映了诊断试验正确判断患者与非患者的能力，其值越大真实性越高。

$$粗符合率（CA）=\frac{a+d}{a+b+c+d}\times 100\% \tag{12-7}$$

对总一致性进行技术调整得到调整一致性（adjusted agreement，AA），使评价的真实性更高。

$$调整一致性（AA）=\frac{1}{4}\left(\frac{a}{a+b}+\frac{a}{a+c}+\frac{d}{c+d}+\frac{d}{b+d}\right)\times 100\% \tag{12-8}$$

例 12-2 针对表 12-4 计算该项诊断试验常用的评价指标。

灵敏率（Sen）$=\dfrac{167}{167+9}\times100\%=94.89\%$

特异度（Spe）$=\dfrac{476}{32+476}\times100\%=93.70\%$

假阴性率＝1－灵敏度=5.11%

假阳性率＝1－特异度=6.30%

阳性似然比（LR+）$=\dfrac{\text{真阳性率}}{\text{假阳性率}}=\dfrac{167/(167+9)}{32/(32+476)}=15.06$

阴性似然比（LR－）$=\dfrac{\text{假阴性率}}{\text{真阴性率}}=\dfrac{9/(167+9)}{476/(32+476)}=0.05$

诊断指数（DI）$=\text{Sen+Spe}=0.9489+0.9370=1.89$

Youden 指数（γ）=灵敏度＋特异度－1$=0.9489+0.9370-1=0.89$

粗符合率（CA）$=\dfrac{167+476}{167+32+9+476}\times100\%=94.01\%$

调整一致性（AA）$=\dfrac{1}{4}\left(\dfrac{167}{167+32}+\dfrac{167}{167+9}+\dfrac{476}{9+476}+\dfrac{476}{32+476}\right)\times100\%=92.66\%$

（二）预测准确性

预测值（predictive value，PV） 也称预告值或诊断价值，是应用诊断试验的结果来估计受检者患病和不患病可能性大小的指标，包括阳性预测值和阴性预测值。预测准确性属于收益（yield）的范畴，即指通过诊断或筛检试验使原来未被发现的患者得到早期发现、正确诊断和治疗，从而改善预后，延长寿命和工作时间，提高生活质量，以及由此产生的经济效益和社会效益。收益的评价指标主要包括预测值与效果两方面，一般而言，针对某次试验某个受检者个体的结果，侧重于用预测值来分析，而对于某项试验运用于人群所取得的结果，侧重于用效果来判断。这里只介绍预测值。

1. 阳性预测值（positive predictive value，PV+） 是诊断试验检出的阳性例数中真正的患者所占的比例。它反映了诊断试验结果阳性时，阳性者真正患病的概率有多大。

$$\text{阳性预测值（PV+）}=\frac{a}{a+b}\times100\% \qquad (12\text{-}9)$$

2. 阴性预测值（negative predictive value，PV－） 是诊断试验检出的阴性例数中真正的非患者所占的比例。它反映了诊断试验结果阴性时，阴性者真正不患病的概率有多大。

$$\text{阴性预测值（PV－）}=\frac{d}{c+d}\times100\% \qquad (12\text{-}10)$$

例 12-3 针对表 12-4 计算该项诊断试验预测值。

阳性预测值 PV+$=\dfrac{167}{167+32}\times100\%=83.92\%$

阴性预测值 PV－$=\dfrac{476}{9+476}\times100\%=98.14\%$

预测值不仅是评价某一次诊断或筛检试验阳性、阴性结果患病与否可能性大小的指标，亦是评价在人群中开展诊断和筛检试验收益的重要指标。预测值的高低亦受人群中所研究疾病患病率的影响。在患病率不变的情况下，阳性预测值主要是随着试验特异度的提高而增高，阴性预测值则主要是随着试验灵敏度的提高而增高。在试验的灵敏度和特异度不变时，受检人群中所研究疾病的患病率越高，阳性预测值越高；反之，患病率越低，阳性预测值越低，而且患病率对阳性预测值的影响比特异度更大。相对来说患病率对阴性预测值影响较小。因此，在判断试验结果的诊断或筛检价值时，应考虑试验的灵敏度、特异度和受检人群中所研究疾病的患病率，结合专业知识和临床经验进行综合判断，避免出现过多的假阳性和假阴性。

（三）可靠性

可靠性（reliability）也称精密度、重复性或稳定性、一致性，是指同一观察者在相同条件下用同一种检测方法重复检测同一批样品或同一位受试者，或不同观察者用同一种方法分别检测同一批样品或同一位受试者，各次结果之间的一致程度。一致程度越高，表明该诊断试验所用检测方法的稳定程度越好，可靠性越高。

具体评价方法是：在相同条件下，用待评价的检测方法对同一批受试者做两次或多次重复的检测，用重复检测的结果做评价分析。评价诊断试验可靠性的指标包括：当检测结果为定量资料时常用组内相关系数（intra-class correlation coefficient，ICC）；当检测结果为分类资料或等级资料时常用 Kappa 系数。

1. 组内相关系数（ICC）　ICC 表示测量对象个体差异的方差占总方差的比例。$0 \leqslant ICC \leqslant 1$，ICC 越接近 1，说明个体差异对总方差的影响越大，测量误差对总方差的影响越小；反之，ICC 越接近 0，个体差异对总方差的影响越小，测量误差对总方差的影响越大。故可用方差分析的结果计算 ICC 并进行假设检验。ICC 的计算公式如下：

$$ICC = \frac{MS_A - MS_e}{MS_A + (k-1)MS_e} \qquad (12\text{-}11)$$

式中，MS_A 为组间均方，MS_e 为组内均方，k 为重复测量次数。一般认为 $ICC \geqslant 0.75$ 时，测量结果的可重复性较好。

2. Kappa 系数　该系数较稳定，其取值范围为−1～+1，$K=-1$ 时为完全不一致；$0<K<1$ 时表明观察一致性小于机遇一致性；$K=0$ 时表明一致性完全由机遇造成；$K=1$ 时表明两者完全一致。一般认为 $0.4<K<0.75$ 为中度一致，$K \geqslant 0.75$ 一致性极佳，$K \leqslant 0.4$ 一致性差。

Kappa 系数的计算公式如下：

$$K = \frac{P_0 - P_e}{1 - P_e} \qquad (12\text{-}12)$$

式中，P_0 为观察一致率，P_e 为机遇一致率，可分别由式（12-13）和式（12-14）求出：

$$P_0 = \sum_{i=1}^{c} A_{ii} / n \qquad (12\text{-}13)$$

$$P_e = \sum_{i=1}^{c} n_{i+} \cdot n_{+i} / n^2 \qquad (12\text{-}14)$$

式中，c 为分组数或等级数，A_{ii} 为 $c \times c$ 表主对角线上的实际例数，n_{i+} 和 n_{+i} 分别为第 i 行

和第 i 列的合计，n 为研究总例数。

（四）评价指标的标准误及置信区间

对诊断试验的评价，一般都是采用抽样的方法来进行分析。但这样计算出来的评价指标均为样本统计量，存在抽样误差，因此，要对其进行置信区间估计，有关公式见表 12-5；要对两个或两个以上的试验方法进行比较需要做假设检验，具体方法参考其他文献。

表 12-5 诊断试验评价指标的区间估计

指标	标准误	置信区间
灵敏度（Sen）	$s_{Sen}=\sqrt{ac/(a+c)^3}$	$Sen \pm Z \cdot s_{Sen}$
特异度（Spe）	$s_{Spe}=\sqrt{bd/(b+d)^3}$	$Spe \pm Z \cdot s_{Spe}$
阳性预测值（PV+）	$s_{PV+}=\sqrt{ab/(a+b)^3}$	$PV+ \pm Z \cdot s_{PV+}$
阴性预测值（PV－）	$s_{PV-}=\sqrt{ac/(a+c)^3}$	$PV- \pm Z \cdot s_{PV-}$
粗符合率（CA）	$s_{CA}=\sqrt{(a+d)(b+c)/N^3}$	$CA \pm Z \cdot s_{CA}$
Youden 指数（γ）	$s_\gamma=\sqrt{\frac{ac}{(a+c)^3}+\frac{bd}{(b+d)^3}}$	$\gamma \pm Z \cdot s_\gamma$
Kappa 系数	$\sigma_k=\frac{1}{(1-P_e)n^2}\cdot\sqrt{P_e n^3+P_e^2 n^3-\sum_{i=1}^{c} n_{i+}\times n_{+i}(n_{i+}+n_{+i})}$	$k \pm Z \cdot s_k$

（五）单一截断点条件下评价指标的局限

虽然灵敏度、特异度、Youden 指数、阳性似然比、阴性似然比等指标作为评价诊断试验的经典指标，均可不同程度地反映诊断的准确性，描述诊断试验特性的不同的侧面，但由计算方法不难发现，这些指标在计算时需明确诊断标准，即先确定一个判定正常与异常、阴性与阳性的临界点或截断点（cut off point）以区分患者和非患者，这些指标又被称为单一截断点条件下评价指标。尤其对于诊断试验的结果表现为定量或等级资料时，这些指标体系存在以下缺陷。

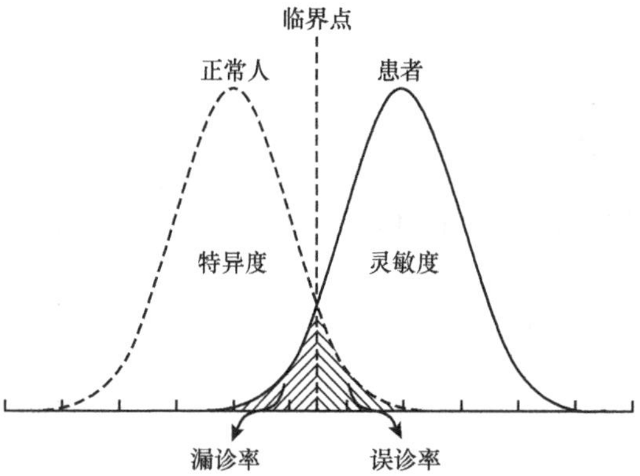

图 12-2 灵敏度、特异度、漏诊率、误诊率关系图

（1）对于新的诊断方法来讲，其阴性与阳性的临界点常常是未知的。

（2）由于正常人和患者的指标分布存在重叠，只有少数的临床诊断具有明确的分类界限，多数情况下选择不同的分类临界点，将产生不同的敏感度和特异度，如图 12-2

所示，如果将临界点右移，特异度增高而灵敏度降低，假阴性率（漏诊率）增加；反之，将临界点左移，特异度降低而灵敏度增高，假阳性率（误诊率）增加。因此单纯使用某一点的敏感度和特异度等指标对诊断试验进行评价是不全面的。

（3）在对两个或多个诊断试验进行比较时，一旦指标间相互矛盾或者由于改变临界点对不同试验的影响程度不同，可能出现前后矛盾，从而难以评价。

（4）未考虑医生的诊断水平（如医学影像诊断领域中医生的读片水平）、置信水平和临界值的选取等混杂因素的影响。

第三节　ROC 曲线的制作与分析

美国生物统计百科全书中关于接收者操作特征曲线（receiver operating characteristic curve，ROC 曲线）的定义是：对于可能或将会存在混淆的两种条件或自然状态，需要试验者、专业诊断学工作者以及预测工作者作出精细判别，或者准确决策的一种定量方法。

ROC 曲线分析的基本思想就是不固定临界点，将灵敏度和特异度看作一个连续变化的过程，是两指标的折中结果，故是一种全面、准确、直观评价诊断试验的有效工具。其允许评价结果有介于“阳性”和“阴性”之间的中间状态，分析结果与诊断的标准无关，暂时回避诊断标准的选择问题，较好地保持了信息的准确和完整。

一、ROC 曲线的基本形式和作用

ROC 曲线对所有可能的临界点作计算，显示敏感度和特异度之间的相互关系。通过改变临界点，获得多对真阳性率（即灵敏度）与假阳性率（即 1–特异度）值。以假阳性率为横坐标，敏感度为纵坐标，并以折线相连所得的曲线，其一定经过（0，0）和（1，1）两点。对于一个理想的诊断试验，其在“正常”与“疾病”两人群中的分布截然不同，ROC 曲线上表现为从原点垂直上升至左上角，然后水平到达右上角的一个直角折线（如图 12-3 中 *A* 所示）。而完全无价值的诊断，其概率分布是完全随机的，无论是患者还是正常人在任何域值都有可能出现，即敏感度=假阳性率，表现在图上是一条从原点到右上角的对角线（如图 12-3 中 *D* 所示），这条线也被称作机会线（chance line/ guessing line）。但对于大多数诊断来说，诊断指标在疾病和正常人群中的分布是重叠的。任何截断点都有可能导致一些具有疾病的患者错分为正常人，或一些没有疾病的正常人错分为患者，表现为图 12-3 中 *B*、*C* 所示。

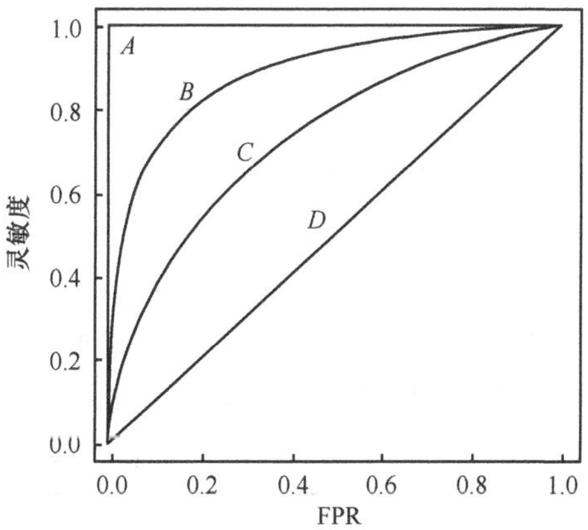

图 12-3　ROC 曲线形式

ROC 曲线下面积（area under the curve，AUC/A_Z）反映了诊断试验的准确性。一般认为 A_Z 为 0.5～0.7 时，表示诊断准确性较低；为 0.7～0.9 时，表示诊断准确性为中等；为 0.9 以上时表示诊断准确性较高。在图 12-3 中，可以认为 *B* 的诊断准确性要好于 *C*。

二、ROC 曲线下面积计算及其假设检验

目前，有关 ROC 曲线下面积的计算方法有多种，这里仅对引用 Wilcoxon 统计量思想的非参数方法进行介绍。

假设正常组有 n_n 个观察值，记为 x_{n_j}（$j=1,2,\cdots,n_n$），异常组有 n_a 个观察值，记为 x_{a_i}（$i=1,2,\cdots,n_a$），设观察值较大为异常，将各切点看作可依次排序的秩项后，A_Z 即为异常组观察值大于正常组观察值的概率：

$$A_Z = W = P(x_n < x_a) + \frac{1}{2}P(x_n = x_a) \tag{12-15}$$

进一步可写为

$$A_Z = \frac{1}{n_n n_a}\sum_{j=1}^{n_n}\sum_{i=1}^{n_a}\varphi(x_{n_j}, x_{a_i}) \tag{12-16}$$

其中：

$$\varphi(x_{n_j}, x_{a_i}) = \begin{cases} 1, & x_{a_i} > x_{n_j} \\ 1/2, & x_{a_i} = x_{n_j} \\ 0, & x_{a_i} < x_{n_j} \end{cases} \tag{12-17}$$

标准误的计算公式为

$$\mathrm{SE}(A_z) = \sqrt{\frac{A_Z(1-A_Z) + (n_a - 1)(Q_1 - A_Z^2) + (n_n - 1)(Q_2 - A_Z^2)}{n_n n_a}} \tag{12-18}$$

式中，Q_1 表示两个随机选择的疾病组观察值比一个随机选择的正常组观察值都将有更大可能分类为异常的概率，Q_2 表示一个随机选择的疾病组观察值比两个随机选择的正常组观察值都将有更大可能分类为异常的概率。由于 Q_1 和 Q_2 很难被估计，Hanley 和 McNeil 提出了基于指数分布的近似估计方法，即

$$\begin{cases} Q_1 = \dfrac{A_Z}{2 - A_Z} \\ Q_2 = \dfrac{2A_Z^2}{1 + A_Z} \end{cases} \tag{12-19}$$

以上计算所得 A_Z 是否与完全随机情况下获得的 $A_Z = 0.5$ 有统计学意义，需做总体 $A_Z = 0.5$ 的假设检验。统计量 Z 可按下式计算：

$$Z = \frac{A_Z - 0.5}{\mathrm{SE}(A_Z)} \tag{12-20}$$

式中，Z 是标准正态离差值，查标准正态分布下的曲线面积表得其概率。

例 12-4　针对表 12-4 结果绘制 ROC 曲线，并计算 ROC 曲线下面积。

表 12-6　OxLDL 试剂盒 ROC 曲线下面积

A_Z	SE（A_Z）	95%置信区间		Z	P
		下限	上限		
0.972	0.006	0.960	0.984	76.216	<0.001

两诊断试验的ROC曲线下面积的比较，按资料的类型可分为独立样本的比较与相关样本的比较。独立样本比较的方法较简单，可按式（12-21）进行 z 检验：

$$Z = \frac{A_{Z_1} - A_{Z_2}}{\sqrt{SE_1^2 + SE_2^2}} \qquad (12\text{-}21)$$

式中，Z 为正态离差值，A_{Z_1} 和 A_{Z_2} 为两诊断试验的曲线下面积，SE_1 和 SE_2 是其对应的标准误。

两相关诊断试验的ROC曲线下面积的比较，需要考虑两个面积间的相关性，计算较复杂，读者可参阅相关书籍。

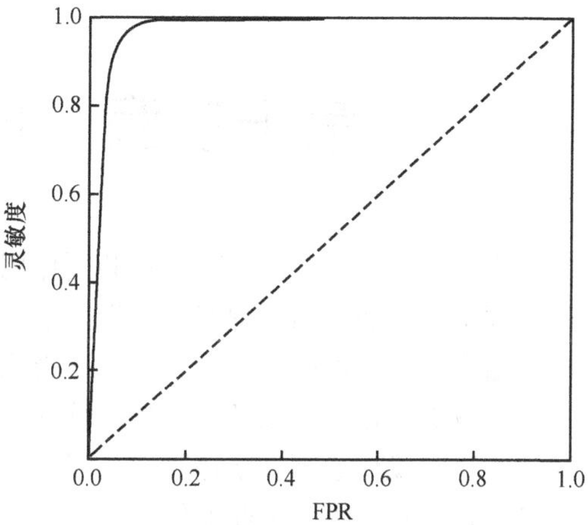

图 12-4　OxLDL 试剂盒 ROC 曲线

（张菊英　陈卫中）

第十三章　临床疗效的评价*

由于疾病的发生是多种因素共同作用的结果，许多疾病的发生机制并未完全清楚，同时不同个体疾病的病情程度、病程、是否合并其他疾病或并发症等情况千差万别，治疗措施的治疗效果是不确定的，而且治疗措施或方法在机体内的作用有其复杂的机制，并可能产生多方面的作用，以及在治疗措施间的相互作用、药物的杂质、污染、剂型等影响下，即使在正常操作或剂量下也可能出现有害的和与治疗目的无关的不良反应，所以临床治疗具有一定的复杂性。因此如何根据患者的实际情况，选择更加有效、可靠、经济的治疗措施或方法，并降低其危害，无疑是临床医生面临的巨大挑战。随着循证医学的兴起，医学模式从仅凭医师的经验、直觉等进行医疗决策逐渐向现代医学转化，即强调任何医疗决策的制订应将个人的临床经验与现有的最好临床研究证据相结合。为了应对这些挑战，为临床决策提供参考依据，需要临床科研工作者进行必要的临床研究。临床研究最终的目的是预防和治疗疾病，改善预后，其中的临床疗效研究是临床研究的重要内容。本章将对临床疗效研究的评价过程和指标进行介绍。

第一节　临床疗效研究概述

临床疗效是医学手段和措施作用于人体所产生的生物、心理、社会等属性的独立或综合效应。这些治疗手段和措施可以是药物、康复措施、外科手术方法、治疗方案（如肿瘤化疗），也可以是一种特定形式的治疗单元，如冠心病监护病房。而临床疗效的判断须建立在一定的研究假说基础上，这些假说可来自细胞或分子水平发病机制的提示、临床医生的观察、人群的流行病学研究等。某种假说的成立与否必须经过临床验证，其只有通过组织科学的疗效研究才能实现。疗效研究是指在人体上进行的、用来评价药物或治疗方法等医学措施是否有效、安全的医学研究。

例如，牙周炎是口腔最常见的感染性疾病之一，研究认为厌氧菌是其主要的病原菌。动物实验表明塞克硝唑与替硝唑体内抗厌氧菌感染的效果相似。虽然动物实验有了疗效证据，但为进一步证明塞克硝唑胶囊用于牙周炎的疗效及安全性，某公司取得原国家食品药品监督管理局批准进行新药临床试验。

一、临床疗效研究的特征

临床疗效研究作为临床研究的一种，主要具有以下三方面的特征。

（一）实验性研究的特征

疗效研究是用来评价药物或治疗方法等医学措施是否安全有效的医学研究，所研究的药物或治疗方法是人为施加干预措施，为典型的实验性研究方法，因此具有实验性研究的一般特征。例如，在实验设计时，为更好地控制非处理因素对结果的影响，以较少的受试对象获得较为可靠的信息，达到经济高效的目的，必须遵循对照（control）、随机化（randomization）和重复（replication）的原则。典型的疗效研究为前瞻性研究，即药物或治疗方法在施加给研究对象后需经过一段时间的随访观察后才能进行疗效的评价。

（二）以人为对象的研究

疗效研究的研究对象是患者或暴露于致病因素的人群，而人是一个复杂的有机体，又具有社会属性，极大地受到社会、环境以及心理等各种因素的影响，加之疾病本身的复杂性等多种原因，使疾病治疗措施的效果评价变得非常复杂。故临床疗效研究必须进行科学的设计，以排除多种因素的干扰和影响，才能得到真实、可靠、有效的结论。

（三）伦理学问题

进行疗效研究最重要的是不能给受试者带来不必要的痛苦、不舒服或使其丧失自由。但在进行研究时难免会给受试者带来一些不便，这就需要在寻求医学进步和保障受试者得到最好的医疗之间找到一个平衡点，也就是必须考虑医学伦理道德的问题。必须对受试对象的个人权益给予充分的保障，并确保试验的科学性和可靠性，必须符合《赫尔辛基宣言》和国际医学科学组织委员会颁布的《人体生物医学研究国际道德指南》的道德原则，即公正、尊重人格、力求使受试者最大程度受益和尽可能避免伤害。

二、临床疗效研究常见设计类型

（一）随机对照试验

随机对照试验（randomized controlled trial，RCT）是临床疗效研究中最常用的设计类型，即将个体随机分配到两个或多个组，每组分别施以不同的处理，并要求两组或多组进行同期的观察。可为试验药设置一个或多个对照组，对照可选阳性对照、安慰剂对照，但必须符合伦理学要求。试验药也可设多个剂量组，即组间相互对照。

（二）交叉设计

交叉设计是一种特殊的自身对照设计，它按事先设计好的试验次序，在各个时期对受试者逐一实施各种处理，比较各处理组间的差异。其中最简单的交叉设计是 2×2 形式。2×2 交叉设计设有两种处理 *A* 和 *B*，将受试对象随机分为两组，其中一组受试对象在阶段Ⅰ接受 *A* 处理，阶段Ⅱ接受 *B* 处理，试验顺序为 *AB*；另一组受试对象在阶段Ⅰ接受 *B* 处理，阶段Ⅱ接受 *A* 处理，试验顺序为 *BA*。两种处理因素在试验过程中“交叉”进行，每个受试对象都接受了 *A*、*B* 两种处理，同时 *A*、*B* 两种处理在两个阶段上都进行了试验。

每个试验阶段的用药对后一阶段的延滞作用称为延滞效应。采用交叉设计时应尽量避免延滞效应，这最好是在充分了解疾病与新药有关知识的基础上精心地设计，前一个阶段结束后留下足够长的洗脱期，以便前一阶段药物的作用完全消退。采用交叉设计研究的疾病应当是处于稳定期的慢性病。药物的疗效需在处理期内完全发挥出来，洗脱期必须足够长。这些条件是否满足，要利用已有信息及资料在试验前确定。在实施交叉试验时，如有病例脱落，分析和解释会变得较复杂。

（三）析因设计

析因设计是将两个或多个试验药物或方法的不同剂量（水平）进行组合，对所有可能的组合都进行试验。这样不仅可检验每个试验药物或方法的不同剂量（水平）间的差异，还可以检验各试验药物或方法间是否存在交互作用以及探索适当组合。

（四）成组序贯设计

成组序贯设计是把整个试验分成若干个连贯的分析段，每个分析段病例数相等，且试验组与对照组的病例数比例与总样本中的比例相同。每完成一个分析段，即对主要指标（包括有效性和安全性）进行分析，一旦可以作出结论（拒绝无效假设）即停止试验，否则继续进行。如果到最后一个分析段仍不拒绝无效假设，则作为差异无统计学意义而结束试验，其优点是当处理间确实存在差异时，可较早得到结论，从而节约样本，缩短试验周期。但由于成组序贯设计多次进行假设检验，会增加犯Ⅰ型错误的概率，故需对每次检验的检验水准进行调整，以控制总的犯Ⅰ型错误的概率不超过预先设定的检验水准。成组序贯设计常用于下列两种情况：①试验药与对照药的疗效相差较大，但病例稀少且临床观察时间较长。②怀疑试验药物有较高的不良反应发生率，采用成组序贯设计可以较早终止试验。

（五）其他设计

在疗效评价研究中也可见病例报告、非随机对照研究、单组自身前后对照研究、非同期对照研究、历史性对照研究等方案，但这些方法均有违试验设计的基本原则，除非特殊情况，如罕见病或目前没无有效治疗方法疾病的疗效评价可选择病例报告或单组自身前后对照研究，一般不推荐使用。

第二节　疗效评价指标与内容

临床疗效评价即对临床治疗措施所产生的效能和效力，并按已确定的标准进行定量、定性和综合判断的过程。反映临床疗效的指标常见以下四类：①疾病预后指标，临床治疗最终目的在于改善患者疾病的结局，即疾病的预后，包括治愈、缓解、迁延、慢性化、恶化、复发、残疾、死亡、发生并发症等，所施加的治疗措施即改善（或影响）患者疾病预后的手段，因此疾病的预后结局指标，如痊愈、缓解、复发、死亡等可作为疗效评价的指标。②生物学指标，包括有关体液的生化指标以及生理学指标。③患者自报告的指标（patient reported outcomes，PRO）是由患者对治疗效果评价的指标，它包括患者描述的功能状况、自觉症状以及与健康相关生存质量。一般可通过访谈、问卷或其他数据捕捉工具。例如，有关患者日常生活、健康状态和治疗措施等方面的日志获得。④卫生经济学指标。例如，在抗高血压药物疗效研究中，根据抗高血压药物临床试验技术指导原则（第二稿），其降压作用的主要指标为与基础血压相比，给药间隔末（谷值时）血压的降低幅度。若定义治疗后患者血压达到正常（收缩压/舒张压＜140/90mmHg）或收缩压降低大于20mmHg和（或）舒张压降低大于10mmHg的病例为有效病例，则可以此为基础计算有效率。

在某些临床疗效研究中，尤其对于病程较长、恶性程度较高的疾病，研究者经常不仅关注研究对象的结局及其发生概率，同时关注发生结局的时间，如在某化疗方案治疗小细胞肺癌效果的研究中，临床上不仅关注在治疗后某一时点上提高了患者的生存概率，同时需明确治疗是否延长了患者的生存时间，对于此类型的研究在分析中常使用生存分析、Cox 回归等方法，具体可参考相关文献，本章所介绍的指标和方法主要针对只关注结局的研究。

一、临床疗效评价指标

在临床疗效评价中，常用的指标既可以是治疗前后指标的绝对变化数，也可以是相对数，这里主要介绍常用的相对数指标。

（一）结局事件发生率（event rate，ER）

在临床上常需要使用痊愈率、有效率、病死率、生存率、不良反应发生率等许多指标来评价干预措施的治疗效果，这些效应率在随机对照试验中可概括为试验组的结局事件发生率（experimental event rate，EER）或对照组的结局事件发生率（control event rate，CER），即在结束观察时，某结局事件的发生概率。其计算公式可表达为

$$\text{结局事件发生率(ER)}=\frac{\text{发生某结局事件的人数}}{\text{该组期初观察总人数}}\times k \qquad (13\text{-}1)$$

式中，k 为比例基数，可根据该指标的使用习惯加以选择。

（二）相对危险度（relative risk，RR）

相对危险度是治疗组某结局事件的发生率与对照组该结局事件的发生率的比：

$$\text{RR}=\frac{\text{EER}}{\text{CER}} \qquad (13\text{-}2)$$

如果结局事件是不良事件、恶性事件（如病死致残等），且 RR＜1，则说明治疗能使不良事件的发生概率降低。如果 RR＞1，则说明治疗不但没降低不良事件的发生，反而增加了不良事件的发生。反之，如果结局事件是良性事件（如治愈），且 RR＞1，则说明治疗使良性结局的发生增加；如果 RR＜1，则说明治疗使良性结局发生率降低。

设试验组例数为 n_1，对照组例数为 n_0，则 RR 置信区间的计算公式为

$$\text{RR}\exp(\pm Z_{\alpha/2}\sqrt{(1-\text{EER})/(n_1\cdot\text{EER})+(1-\text{CER})/(n_0\text{CER})} \qquad (13\text{-}3)$$

（三）绝对危险度减少（absolute risk reduction，ARR）

绝对危险度减少也叫危险差（risk difference），是指治疗组和对照组结局事件发生率的绝对差值。此值越大，说明两组间结局事件发生率差距越大，临床意义也就越大。

$$\text{ARR}=\text{CER}-\text{EER} \qquad (13\text{-}4)$$

设试验组例数为 n_1，对照组例数为 n_0，则 ARR 可信区间的计算公式为

$$\text{ARR}\pm Z_{\alpha/2}\sqrt{(1-\text{EER})\text{EER}/n_1+(1-\text{CER})\text{CER}/n_0} \qquad (13\text{-}5)$$

（四）相对危险度减少（relative risk reduction，RRR）

相对危险度减少指与对照组相比，治疗组结局事件发生减少的百分比，表示治疗组经治疗后，有关结局事件发生的 RR 值下降的水平。

$$\text{RRR}=\frac{\text{CER}-\text{EER}}{\text{CER}}\times 100\%=1-\text{RR} \qquad (13\text{-}6)$$

如果结局事件是不良事件、恶性事件，则通常说明治疗组经治疗后其不良事件的发生

可降低。如果结局事件是良性事件，且 RRR 为负值，则说明治疗组经治疗后良性结局的发生率可增加。其可信区间可用 RR 的可信区间推算。

在实际使用 RRR 时需注意：RRR 是个相对指标，若某临床结局的发生率很低，施加特定的治疗措施后，即使结局发生率改变很小，算出的 RRR 也可能很大，因此在显示临床意义时有一定的缺陷，同时该指标无法用于不同治疗措施间疗效的比较。

（五）需要治疗的人数（number needed to treat，NNT）

采用某治疗措施，观察一定的时间，需要处理多少病例以防止 1 次不利结局的出现，其值越小，说明治疗对患者越有利。其可信区间可用 RR 的可信区间推算。

$$NNT = \frac{1}{ARR} \tag{13-7}$$

在使用上述指标时，应该注意以下两个问题。

（1）只有在治疗性研究各方面条件和关注的结果指标相同时，指标间的比较才有实际意义。

（2）当观察期不同，所计算的结局事件发生率就会出现差异，上述评价指标也会随之变化，因此当观察期不同时，不能直接进行比较。

例 13-1 为研究卡托普利对急性心肌梗死早期病死率的影响作用，以安慰剂为对照，共纳入研究对象 14962 例，其中试验组 7468 例，在基础治疗的同时加用卡托普利；对照组 7494 例，在基础治疗的同时使用安慰剂。试验 4 周结果显示，治疗组病死率为 9.1%，对照组为 9.7%。试计算相关评价指标。

$$RR = \frac{EER}{CER} = \frac{9.1\%}{9.7\%} = 0.938$$

其 95%置信区间为（0.850，1.037）

$$ARR = CER - EER = 9.7\% - 9.1\% = 0.6\%,$$

说明使用卡托普利治疗相较于不使用 4 周病死率相差 0.6%。

$$RRR = \frac{CER - EER}{CER} \times 100\% = \frac{9.7\% - 9.1\%}{9.7\%} \times 100\% = 6.186\%$$

说明治疗组治疗后，与对照组相比 4 周病死率降低 6.186%。

$$NNT = \frac{1}{ARR} = \frac{1}{0.6\%} \approx 167$$

说明治疗组为挽救 1 名死亡病例，至少需要治疗 167 例急性心肌梗死患者。

二、临床疗效研究统计分析的内容

临床疗效研究的统计分析主要包括可比性分析、疗效评价和安全性评价三个方面。

（一）可比性分析

临床疗效研究中都是通过所研究治疗措施与对照组的比较来说明治疗措施疗效的，而比较的基础为可比性，即除处理因素不同外其他因素在试验组和对照组间必须相同或相近。若组间某些重要的特征不具有可比性，则疗效比较的结果就会被系统地歪曲，从而出现偏倚，即混杂偏倚，而这些不具有可比性的因素或特征也被称为混杂因素。在设计时的随机分配、严格的入选标准、同步、盲法试验观察或选择其他设计方法（如交叉设计等）都是保证组间可比性的重要措施。除此之外，在进行疗效分析前，还需进行可比性分析，以明确研究对象基线情况是否真的具有可比性，具体指标一般包括人口学资料、症状、体征、病情严重程度、病程、病史、生命体征、体格检查等。若存在不可比混杂因素，应在后续疗效分析中利用统计分析方法加以控制。

（二）疗效评价

试验的主要目的即在于确认药物具有某种治疗效果。治疗措施的有效性分析应包括对主要指标、次要指标和全局评价指标的分析。对可比性分析中不均衡的指标，在疗效评价时应将其作为协变量，控制其对试验效应的影响。

（三）安全性评价

在临床疗效研究中安全性与疗效并重。从受试者中收集的安全性指标应尽可能全面，包括受试者出现的所有不良事件的类型、发生时间、严重程度、处理措施、持续的时间、转归，以及与试验药物的关系。安全性评价包括不良事件发生率、不良反应发生率、不良事件病例明细表等。

第三节　优效、等效和非劣效性试验及其假设检验

基于临床认识和伦理学因素，临床研究多选择针对目标适应证的已有有效治疗措施为对照，即所谓的阳性对照。国际上根据研究目的不同，普遍用非劣效、等效或优效性设计及其相应的假设检验。

一、优效、等效和非劣效性试验的含义

优效性试验（superiority trial）是显示试验组治疗措施的治疗效果优于对照组（安慰剂或阳性对照组）的试验。优效性试验又可分为统计学优效性和临床优效性，统计学优效性可通过一般的差异性检验，假定效应值（均数或率差）数值越大，疗效越好，若试验组 T 高于对照组 C，即 $T-C>0$，且假设检验得 $P\leqslant\alpha$，则可认为试验组优于对照组。而临床优效性则必须首先确立优效性界值Δ，该界值是指试验组的治疗措施与对照组之间相差的临床上可接受的最大值，而只有在试验组效应值 T 与对照组 C 之差大于Δ时才认为临床优效。图 13-1 为优效性试验示意图。

如果已有疗效肯定的药物，采用安慰剂对照则会面临伦理方面的问题。而且随着越来越多有效药物的出现，在疗效方面有突破的药物越来越少，因而在阳性对照试验中，更多的情形是探索试验组治疗措施药物与标准药物相比疗效是否不差或相当，由此提出了非劣效性和等效性试验。非劣效性试验（non-inferiority trial）是显示试验组治疗措施的治疗效果在临床上不劣于阳性对照组。等效性试验（equivalence trial）是确认两种措施治疗效果相当，即使有一

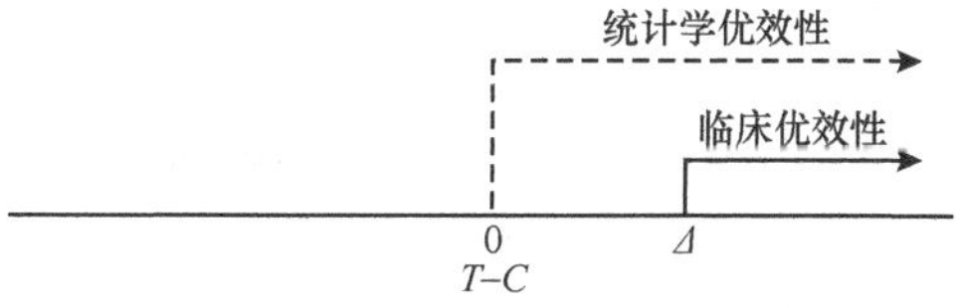

图 13-1　优效性试验示意图

定差别，但这种差别在临床上可以接受的限度之内。与优效性试验一样，在非劣效性和等效性试验中也存在一个界值——临床非劣效性/等效性界值（non-inferiority/equivalence margin），其含义为临床上认为两措施等效时可接受的最大值，一般小于阳性对照组与安慰剂比较的优效界值。为叙述方便这里仍然表达为Δ，以$-\Delta$表示劣侧界值，Δ表示优侧界值，显然，非劣效性试验仅用$-\Delta$一个界值，而等效性试验要用$-\Delta$和Δ两个界值（图 13-2）。

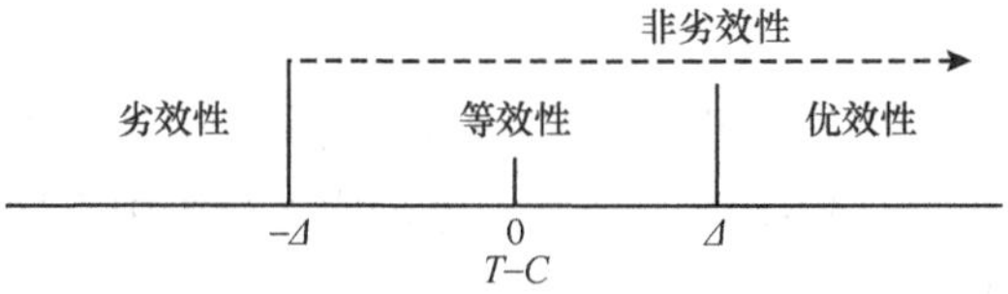

图 13-2 非劣效性/等效性试验示意图

在等效性检验、非劣效性检验和优效性检验中的 Δ，理论上该值为临床认为疗效相当的最大允许差异值，其如何确定至关重要。若 Δ 太大，将把疗效远不如对照的措施，判断为非劣或等效；若 Δ 太小，则可能将本来可推广应用的有效措施，误判为无效而得不到及时上市，并且所需的样本含量可能会大得不切实际。但实际确定起来往往较困难和复杂，需要根据已有的文献数据、设计类型及数据的分布类型，从临床意义及成本效益来综合考虑，将统计学推理和临床判断相结合。目前较为公认的 Δ 值如血压可取为 10mmHg，胆固醇可取为 0.52mmol/L（20mg/dL），白细胞可取为 0.5×10^9 /（500 个/mm^3）等。

同时，在优效、等效和非劣效试验阳性对照组的选择要慎重。所选阳性对照组必须是已广泛应用的、对相应适应证的疗效和用量已被证实，使用它可以很有把握在阳性对照试验中表现出相似的效果；不得任意改动阳性对照组的用法与用量。

二、优效、等效和非劣效试验中的假设检验

目前完成优效、等效和非劣效性试验中试验组与对照组比较的方法主要有假设检验法和可信区间法两种。

（一）假设检验法

为方便叙述，仍然以 T 和 C 分别表示试验组、对照组对应的效应值（均数或率），并假定其数值越大，疗效越好；$\bar{d}$ 表示试验组与对照组效应值的差值；$s_{\bar{d}}$ 表示 d 的标准误；Δ 为各类试验专业上认为有意义的试验组与对照组效应值的差值。当两样本均数比较时统计量为 t，两样本率比较时统计量为 z。不同比较类型临床试验的假设检验如表 13-1 所示。

表 13-1 不同比较类型临床试验的假设检验

	检验目的	假设形式	检验统计量（t 或 Z）
统计优效性检验	T 是否大于 C，即 $T-C>0$	H_0：$T-C\leqslant0$ H_1：$T-C>0$	$\bar{d}/s_{\bar{d}}$
临床优效性检验	$\|T-C\|$在 Δ 范围内认为相等的情况下，$T-C$ 是否大于 Δ	H_0：$T-C\leqslant\Delta$ H_0：$T-C>\Delta$	$(\bar{d}-\Delta)/s_{\bar{d}}$
等效性检验	T、C 在有意义的允许范围内是否相等，即$\|T-C\|<\Delta$	H_0：$\|T-C\|\geqslant\Delta$ H_1：$\|T-C\|<\Delta$	$(\bar{d}-\Delta)/s_{\bar{d}}$及$(\bar{d}+\Delta)/s_{\bar{d}}$

续表

	检验目的	假设形式	检验统计量（t 或 Z）
非劣效性检验	$\|T-C\|$在 Δ 范围内认为相等的情况下，$T-C$ 是否大于$-\Delta$	H_0：$T-C\leqslant-\Delta$ H_1：$T-C>-\Delta$	$(\bar{d}+\Delta)/s_{\bar{d}}$

当效应值为两样本均数时，标准误 $s_{\bar{d}}$ 的计算方法为

$$s_{\bar{d}}=\sqrt{\frac{s_{\mathrm{T}}^2(n_{\mathrm{T}}-1)+s_{\mathrm{C}}^2(n_{\mathrm{C}}-1)}{n_{\mathrm{T}}+n_{\mathrm{C}}-2}\times\left(\frac{1}{n_{\mathrm{T}}}+\frac{1}{n_{\mathrm{C}}}\right)} \tag{13-8}$$

式中，n_{T}、n_{C} 表示试验组、对照组的样本例数；s_{T}、s_{C} 表示试验组、对照组的样本标准差。

当效应值为两样本率时，标准误 $s_{\bar{d}}$ 的计算方法为

$$s_{\bar{d}}=\sqrt{\frac{p_{\mathrm{T}}(1-p_{\mathrm{T}})}{n_{\mathrm{T}}}+\frac{p_{\mathrm{C}}(1-p_{\mathrm{C}})}{n_{\mathrm{C}}}} \tag{13-9}$$

式中，n_{T}、n_{C} 表示试验组、对照组的样本例数；p_{T}、p_{C} 表示试验组、对照组的样本率。

对于等效检验来说，多采用 Schuirmann 提出的双向单侧检验的方法（two one-sided test），即分别对下限和上限做两次单侧的假设检验。因此，为了保证总体 I 型错误的发生概率控制在一定范围（常用 0.05）以内，可利用 Bonferroni 法对检验水准进行调整，即检验水准调整为 $\alpha/2$，两次单侧检验所得出的 P_1 和 P_2 则需与调整后的 α 水准进行比较。

（二）置信区间法

若采用置信区间法进行统计推断，若按 100（$1-\alpha$）%的置信度，在优效性试验中，利用正态近似法计算出试验组与对照组效应值差值 $\bar{d}$ 的单侧下限 C_{L}，若置信区间（$C_{\mathrm{L}}\sim\infty$）在（$0\sim\infty$）范围内，或 $C_{\mathrm{L}}>0$，可得出统计学优效性的结论；当（$C_{\mathrm{L}}\sim\infty$）在（$\Delta\sim\infty$）范围内，或 $C_{\mathrm{L}}>\Delta$，可得出临床优效性的结论。

在非劣效性试验中，$\bar{d}$ 的单侧 100（$1-\alpha$）%置信区间下限 C_{L}，当（$C_{\mathrm{L}}\sim\infty$）在（$-\Delta\sim\infty$）范围内，或 $C_{\mathrm{L}}>-\Delta$，可得出非劣效性的结论。

在等效性试验中，当 $\bar{d}$ 的双侧 100（$1-\alpha$）%置信区间（$C_{\mathrm{L}}\sim C_{\mathrm{U}}$）在（$-\Delta\sim\Delta$）范围内，或$-\Delta<C_{\mathrm{L}}<C_{\mathrm{U}}<\Delta$时，可得出等效性的结论。

第四节 临床疗效研究设计与评价中应注意的问题

临床疗效研究是临床医生进行临床治疗决策的参考依据，任何临床决策的确定都应遵循客观的临床科研产生的最佳证据，临床研究设计和评价的科学性是保证其结果准确、可靠、经得起时间考验的重要保证。本节将阐述临床疗效研究设计与评价过程中容易出现的一些问题。

一、研究对象的特征和数量

研究对象是临床疗效研究中治疗措施作用的客体，其选择的正确与否会对实验结果产

生极为重要的影响。必须明确的是研究者所测量或观察到的研究对象效应不仅是治疗措施的作用，也同时受到研究对象临床特征的影响。研究对象对治疗措施目标人群的代表性如何直接影响了结果的普遍性和可推性，也给同一治疗措施、不同研究结果间的比较带来影响。而且某些处理措施可能对一些特殊人群产生不利的影响，这类人群应排除于试验之外。例如，对妊娠有影响的药物临床试验应将孕妇排除；当试验需使用某些特殊检查（如胃镜等)时，应将有相应禁忌证的患者排除。因此在进行试验设计时必须明确纳入标准(inclusion criteria）和排除标准（exclusion criteria)，并在撰写研究报告时对入选标准及研究对象的基线特征做详细说明。

研究对象的数量就是估计样本含量。样本含量过小，样本对目标总体的代表性差，统计推断效能低，结果不可靠。样本含量太大，会增加研究成本和实际工作的困难，且影响数据的质量。理想的样本含量一般是首先在保证统计学要求的前提下的最少例数，可通过专用的公式估算。

二、分析数据集

正如前所述，临床疗效研究是以人为对象的前瞻性研究，因此研究对象的退出、失访、依从性差等情况在所难免，如果简单地将这些研究对象剔除，不仅损失了信息，而且由于上述情况还可能与治疗措施本身有关，如不良反应明显、治疗无效或效果不明显、病情明显好转或痊愈、病情恶化等，若剔除将系统地夸大或缩小疗效或安全性，从而出现偏倚。

全分析集(full analysis set，FAS)：处理意向分析(intention-to-treat analysis，ITT analysis)原则主要分析应包括所有随机化的受试者，即基于计划好的处理组进行分析，即分配到任一处理组的受试者都应作为该组成员被随访和分析，而不管其是否接受预先计划的处理。该原则在实际操作中常难以达到，因此，常用全分析集进行分析。全分析集是指尽可能接近符合处理意向分析原则的理想的受试者集。该数据集是从所有参与随机化分配的受试者中，以最少的和最合理的方法剔除受试者后得出的。在选择全分析集进行统计分析时，对主要指标缺失值的估计，可以采用最接近的一次观察值进行结转（last observation carried forward)。

符合方案集（per protocol set，PPS)：亦称有效样本、有效病例、可评价病例样本。PPS是充分依从于试验方案的病例数据集，是FAS的一个子集。纳入PPS的病例应接受试验分配的治疗、具有主要指标的测量值以及未对试验方案有大的违反等。在疗效评价试验中，FAS分析结果倾向于保守，而PPS分析可能夸大试验效果。当PPS分析和FAS分析结论一致时，得出的结论更为可靠。当结果不一致时，应分别对PPS和FAS进行讨论和解释，以找出结果不一致的原因。

安全性数据集（safety set，SS)：在安全性评价时，用于汇总的受试者集称为安全性数据集，该数据集包括所有随机化后至少接受过一次治疗并有一次安全性评价的受试者。

三、统计学方法的正确选择

统计学处理方法的选择至关重要，不同的统计学处理方法有不同的适用条件，应用不当，可能得到与客观事实相反的结论。因此在临床疗效评价中，应根据研究目的、设计类型及数据特点等选择恰当的统计方法。较为常见的问题有。

（一）用多个 t 检验代替方差分析

对多个样本均数进行比较时，若采用 t 检验分别对每两个治疗组进行比较，会增大犯Ⅰ型错误的概率，即可能把本来无差别的两个总体均数判断为有差别。正确的做法是，对多组资料进行方差分析，若 $P>0.05$，不拒绝无效假设，结论为多个总体均数差异无统计学意义；若 $P<0.05$，拒绝无效假设，可认为多个总体均数不完全相等，此时再进行均数的两两比较，根据两两比较的结果判断每两个总体均数是否存在差异。常用的两两比较的方法主要有 SNK-q、LSD-t 和 Dunnett-t。

（二）两组等级资料的平均效应比较使用秩和检验

当结果变量呈等级变化，如疗效定义为痊愈、显效、有效和无效 4 个等级，且分析目的在于比较不同组的平均效应有无差别时，若是对两独立样本进行比较可使用 Wilcoxon 两样本比较的秩和检验；对多个独立样本进行比较可使用 Kruskal-Wallis 秩和检验等。

（三）重复测量的问题

在疗效评价中，经常会遇到重复测量的问题，如对两治疗组在两时点重复测量的资料，在进行两组疗效比较时，可采用 t 检验对两组治疗前后疗效指标的差值进行比较。对有多个测量时间的资料可进行重复测量的方差分析，这样不但能够分析不同处理措施的效应，还能分离出时间的效应，并探讨时间与处理措施的交互作用。

（四）存在混杂效应时的有效性分析

若可比性分析结果显示各组各重要的非试验因素均衡可比，则可以直接进行有效性分析。若某些重要的非试验因素不均衡，则可能对治疗措施的效果评价产生混杂效应，这时可在有效性分析时利用分层分析、标准化法、两因素方差分析、协方差分析、多元线性回归、logistic 回归等方法控制混杂因素的影响。

四、假设检验中统计学结果的正确解释

假设检验中统计学结果具体表现为是否拒绝 H_0。当 $P\leqslant\alpha$时，统计学结果为拒绝 H_0，差异有统计学意义。但由于可能犯Ⅰ型错误，在做专业结论时不能绝对化；同时应注意的是差异有统计学意义只能说明基于现有样本信息可以认为总体间存在差异，但不能说明差异本身的大小。例如，通过合理膳食降血压是一种有益的方法，临床试验结果表明通过该措施可以平均多降低收缩压 4mmHg，经检验有统计学意义。但对于临床医生来说，降低 4mmHg 对患者没有明显的临床意义，但该数值可能具有公共卫生学意义。

当一般假设检验方法的 $P>\alpha$时，统计学结果为不拒绝 H_0，差异无统计学意义，只能说明现有样本信息不支持总体间存在差异，并不能得到总体间无差异的结论。若研究目的为两种治疗措施是否等效或非劣效，应进行等效或非劣效性检验。

（张菊英　陈卫中）

第十四章　常见错误案例分析*

第一节　常见统计学错误具体表现

医学统计学知识渗透于医学研究全过程，对医学研究具有指导性作用，然而近年国内外医学期刊论著中统计学知识误用情况严重。医学统计学专家谈及一个触目惊心的数据：全国各类医学期刊中，50%～80%的论著竟有统计学错误，主要表现为统计描述、统计推断和统计设计方面的误用和滥用。这些错误，在一定程度上会影响论文的真实性和可靠性，甚至会导致对整个科研工作的全盘否定。

医学研究中常见统计学错误具体表现在以下方面。

1. 资料识别、资料表达（统计图、表）、资料描述　①定性变量资料和定量变量资料混淆；②所选的统计图表与研究目的不符；③使用均值±标准差的形式描述一切定量变量资料的集中位置和离散程度；④定性变量资料选用定量变量资料统计量指标进行描述；⑤混淆率和构成比的概念等。

2. 统计设计原则　①随机概念混淆及应用错误，未实施随机化原则而套用概念；②缺乏对照或对照不均衡；③样本含量过少等。

3. 统计设计要素　①处理因素与水平设计不妥，对明显的“混杂”未进行控制；②效应指标选择不当；③观察对象同质性（如病期、病型、病程、并发症、诊断不明、年龄等）不好等。

4. 设计方案的识别　①多因素设计拆分为多个单因素设计；②配对设计、随机区组设计误为完全随机设计等。

5. 临床试验　①缺少针对数据集（安全集、全分析集、符合方案集）而进行的分析，缺少安全性评价；②失访过多及删除失访者导致偏性等。

6. 统计分析　①研究方案与假设检验方法不匹配；②不注意统计假设检验应用条件（分布、方差齐同、样本含量等），误用参数统计分析方法与非参数统计分析方法；③定性变量资料和定量变量资料的统计方法混用；④重复测定资料，误用独立样本 t 检验或完全随机设计方差分析法进行分析；⑤多组均数比较，拆分为两两组间进行 t 检验等。

第二节　常见错误案例分析

例 14-1　观察丁苯酞治疗轻、中度血管性痴呆的临床疗效。62 例受试者口服 0.2g 丁苯酞软胶囊，每天 3 次，服药 12 周。最终有 53 人认知功能发生了改善，从而认为丁苯酞治疗血管性痴呆非常有效（有效率为 85.48%）。

解析　首先，该研究的主要问题是未设置对照组；其次，治疗 62 例轻、中度血管性痴呆患者的结果是样本资料，未进行统计推断，尚不能直接得出有关总体的结论。

例 14-2　某研究欲比较 A、B 二种治疗方案治疗支气管哮喘的效果（疗效：有效或无效），选择2012年12月在某医院住院的患者30例，20例患者第一疗程接受方案A治疗，结果记录为A组疗效；同时，该20例患者第二、三疗程接受方案B，计40例次，结果记录为B组疗效，其余10例患者仅接受方案B一个疗程，结果记录为B组疗效。A组与B组样本量分别为20与50，研究者对A组与B组疗效进行了比较。

解析 首先，20例患者在接受方案A后，再接受B，没考虑A对B的影响。其次，20例患者在第二、三疗程接受方案B，获得20+20个观测值，这是重复测定问题，而本例错误地视为40个独立个体观测值。最后，两种治疗方案的可比性差：A组为第一疗程接受A治疗；B组则包括三种情况：接受A治疗的患者在第二疗程接受B治疗（20个观测值）、在第二疗程基础上继续接受B治疗（20个观测值）、仅接受一个疗程的B治疗（10个观测值）。

例14-3 一项研究中，某临床医生根据患者就诊的先后顺序对他们进行随机化分组，先到的10例分到A组，后到的10例分到B组。

解析 本研究并未实施随机化分组，因为患者就诊的先后顺序中可能暗含病情轻重不等的因素。病情较重患者，病情紧急，可能先来就诊，于是该医生的分组可能导致A组的患者其病情比B组病情严重，两组间可比性差。研究者可根据患者的就诊顺利依次取随机数字，根据随机数字的奇偶来分组。

例14-4 某医学院校实习学生开展了一项动物实验，选择传统手术方式（乙）为对照，探索一种新的手术方式（甲）对小鼠伤口愈合的影响。研究者首先对参与实验的20只小鼠以随机数字表为工具进行了随机化分组，实验组与对照组各10只。然后对实验组10只小鼠按被抓住顺序实施甲方式手术，并观察伤口愈合情况。最后对对照组的10只小鼠实施乙方式手术并观察伤口愈合情况。

解析 该实习学生手术操作并不熟练，随着实验的开展，其手术熟练程度有所提高，而手术熟练程度对伤口愈合可能产生影响，因此先完成实验组手术而后实施对照手术是不妥的。随机化不仅包括分组的随机，也包括实验顺序的随机。

例14-5 某研究欲评价某地小学6年级学生肥胖状况，对该地2476人的体重进行了测量，体重大于等于50kg者，认为其肥胖，结果该地30%左右的小学生存在肥胖现象，于是认为该地小学生的肥胖现象严重。

解析 本研究欲评价小学6年级学生的肥胖状况，但所选用的效应指标仅有体重。我们知道，体重与身高是密切相关的，高个子的学生其体重一般较重，但并不一定肥胖。因此，可认为该研究所选用的评价指标太片面，应该结合身高选用体质指数进行综合评价为宜。

例14-6 将20名20～40岁的健康女性受试者随机分为A、B组。A组服用受试制剂T 1.5mg，B组服用参比制剂R 1.5mg。间隔1周后，交叉服药，A组服用参比制剂R 1.5mg，B组服用受试制剂T 1.5mg。测定受试制剂T和参比制剂R的药代动力学参数结果如表14-1所示。

表14-1 受试制剂和参比制剂的药代动力学参数

药代参数	AUC_{0-t} (ng/ml)	$AUC_{0-\infty}$ (ng/ml)	C_{max} (ng/ml)	T_{max} (h)	$T_{1/2}$ (h)	Vz/F
T	342.82±75.94	375.90±83.41	20.93±2.89	1.79±0.17	20.84±4.06	103.5±30.1
R	339.60±80.15	388.30±107.65	19.74±3.13	1.83±0.16	22.73±4.58	–

每位受试者采用受试制剂和参比制剂测得的数据为一个对子，共 20 对。受试制剂和参比制剂的 C_{max}、AUC_{0-t}、$AUC_{0-\infty}$经对数转换后进行方差分析、双侧 t 检验。t_{max} 进行非参数检验（配对 Wilcoxon 法）。$T_{1/2}$ 进行配对 t 检验。

解析 本研究将研究对象随机分为两组，每一组受试者接受两个阶段的试验，中间经过一个洗脱期，每个阶段接受一种处理，两组交叉进行，其设计方案为：

	第一阶段	第二阶段
A 组	*T*	*R*
B 组	*R*	*T*

这种研究设计并不属于配对设计，而是交叉设计方案。采用配对设计的假设检验方法不恰当，而应采用与交叉设计匹配的假设检验方法。

例 14-7 一研究者收集了某年某地传染病的病死率资料，并绘制了线图。

表 14-2 某年某地几种传染病的病死率

病种	病死率（%）	病种	病死率（%）
白喉	10.9	伤寒与副伤寒	2.7
流行性乙型脑炎	18.2	痢疾	1.2
流行性脑脊髓膜炎	11.1	脊髓灰质炎	3.4

解析 线图通常用线段的升降表达一事物的量随另一事物的量变化的趋势，或某事物的量随时间变化的过程。但本研究是要比较各种传染病病死率的高低，选用线图是不恰当的，宜用直条图。

例 14-8 在重庆市沙坪坝区采取整群随机抽样的方式，随机抽取 3 个社区（甲、乙和丙），对年龄在 15～70 岁的常住居民进行肿瘤知识知晓情况的调查，结果如表 14-3 所示。

表 14-3 居民肿瘤知识知晓情况[n（%）]

调查内容	甲（n=1765）	乙（n=1266）	丙（n=1296）	$\bar{x}$
癌症病因知识				
吸烟是患肺癌的主要原因	1486（84.2）	834（65.9）	1045（80.6）	76.9
酗酒增加患肿瘤风险	1425（80.7）	916（72.4）	260（20.1）	57.7
暴晒和紫外线照射增加患皮肤癌危险	1474（83.5）	928（73.3）	1114（86）	80.9
缺乏体力活动增加患癌风险	1310（74.2）	281（22.2）	281（21.7）	39.4
常吃咸食可以致癌	1402（79.4）	306（24.2）	130（10）	37.9
常吃油炸食品可以致癌	1483（84.0）	828（65.4）	1005（77.5）	75.6
精神压力过大易患癌症	1352（76.6）	389（30.7）	222（17.1）	41.5
肿瘤是可以预防的	1429（81）	567（44.8）	987（76.2）	67.3
蔬菜水果摄入过少增加患癌风险	1448（82）	442（34.9）	269（20.8）	45.9
细菌或病毒感染增加患癌风险	1242（70.4）	244（19.3）	266（20.5）	36.7
长期服用激素药物增加患癌风险	1252（70.9）	258（20.4）	219（16.9）	36.1
拥有多个性伴侣能增加患子宫颈癌的风险	1256（71.2）	743（58.7）	1061（81.9）	70.6
“三早”能降低肿瘤死亡率	1468（83.2）	812（64.1）	1012（78.1）	75.1

续表

调查内容	甲（n=1765）	乙（n=1266）	丙（n=1296）	$\bar{x}$
癌症早期症状知识				
肺癌早期危险信号	1257（71.2）	1098（86.7）	1154（89）	82.3
胃癌早期危险信号	595（33.7）	955（75.4）	1115（86）	65.0
肝癌早期危险信号	580（32.9）	904（71.4）	1089（84）	62.8
大肠癌早期危险信号	528（29.9）	673（53.2）	1069（82.5）	55.2
乳腺癌早期危险信号	399（22.6）	590（46.6）	1014（78.2）	49.1

解析　首先，对于三个社区知晓率合计这一指标的表达不应该用$\bar{x}$。$\bar{x}$为描述定量变量资料集中位置的指标，但本研究为定性变量资料，这里应该采用知晓率进行描述。其次，合计率的计算不应是三个社区的率简单相加除以 3，而应是三个社区的分子相加除以分母相加。最后，个别数据小数位数不一致，相同列同一指标小数点后保留的位数应该相同。

例 14-9　收集某医科大学附属医院病理科 2015 年 1 月至 2017 年 12 月确诊为淋巴瘤的石蜡组织标本，测定不同类型淋巴瘤组织中 TNF-β 水平，结果如表 14-4 所示。

表 14-4　不同类型淋巴瘤组织中 TNF-β 表达

组织类型	n	TNF-β（n）				阳性率（%）
		−	+	++	+++	
HL	12	4	5	2	1	66.67
DLBCL	30	10	15	4	1	66.67
PCN	20	6	12	2	0	70.00
SLL/CLL	13	6	5	2	0	53.85
LBL	8	5	1	2	0	37.50
FL	3	1	1	1	0	66.67
MALT	2	2	0	0	0	0.00
MCL	2	2	0	0	0	0.00
NK/TCL	3	2	1	0	0	33.33
PTL	4	1	0	3	0	75.00

解析　样本量较小，不宜采用相对数指标进行描述。

例 14-10　一批乳腺癌细胞共 30 个样品，随机分为两组，分别接受 A、B 两种处理，其阳性细胞的转化率如表 14-5 所示。对于阳性细胞转化率，研究者采用两率比较的 χ^2 检验进行两种处理方式间的比较。

表 14-5　A、B 两种处理阳性细胞转化率结果

处理 A		处理 B	
样品	阳性细胞转化率（%）	样品	阳性细胞转化率（%）
1	35.67	1	15.32
2	42.38	2	21.98

续表

处理 A		处理 B	
样品	阳性细胞转化率（%）	样品	阳性细胞转化率（%）
3	29.66	3	27.31
4	37.21	4	20.87
5	40.08	5	11.25
6	19.37	6	16.79
7	22.43	7	15.34
8	34.15	8	20.99
9	28.94	9	26.10
10	36.47	10	18.23
1	25.18	11	10.29
12	29.36	12	16.26
13	42.17	13	18.94

解析　本研究效应指标名称上虽为细胞转化率，但每个样品均有一个具体的细胞转化率值，该资料并不属于定性变量资料，而是定量变量资料。因此，本研究采用 χ^2 检验进行两种处理方式间阳性细胞转化率的比较是不恰当的。

本案例研究拟推断 A、B 两种处理乳腺癌细胞阳性转化率是否不同，采用了完全随机设计方案，效应指标阳性细胞转化率为定量变量资料，可根据资料所满足应用条件情况选择采用两独立样本的 t 检验（t'检验）或秩和检验。经方差齐性检验，F=2.14，P>0.10，尚不能认为方差不齐。因此选择采用两均数比较的 t 检验，t=5.67，P<0.0001。

例 14-11　回顾性分析 2009 年 1 月至 2011 年 12 月，江西省某医院生殖内分泌中心就诊的多囊卵巢综合征（PCOS）伴 IR 患者 87 例，依据治疗方式的不同分为观察组（47 例）和对照组（40 例）。对照组在月经或撤退性出血的第 3 天起，每晚口服复方醋酸环丙孕酮片 1 片，连服 21 天。观察组在对照组的基础上加服二甲双胍片。欲了解对照组和观察组的治疗是否有效以及对照组和观察组的治疗效果是否不同，分别在治疗前和治疗后不同时间测定受试者的内分泌激素变化情况，如表 14-6 所示，其中同一时间点组间比较采用完全随机设计的 t 检验，同一组别内不同时间比较采用完全随机设计的方差分析。

表 14-6　两组治疗前、后生殖内分泌激素变化（$\bar{x} \pm s$）

组别	n	时间	LH（mmol/L）	LH/FSH 值	T（nmol/L）	SHBG（mmol/L）	FAI
观察组	47	治疗前	11.43±4.81	1.87±0.69	0.94±0.34	138±28	3.83±1.25
		治疗 7 天	8.67±3.78	1.67±0.45	0.75±0.24	210±34	2.45±0.78
		治疗 14 天	5.54±4.12	1.45±0.56	0.59±0.36	287±46	1.67±0.81
		治疗 21 天	4.82±2.15	0.84±0.36	0.43±0.25	301±45	0.98±0.45
对照组	40	治疗前	12.05±4.99	1.99±0.75	0.96±0.32	127±30	3.76±1.54
		治疗 7 天	10.67±4.07	1.69±0.63	0.81±0.29	149±37	3.08±1.63
		治疗 14 天	8.34±3.56	1.42±0.57	0.75±0.28	185±29	2.34±0.98
		治疗 21 天	7.75±3.98	1.21±0.51	0.70±0.26	206±36	1.26±0.77

解析　本研究在治疗前和治疗后不同时间均进行了内分泌激素水平的测定，治疗前和治疗后不同时间数据来自同一受试个体，数据间并不独立，并不满足完全随机设计的条件。事实上，治疗前和治疗后不同时间各指标水平，是针对同一个体在不同的时间点进行测定的结果，属于重复测量。除此之外，将一个完整的研究，拆分成多个独立的研究分别进行 t 检验与方差分析，这也是不正确的，这样未消除数据之间存在的彼此不相等的相关性对观测结果的影响，割裂了数据的整体性。本案例可采用重复测量设计的方差分析，除了分析两因素不同水平间的主效应外，还可进一步分析交互效应。

例 14-12　采用流调中心抑郁自评量表，整群抽取某高寒地区 995 名官兵进行抑郁症状的测试。定量变量资料用 $\bar{x}\pm s$ 表示，不同组间的比较采用方差分析，两两比较分别采用 t 检验。检验水准 α=0.05，以 P<0.05 为差异有统计学意义。

表 14-7　不同职别高寒地区军人 CES-D 总分及 4 个因子得分（$\bar{x}\pm s$）

因子	战士（n=524）	士官（n=401）	军官（n=70）	F	P
CES-D 总分	14.04±7.68	13.42±7.27	14.67±5.42	1.278	0.279
抑郁情绪	3.51±2.73	3.38±2.35	3.77±3.07	0.341	0.686
积极情绪	5.69±3.54	5.60±3.62	4.77±3.05	2.104	0.053
躯体症状与活动迟滞	3.63±3.11	3.21±2.59	3.08±2.26	2.852	0.041
人际关系	0.57±0.42	0.42±0.36	0.44±0.30	3.072	0.047

表 14-8　不同文化程度高寒地区军人 CES-D 总分及 4 个因子得分（$\bar{x}\pm s$）

因子	初中（n=232）	高中（n=580）	大学及以上（n=183）	F	P
CES-D 总分	13.66±8.21	13.51±8.01	15.20±4.67	3.873	0.021
抑郁情绪	3.58±3.16	3.31±2.11	3.89±3.13	1.763	0.187
积极情绪	6.14⊥3.66	5.56±3.58	4.73±3.01	8.014	0.000
躯体症状与活动迟滞	3.55±2.97	3.38±2.84	3.48±2.63	0.500	0.704
人际关系	0.52±0.45	0.47±0.32	0.58±0.44	1.132	0.032

解析　首先，多个样本间均数的比较采用方差分析是正确的，但是在方差分析得出有统计学意义的结论后，两两比较分别采用 t 检验不恰当，这样会增大犯 I 类错误的概率，应该选用 SNK 法进行两两比较。其次，针对同一研究，同一样本，在样本量相同的情况下（即假设检验的自由度相同），F 值越大，其 P 值就越小。但本研究的表 14-7 和表 14-8 的数据结果却违背了这一基本理论基础，针对表 14-7，人际关系因子的 F 值大于躯体症状与活动迟滞因子，理论上人际关系因子的 P 值应当小于躯体症状与活动迟滞因子，但结果却相反。表 14-8 中的抑郁情绪因子和人际关系因子的错误与上述相同。

例 14-13　将 80 只断乳（21 天）SD 雄性大鼠随机分为对照组及 100ppm、200ppm 和 300ppm 醋酸铅浓度组，每组各 20 例。各铅暴露组以不同浓度醋酸铅作为饮用水供给大鼠染毒，染铅周期为 6 周；对照组为自由饮用去离子水。各组大鼠分笼饲养，染毒期间始终自由进食普通饲料。染毒后不同时间点（1～6 周）抽取尾血，利用原子吸收光谱进行尾血铅水平检测（μg/L），结果如表 14-9 所示。其血铅水平用 $\bar{x}\pm s$ 进行描述，采用完全随机设计的方差分析，组间两两比较采用 t 检验，以 P<0.05 为差异有统计学意义。

表 14-9 铅暴露对大鼠血铅水平的影响（$\bar{x} \pm s$）

组别	1 周	2 周	3 周	4 周	5 周	6 周
对照	12.03±5.01	13.99±4.76	14.19±7.47	15.80±10.37	13.00±1.56	17.35±8.42
100ppm	22.49±3.40	35.18±7.94	47.57±19.69	93.58±29.40	91.48±10.63	98.48±22.56
200ppm	78.90±15.70	113.25±11.38	139.35±23.42	143.63±22.6	152.28±22.55	185.60±27.68
300ppm	122.00±22.30	157.92±19.73	171.83±5.14	186.30±24.63	197.78±26.83	247.15±21.67

解析 对受试对象染铅处理后，每周抽取其尾血进行血铅水平的检测，不同检测时间点的血铅数据均来自相同的受试大鼠，数据并不独立，并不属于完全随机设计，遂不能采用完全随机设计的方差分析进行统计推断，而且两两比较也不能采用独立样本均数比较的 t 检验，这样会增大犯 I 类错误的概率。该研究属于具有一个重复测量的 2 因素设计，应考虑采用具有一个重复测量设计资料的方差分析，除了分析两因素不同水平间的主效应外，还可进一步分析交互效应。

例 14-14 回顾分析两种手术方式的 235 例下段食管癌手术病例的手术分期和围术期并发症发生率有无差异（表 14-10、表 14-11）：组间比较采用 χ^2 检验，以 $P<0.05$ 为差异有统计学意义。

表 14-10 两种手术方式病例手术分期的比较

手术分期	双切口组（n=125）	单切口组（n=110）
I	5	10
II	112	96
III	8	4

注：χ^2=3.287，P=0.193。

表 14-11 两组围术期并发症等相关资料比较[n（%）]

组别	n	术后并发症	肺部并发症	乳糜胸	吻合口瘘	喉返神经损伤	吻合口狭窄	胃排空障碍
双切口组	125	43（34.40）	16（12.80）	2（1.60）	1（0.80）	2（1.60）	2（1.60）	20（16.00）
单切口组	110	41（37.23）	11（10.00）	3（2.73）	3（2.73）	4（3.64）	4（3.64）	16（14.55）
χ^2		0.21	0.451	0.357	1.299	0.975	0.975	0.095
P		0.647	0.502	0.55	0.254	0.323	0.323	0.757

解析 本研究欲分析两种手术方式的患者的手术分期是否不同，采用了 3×2 的 χ^2 检验。但是针对手术分期这一变量，分为 I 期、II 期和III期，属于等级资料。针对本研究的研究目的，应该采用单向有序资料的秩和检验进行分析。针对两种手术方式的并发症发生率资料为普通的四格表资料。对四格表资料进行率的比较，虽然样本量 $n>40$，但是针对乳糜胸、吻合口瘘、喉返神经损伤、吻合口狭窄这几种围术期并发症（表 14-11），其均有 2 个格子的理论频数 $1\leqslant T<5$，不符合四格表资料 χ^2 检验的应用条件，可采用校正的四格表 χ^2 检验或 Fisher 确切概率检验。

例 14-15 回顾性分析某医科大学附属第一医院妇产科 2016 年 10 月至 2017 年 10 月间阴道镜下活检、病理诊断为宫颈子宫内膜异位症的患者 73 例，用超频电刀给予电熨

43 例，局部病灶切除的 30 例，两种方式治疗的效果如表 14-12 所示。利用四格表资料的 χ^2 检验进行分析后，发现两种方式治疗宫颈子宫内膜异位症的有效率差异无统计学意义（$P>0.05$）。

表 14-12　超频电刀电熨和局部病灶切除术治疗宫颈子宫内膜异位症的有效率

术式	有效	无效	合计	有效率（%）
超频电刀电熨	35	8	43	81.40
局部病灶切除术	26	4	30	86.67
合计	61	12	73	83.56

解析　根据四格表资料 χ^2 检验的应用条件，若 $n>40$，有一个格子 $1\leqslant T<5$，应用校正的四格表 χ^2 检验，也可采用 Fisher 确切概率检验。本资料 $n=73>40$，最小的理论频数=（12×30）/73=4.93＜5，应采用校正的四格表 χ^2 检验或 Fisher 确切概率检验。

例 14-16　将医院泌尿系统感染患者 150 例随机分为两组，分别给予盐酸左氧氟沙星和美洛西林钠舒巴坦钠治疗，两组疗效见表 14-13：经 χ^2 检验，两组组间疗效比较差异无统计学意义（$P>0.05$）。

表 14-13　两组患者经治疗后的临床疗效

组别	n	痊愈[n（%）]	显效[n（%）]	进步[n（%）]	无效[n（%）]
A	76	56（73.69）	11（14.47）	7（9.21）	2（2.63）
B	74	64（86.49）	7（9.46）	3（4.05）	0（0.00）

解析　本研究欲比较盐酸左氧氟沙星和美洛西林钠舒巴坦钠的疗效，属于完全随机设计，资料类型为等级资料，采用 χ^2 检验进行综合疗效的对比是不恰当的，应当采用等级资料的秩和检验。如若进行两种药物疗效构成比的比较，采用 χ^2 检验才是正确的。但针对本研究，有 1 个格子的理论频数小于 1，即使进行疗效构成比的比较，也不满足 χ^2 检验的应用条件，而应采用 Fisher 确切概率检验。

例 14-17　收集 2007 年 4 月至 2016 年 12 月在中国人民解放军广州军区某医院经开放或腹腔镜手术切除的 59 例典型肾上腺肿瘤患者标本，经病理证实，其中肾上腺皮质腺瘤 45 例，肾上腺皮质癌 14 例。正常肾上腺组织标本 21 份，为泌尿外科行尸体肾移植取肾源时所取的肾上腺组织。应用免疫组织化学 Novolink Polymer 法检测所有标本中 Cx32、Cx43 的表达水平，结果如表 14-14 所示。应用四格表资料的 χ^2 检验进行不同组织类型间 Cx32、Cx43 表达水平的比较。

表 14-14　Cx32 和 Cx43 在各种组织中的表达结果（n）

组织类型	n	Cx43				Cx32			
		−	+	++	+++	−	+	++	+++
正常肾上腺组织	21	0	2	5	14	3	4	2	12
肾上腺皮质腺瘤	45	11	5	13	16	14	4	11	16
肾上腺皮质癌	14	9	3	2	0	11	2	1	0

解析 Cx43 和 Cx32 的表达水平分为四个级别：–、+、++、+++，均为等级资料，组织类型为三类，资料整理为 3×4 的行×列表资料，而非四格表资料。由于 Cx43 和 Cx32 均为等级资料，要比较不同组织类型的 Cx43、Cx32 表达水平是否不同，宜采用 Kruskal-Wallis 检验，而不适合采用四格表资料的 χ^2 检验。

例 14-18 收集 843 例泌尿外科住院患者的尿液标本，分别用干化学法进行隐血检测和显微镜检测尿沉渣红细胞（镜检），分析两种方法结果的相符率（表 14-15）。采用完全随机设计的 χ^2 检验进行统计推断，$P<0.05$ 为差异有统计学意义。

表 14-15　两种方法检测结果

干化学法尿隐血检测结果（n）	镜检结果（n）		合计
	阴性	阳性	
阴性	357	4	361
阳性	55	427	482
合计	412	431	843

解析 干化学法和镜检均是针对相同的 843 例受试者的尿液标本进行的检测，两种方法的结果之间并不完全独立，不属于完全随机设计，而是配对设计，应当采用配对设计的 χ^2 检验推断两种方法阳性检测率是否不同。

例 14-19 将尿道膀胱肿瘤电切术的患者 150 例随机分为 A 组和 B 组，每组 75 例。两组采用不同的闭孔神经阻滞法进行麻醉。观察两种方法的穿刺时间（即从神经刺激针进针到确定闭孔神经位置后注药所用时间）、手术过程中内收肌群收缩情况和术后 1 天穿刺部位疼痛发生情况，结果见表 14-16。组间比较均采用 t 检验，以 $P<0.05$ 为差异有统计学意义。

表 14-16　两组阻滞效果比较

组别	穿刺时间（$\bar{x}\pm s$）	术后 1 天穿刺部位疼痛发生情况（n）	内收肌群收缩情况（n）	
			未收缩	收缩
A	45.3±15.5	18	56	19
B	21.0±7.8 [a]	2 [a]	53	22

a：$P<0.05$，与 A 组比较。

解析 本研究属于完全随机设计，针对计量资料——穿刺时间这一指标而言，在数据满足独立、正态、等方差的前提下，采用完全随机设计的 t 检验是没有问题的。但是手术过程中内收肌群收缩情况和术后 1 天穿刺部位疼痛发生情况这两个指标为定性变量资料，进行统计推断应该采用定性变量资料的假设检验方法（χ^2 检验、Fisher 确切概率法等），作者犯了误用 t 检验处理定性变量资料的错误。针对本研究术后 1 天穿刺部位疼痛发生情况和内收肌群收缩情况均应采用四格表资料的 χ^2 检验或 Fisher 确切概率法检验。

例 14-20 某人收集到表 14-17 资料，采用 t 检验进行了分析。三种疾病间治疗效果比较：（1）、（2）间比较 t=2.1，$P<0.05$，（1）、（3）间比较，t=2.3，（2）、（3）间比较 t=4.1。

表 14-17　三种疾病 FIT 治疗效果

病种	痊愈	显效	好转	无效
肩周炎（1）	14	12	13	4
腰肌筋膜炎（2）	30	10	14	3
腰背肌劳损（3）	39	7	5	1

解析　首先本研究的资料类型为等级资料，在进行统计分析时不应选定量变量资料的统计分析方法 t 检验，如若进行三病种间治疗效果比较，应选用等级资料的秩和检验，如若进行三病种间治疗效果构成比的比较，则根据已知条件可以考虑选用行×列表资料的 χ^2 检验。

例 14-21　选择某医院 52 例大肠癌患者外科手术切除的新鲜肠癌组织及其相应癌旁正常组织，提取总 RNA，实时定量 PCR 检测 miRNA-20a 的表达量（表 14-18）。根据 *Q-Q* 图、偏峰度计算和 *D* 检验推断数据不服从正态分布。采用完全随机设计的 t 检验推断癌组织是否有 miRNA-20a 的高表达，利用 Pearson 相关检验分析癌组织中 miRNA-20a 的表达是否与病理 TNM 分期相关（表 14-19），以 $P<0.05$ 为差异有统计学意义。

表 14-18　新鲜肠癌组织及其相应癌旁正常组织中 miRNA-20a 的表达量

组别	n	miRNA-20a 表达量（$\bar{x}\pm s$）	t	P
癌组织	52	1.67±1.45	23.948	<0.0001
癌旁正常组织	52	0.73±0.43		

表 14-19　新鲜肠癌组织中 miRNA-20a 的表达与病理 TNM 分期的相关性分析

病理 TNM 分期	n	miRNA-20a 表达量（$\bar{x}\pm s$）	r	P
Ⅰ	13	1.22±1.03	0.422	0.001
Ⅱ	15	1.89±1.15		
Ⅲ	16	2.26±1.87		
Ⅳ	8	3.65±2.13		

解析　在同一研究个体身上取癌组织和癌旁正常组织，分别测定 miRNA-20a 的表达量，癌组织和癌旁正常组织的测定值间并不完全独立，而是来自同一个体的测定值，所以本研究并不属于完全随机设计，而是配对设计，同一研究个体癌组织和癌旁正常组织的测定值是一个对子，共 52 个对子。欲比较癌组织和癌旁正常组织 miRNA-20a 的表达量是否不同，应考虑采用配对设计的 t 检验或配对设计的符号秩和检验。

本研究采用 Pearson 相关分析法分析癌组织中 miRNA-20a 的表达是否与病理 TNM 分期相关，但病理 TNM 分期为等级资料，并不满足 Pearson 相关分析条件，采用 Pearson 相关分析是不恰当的，应当选用 Spearman 相关分析。

例 14-22　选用健康雌性英国短毛豚鼠 10 只，6～8 周龄，体质量 250～300g，制作实验性自身免疫性肌炎（EAM）动物模型，为探讨 EAM 豚鼠的病理分级与血清 CK 水平的相关关系（表 14-20），采用 Pearson 线性相关分析发现，r=0.9665，$P<0.01$，认为 EAM 豚鼠的病理分级与血清 CK 水平呈正相关。

表 14-20　EAM 豚鼠的血清 CK 水平与炎症浸润的程度

编号	血清 CK 水平（IU/L）	炎症浸润的程度
1	6 329.7	+++
2	2 589.8	++
3	10 874.2	++++
4	5 544.7	+++
5	2 613.7	++
6	1 598.3	++
7	–	++++
8	895.5	–
9	7 134.5	+++
10	1 354.9	+

解析　本研究中炎症浸润的程度为等级资料，并不符合 Pearson 线性相关分析的条件，可选用 Spearman 相关分析。

例 14-23　收集某医科大学第一附属医院病理科确诊为淋巴瘤的 97 例患者的石蜡组织标本和血液标本，分别测定其 TNF-β 的表达水平，结果如表 14-21 所示，研究淋巴瘤患者组织和血浆中 TNF-β 表达的一致性。采用 Spearman 等级相关性检验，认为二者无相关性（r_s=0.12，P＞0.05），因而不一致。

表 14-21　TNF-β 在不同类型淋巴瘤患者组织和血浆中表达的相关性

TNF-β（组织）	TNF-β（血浆）			
	–	+	++	+++
–	12	7	9	10
+	10	15	11	5
++	2	3	5	6
+++	0	1	1	1

解析　该研究的资料为双向有序且属性相同的列联表资料，宜采用 Kappa 检验（或称为一致性检验）和特殊模型分析。Spearman 等级相关性检验可以对双向有序且属性不同的列联表进行分析，但针对本研究的数据特征和研究目的，该方法并不合适。

例 14-24　对同一批标本分别用流式细胞术和免疫组化法检测 Th1 细胞频率，资料如表 14-22 所示。采用完全随机设计的 t 检验，t=0.07，P=0.9478，认为两种方法检测结果无差别。

表 14-22　用两种不同方法检测 Th1 细胞频率结果

标本编号	流式细胞术	免疫组织化学法
1	8.5	7.6
2	12.9	11.6
3	8.2	10.0

解析　首先，本研究样本含量 n=3，样本含量太小。其次，本研究对同一标本分别采用两种方法进行检测，数据间并不独立，遂本研究的设计方案并不属于完全随机设计，而是配对设计。最后，本研究采用完全随机设计的 t 检验是不恰当的。在样本量充足的条件下，若两方法检测结果的差值 d 满足正态性，应考虑采用配对设计的 t 检验，否则可采用配对符号秩和检验。

例 14-25　对广州某医院 460 例不良妊娠和 900 例正常妊娠的孕妇进行 HPV B19 IgM 检测。正常孕妇 HPV B19 IgM 阳性 60 人，阳性率 6.67%；不良妊娠孕妇 HPV B19 IgM 阳性 50 人，阳性率为 10.87%，其中 35 岁以上者 37 人，占 74.00%，35 岁以下者 13 人，占 26.00%。从而认为不良妊娠孕妇 HPV B19 IgM 阳性率高，提示 HPV B19 感染与不良妊娠有密切关系，35 岁以上的不良妊娠孕妇容易发生 HPV B19 的感染。

解析　首先，原作者直接根据不良妊娠孕妇样本和正常孕妇样本的 HPV B19 IgM 阳性率的大小而得出不良妊娠孕妇 HPV B19 IgM 阳性率高的结论是不恰当的。要回答两类孕妇的阳性率是否不同，需要进行假设检验。其次，不良妊娠组 HPV B19 IgM 阳性的 50 人中，35 岁以上者占 74.00%，是构成比资料，不能得到 35 岁以上的不良妊娠孕妇容易发生 HPV B19 感染的结论，本例混淆了“率”和“构成比”的概念。若想知晓 35 岁以上的不良妊娠孕妇是否容易发生 HPV B19 的感染，应该首先知晓 460 例不良妊娠孕妇中 35 岁以上和 35 岁以下的各有多少例，继而计算各年龄组不良妊娠者中 HPV B19 IgM 阳性率。另外，是否发生不良妊娠的孕妇容易发生 HPV B19 的感染还是 HPV B19 的感染容易导致不良妊娠的发生，其因果关系中的时间顺序，尚需进一步的研究确定。

例 14-26　某研究人员欲调查某地大学生的心理健康状况，采用了健康行为量表和康奈尔健康问卷。其中健康行为量表中的所有问题均为 5 分类，分别为 1～5 分；康奈尔健康问卷所有问题均为 2 分类，分别为 0 分、1 分。在进行数据的处理中，研究者将两个量表的分数进行了直接相加，用总分进行了心理健康状况的评价。

解析　本研究的两个量表其分类水平不同，而研究者却将其每个问题的得分进行了简单相加，这样做是不恰当的。应当对各个问卷单独分析或从专业上对两个问卷的得分赋予权重，每个问卷乘以其相应的权重后再相加。

本章中所罗列的统计学方法错用均为我们在阅读文献的过程中经常遇到的问题，也是经常困扰临床研究者的问题，但由于篇幅限制，本章中的案例并未囊括所有的情况。

上述案例分析显示医学统计学在医学科研中起着非常重要的作用，如何正确运用统计学知识，是一项非常艰巨的任务，要改变统计学误用的现状，需要广大医务科研工作者能够辨别各种统计学错误，多查看医学统计学方面的书籍，经常与从事医学统计学工作的人员交流或合作，加深对统计学概念的正确理解，树立正确的统计思想，从而提高解决实际问题的能力，这样统计学误用的现象也就会越来越少。

（高菲菲）

附　　录

附录一　统 计 用 表

附表 1　随机数字表

编号	1~10					11~20					21~30					31~40					41~50				
1	22	17	68	65	81	68	95	23	92	35	87	02	22	57	51	61	09	43	95	06	58	24	82	03	47
2	19	36	27	59	46	13	79	93	37	55	39	77	32	77	09	85	52	05	30	62	47	83	51	62	74
3	16	77	23	02	77	09	61	87	25	21	28	06	24	25	93	16	71	13	59	78	23	05	47	47	25
4	78	43	76	71	61	20	44	90	32	64	97	67	63	99	61	46	38	03	93	22	69	81	21	99	21
5	03	28	28	26	08	73	37	31	04	05	69	30	16	09	05	88	69	58	28	99	35	07	44	75	47
6	93	22	53	64	39	07	10	63	76	35	87	03	04	79	88	08	13	13	85	51	55	34	57	72	69
7	78	76	58	54	74	92	38	70	96	92	52	06	79	79	45	82	63	18	27	44	69	66	92	19	09
8	23	68	35	26	00	99	53	93	61	28	52	70	05	48	34	56	65	05	61	86	90	92	10	70	80
9	15	39	25	70	99	93	86	52	77	65	15	33	59	05	28	22	87	26	07	47	86	96	98	29	06
10	58	71	96	30	24	18	46	23	34	27	85	13	99	24	44	49	18	09	79	49	74	16	32	23	02
11	57	35	27	33	72	24	53	63	94	09	41	10	76	47	91	44	04	95	49	66	39	60	04	59	81
12	48	50	86	54	48	22	06	34	72	52	82	21	15	65	20	33	29	94	71	11	15	91	29	12	03
13	61	96	48	95	03	07	16	39	33	66	98	56	10	56	79	77	21	30	27	12	90	49	22	23	62
14	36	93	89	41	26	29	70	83	63	51	99	74	20	52	36	87	09	41	15	09	98	60	16	03	03
15	18	87	00	42	31	57	90	12	02	07	23	47	37	17	31	54	08	01	88	63	39	41	88	92	10
16	88	56	53	27	59	33	35	72	67	47	77	34	55	45	70	08	18	27	38	90	16	95	86	70	75
17	09	72	95	84	29	49	41	31	06	70	42	38	06	45	18	64	84	73	31	65	52	53	37	97	15
18	12	96	88	17	31	65	19	69	02	83	60	75	86	90	68	24	64	19	35	51	56	61	87	39	12
19	85	94	57	24	16	92	09	84	38	76	22	00	27	69	85	29	81	94	78	70	21	94	47	90	12
20	38	64	43	59	98	98	77	87	68	07	91	51	67	62	44	40	98	05	93	78	23	32	65	41	18
21	53	44	09	42	72	00	41	86	79	79	68	47	22	00	20	35	55	31	51	51	00	83	63	22	55
22	40	76	66	26	84	57	99	99	90	37	36	63	32	08	58	37	40	13	68	97	87	64	81	07	83
23	02	17	79	18	05	12	59	52	57	02	22	07	90	47	03	28	14	11	30	79	20	69	22	40	98
24	95	17	82	06	53	31	51	10	96	46	92	06	88	07	77	56	11	50	81	69	40	23	72	51	39
25	35	76	22	42	92	96	11	83	44	80	34	68	35	48	77	33	42	40	90	60	73	96	53	97	86
26	26	29	31	56	41	85	47	04	66	08	34	72	57	59	13	82	43	80	46	15	38	26	61	70	04
27	77	80	20	75	82	72	82	32	99	90	63	95	73	76	63	89	73	44	99	05	48	67	26	43	18
28	46	40	66	44	52	91	36	74	43	53	30	82	13	54	00	78	45	63	98	35	55	03	36	67	68
29	37	56	08	18	09	77	53	84	46	47	31	91	18	95	58	24	16	74	11	53	44	10	13	85	57
30	61	65	61	68	66	37	27	47	39	19	84	83	70	07	48	53	21	40	06	71	95	06	79	88	54
31	93	43	69	64	07	34	18	04	52	35	56	27	09	24	86	61	85	53	83	45	19	90	70	99	00
32	21	96	60	12	99	11	20	99	45	18	48	13	93	55	34	18	37	79	49	90	65	97	38	20	46
33	95	20	47	97	97	27	37	83	28	71	00	06	41	41	74	45	89	09	39	84	51	67	11	52	49
34	97	86	21	78	73	10	65	81	92	59	58	76	17	14	97	04	76	62	16	17	17	95	70	45	80
35	69	92	06	34	13	59	71	74	17	32	27	55	10	24	19	23	71	82	13	74	63	52	52	01	41
36	04	31	17	21	56	33	73	99	19	87	26	72	39	27	67	53	77	57	68	93	60	61	97	22	61
37	61	06	98	03	91	87	14	77	43	96	43	00	65	98	50	45	60	33	01	07	98	99	46	50	47
38	85	93	85	86	88	72	87	08	62	40	16	06	10	89	20	23	21	34	74	97	76	38	03	29	63
39	21	74	32	47	45	73	96	07	94	52	09	65	90	77	47	25	76	16	19	33	53	05	70	53	30
40	15	69	53	82	80	79	96	23	53	10	65	39	07	16	29	45	33	02	43	70	02	87	40	41	45
41	02	89	08	04	49	20	21	14	68	86	87	63	93	95	17	11	29	01	95	80	35	14	97	35	33
42	87	18	15	89	79	85	43	01	72	73	08	61	74	51	69	89	74	39	82	15	94	51	33	41	67
43	98	83	71	94	22	59	97	50	99	52	08	52	85	08	40	87	80	61	65	31	91	51	80	32	44
44	10	08	58	21	66	72	68	49	29	31	89	85	84	46	06	59	73	19	85	23	65	09	29	75	63
45	47	90	56	10	08	88	02	84	27	83	42	29	72	23	19	66	56	45	65	79	20	71	53	20	25
46	22	85	61	68	90	49	64	92	85	44	16	40	12	89	88	50	14	49	81	06	01	82	77	45	12
47	67	80	43	79	33	12	83	11	41	16	25	58	19	68	70	77	02	54	00	52	53	43	37	15	26
48	27	62	50	96	72	79	44	61	40	15	14	53	40	65	39	27	31	58	50	28	11	39	03	34	25
49	33	78	80	87	15	38	30	06	38	21	14	47	47	07	26	54	96	87	53	32	40	36	40	96	76
50	13	13	92	66	99	47	24	49	57	74	32	25	43	62	17	10	97	11	69	84	99	63	22	32	98

附表 2　标准正态分布曲线下的面积，$\Phi(-z)$ 值（$z<0$）

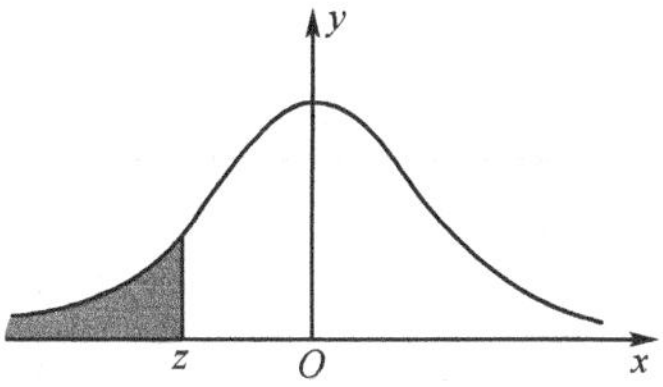

z	0.00	0.01	0.02	0.03	0.04	0.05	0.06	0.07	0.08	0.09
−3.0	0.0013	0.0013	0.0013	0.0012	0.0012	0.0011	0.0011	0.0011	0.0010	0.0010
−2.9	0.0019	0.0018	0.0018	0.0017	0.0016	0.0016	0.0015	0.0015	0.0014	0.0014
−2.8	0.0026	0.0025	0.0024	0.0023	0.0023	0.0022	0.0021	0.0021	0.0020	0.0019
−2.7	0.0035	0.0034	0.0033	0.0032	0.0031	0.0030	0.0029	0.0028	0.0027	0.0026
−2.6	0.0047	0.0045	0.0044	0.0043	0.0041	0.0040	0.0039	0.0038	0.0037	0.0036
−2.5	0.0062	0.0060	0.0059	0.0057	0.0055	0.0054	0.0052	0.0051	0.0049	0.0048
−2.4	0.0082	0.0080	0.0078	0.0075	0.0073	0.0071	0.0069	0.0068	0.0066	0.0064
−2.3	0.0107	0.0104	0.0102	0.0099	0.0096	0.0094	0.0091	0.0089	0.0087	0.0084
−2.2	0.0139	0.0136	0.0132	0.0129	0.0125	0.0122	0.0119	0.0116	0.0113	0.0110
−2.1	0.0179	0.0174	0.0170	0.0166	0.0162	0.0158	0.0154	0.0150	0.0146	0.0143
−2.0	0.0228	0.0222	0.0217	0.0212	0.0207	0.0202	0.0197	0.0192	0.0188	0.0183
−1.9	0.0287	0.0281	0.0274	0.0268	0.0262	0.0256	0.0250	0.0244	0.0239	0.0233
−1.8	0.0359	0.0351	0.0344	0.0336	0.0329	0.0322	0.0314	0.0307	0.0301	0.0294
−1.7	0.0446	0.0436	0.0427	0.0418	0.0409	0.0401	0.0392	0.0384	0.0375	0.0367
−1.6	0.0548	0.0537	0.0526	0.0516	0.0505	0.0495	0.0485	0.0475	0.0465	0.0455
−1.5	0.0668	0.0655	0.0643	0.0630	0.0618	0.0606	0.0594	0.0582	0.0571	0.0559
−1.4	0.0808	0.0793	0.0778	0.0764	0.0749	0.0735	0.0721	0.0708	0.0694	0.0681
−1.3	0.0968	0.0951	0.0934	0.0918	0.0901	0.0885	0.0869	0.0853	0.0838	0.0823
−1.2	0.1151	0.1131	0.1112	0.1093	0.1075	0.1056	0.1038	0.1020	0.1003	0.0985
−1.1	0.1357	0.1335	0.1314	0.1292	0.1271	0.1251	0.1230	0.1210	0.1190	0.1170
−1.0	0.1587	0.1562	0.1539	0.1515	0.1492	0.1469	0.1446	0.1423	0.1401	0.1379
−0.9	0.1841	0.1814	0.1788	0.1762	0.1736	0.1711	0.1685	0.1660	0.1635	0.1611
−0.8	0.2119	0.2090	0.2061	0.2033	0.2005	0.1977	0.1949	0.1922	0.1894	0.1867
−0.7	0.2420	0.2389	0.2358	0.2327	0.2296	0.2266	0.2236	0.2206	0.2177	0.2148
−0.6	0.2743	0.2709	0.2676	0.2643	0.2611	0.2578	0.2546	0.2514	0.2483	0.2451
−0.5	0.3085	0.3050	0.3015	0.2981	0.2946	0.2912	0.2877	0.2843	0.2810	0.2776
−0.4	0.3446	0.3409	0.3372	0.3336	0.3300	0.3264	0.3228	0.3192	0.3156	0.3121
−0.3	0.3821	0.3783	0.3745	0.3707	0.3669	0.3632	0.3594	0.3557	0.3520	0.3483
−0.2	0.4207	0.4168	0.4129	0.4090	0.4052	0.4013	0.3974	0.3936	0.3897	0.3859
−0.1	0.4602	0.4562	0.4522	0.4483	0.4443	0.4404	0.4364	0.4325	0.4286	0.4247
0.0	0.5000	0.4960	0.4920	0.4880	0.4840	0.4801	0.4761	0.4721	0.4681	0.4641

注：$\Phi(z)=1-\Phi(-z)$。

附表 3　*t* 界值表

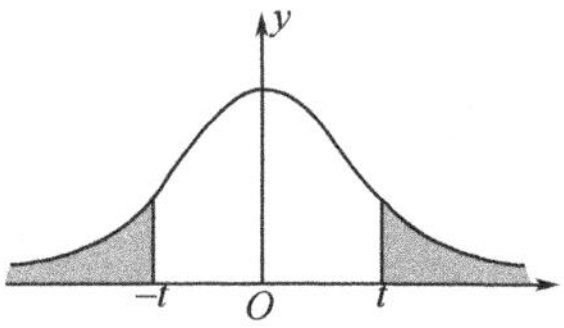

自由度 ν		概率 *P*									
	单侧：	0.25	0.20	0.10	0.05	0.025	0.01	0.005	0.0025	0.001	0.0005
	双侧：	0.50	0.40	0.20	0.10	0.05	0.02	0.01	0.005	0.002	0.001
1		1.000	1.376	3.078	6.314	12.706	31.821	63.657	127.321	318.309	636.619
2		0.816	1.061	1.886	2.920	4.303	6.965	9.925	14.089	22.327	31.599
3		0.765	0.978	1.638	2.353	3.182	4.541	5.841	7.453	10.215	12.924
4		0.741	0.941	1.533	2.132	2.776	3.747	4.604	5.598	7.173	8.610
5		0.727	0.920	1.476	2.015	2.571	3.365	4.032	4.773	5.893	6.869
6		0.718	0.906	1.440	1.943	2.447	3.143	3.707	4.317	5.208	5.959
7		0.711	0.896	1.415	1.895	2.365	2.998	3.499	4.029	4.785	5.408
8		0.706	0.889	1.397	1.860	2.306	2.896	3.355	3.833	4.501	5.041
9		0.703	0.883	1.383	1.833	2.262	2.821	3.250	3.690	4.297	4.781
10		0.700	0.879	1.372	1.812	2.228	2.764	3.169	3.581	4.144	4.587
11		0.697	0.876	1.363	1.796	2.201	2.718	3.106	3.497	4.025	4.437
12		0.695	0.873	1.356	1.782	2.179	2.681	3.055	3.428	3.930	4.318
13		0.694	0.870	1.350	1.771	2.160	2.650	3.012	3.372	3.852	4.221
14		0.692	0.868	1.345	1.761	2.145	2.624	2.977	3.326	3.787	4.140
15		0.691	0.866	1.341	1.753	2.131	2.602	2.947	3.286	3.733	4.073
16		0.690	0.865	1.337	1.746	2.120	2.583	2.921	3.252	3.686	4.015
17		0.689	0.863	1.333	1.740	2.110	2.567	2.898	3.222	3.646	3.965
18		0.688	0.862	1.330	1.734	2.101	2.552	2.878	3.197	3.610	3.922
19		0.688	0.861	1.328	1.729	2.093	2.539	2.861	3.174	3.579	3.883
20		0.687	0.860	1.325	1.725	2.086	2.528	2.845	3.153	3.552	3.850
21		0.686	0.859	1.323	1.721	2.080	2.518	2.831	3.135	3.527	3.819
22		0.686	0.858	1.321	1.717	2.074	2.508	2.819	3.119	3.505	3.792
23		0.685	0.858	1.319	1.714	2.069	2.500	2.807	3.104	3.485	3.768
24		0.685	0.857	1.318	1.711	2.064	2.492	2.797	3.091	3.467	3.745
25		0.684	0.856	1.316	1.708	2.060	2.485	2.787	3.078	3.450	3.725
26		0.684	0.856	1.315	1.706	2.056	2.479	2.779	3.067	3.435	3.707
27		0.684	0.855	1.314	1.703	2.052	2.473	2.771	3.057	3.421	3.690
28		0.683	0.855	1.313	1.701	2.048	2.467	2.763	3.047	3.408	3.674
29		0.683	0.854	1.311	1.699	2.045	2.462	2.756	3.038	3.396	3.659
30		0.683	0.854	1.310	1.697	2.042	2.457	2.750	3.030	3.385	3.646
31		0.682	0.853	1.309	1.696	2.040	2.453	2.744	3.022	3.375	3.633
32		0.682	0.853	1.309	1.694	2.037	2.449	2.738	3.015	3.365	3.622
33		0.682	0.853	1.308	1.692	2.035	2.445	2.733	3.008	3.356	3.611
34		0.682	0.852	1.307	1.691	2.032	2.441	2.728	3.002	3.348	3.601
35		0.682	0.852	1.306	1.690	2.030	2.438	2.724	2.996	3.340	3.591
36		0.681	0.852	1.306	1.688	2.028	2.434	2.719	2.990	3.333	3.582
37		0.681	0.851	1.305	1.687	2.026	2.431	2.715	2.985	3.326	3.574
38		0.681	0.851	1.304	1.686	2.024	2.429	2.712	2.980	3.319	3.566
39		0.681	0.851	1.304	1.685	2.023	2.426	2.708	2.976	3.313	3.558
40		0.681	0.851	1.303	1.684	2.021	2.423	2.704	2.971	3.307	3.551
50		0.679	0.849	1.299	1.676	2.009	2.403	2.678	2.937	3.261	3.496
60		0.679	0.848	1.296	1.671	2.000	2.390	2.660	2.915	3.232	3.460
70		0.678	0.847	1.294	1.667	1.994	2.381	2.648	2.899	3.211	3.435
80		0.678	0.846	1.292	1.664	1.990	2.374	2.639	2.887	3.195	3.416
90		0.677	0.846	1.291	1.662	1.987	2.368	2.632	2.878	3.183	3.402
100		0.677	0.845	1.290	1.660	1.984	2.364	2.626	2.871	3.174	3.390
200		0.676	0.843	1.286	1.653	1.972	2.345	2.601	2.839	3.131	3.340
500		0.675	0.842	1.283	1.648	1.965	2.334	2.586	2.820	3.107	3.310
1000		0.675	0.842	1.282	1.646	1.962	2.330	2.581	2.813	3.098	3.300
∞		0.6745	0.8416	1.2816	1.6449	1.9600	2.3263	2.5758	2.8070	3.0902	3.2905

注：表上右上角图中的阴影部分表示概率 *P*，以后附表同此

附表 4　百分率的可信区间

上行:95%可信区间,下行:99%可信区间

n	x=0	1	2	3	4	5	6	7	8	9	10	11	12	13
1	0—98													
	0—100													
2	0—84	1—99												
	0—93	0—100												
3	0—71	1—91	9—99											
	0—83	0—96	4—100											
4	0—60	1—81	7—93											
	0—73	0—89	3—97											
5	0—52	1—72	5—85	15—95										
	0—65	0—81	2—92	8—98										
6	0—46	0—64	4—78	12—88										
	0—59	0—75	2—86	7—93										
7	0—41	0—58	4—71	10—82	18—90									
	0—53	0—68	2—80	6—88	12—94									
8	0—37	0—53	3—65	9—76	16—84									
	0—48	0—63	1—74	5—83	10—90									
9	0—34	0—48	3—60	7—70	14—79	21—86								
	0—45	0—59	1—69	4—78	9—85	15—91								
10	0—31	0—45	3—56	7—65	12—74	19—81								
	0—41	0—54	1—65	4—74	8—81	13—87								
11	0—28	0—41	2—52	6—61	11—69	17—77	23—83							
	0—38	0—51	1—61	3—69	7—77	11—83	17—89							
12	0—26	0—38	2—48	5—57	10—65	15—72	21—79							
	0—36	0—48	1—57	3—66	6—73	10—79	15—85							
13	0—25	0—36	2—45	5—54	9—61	14—68	19—75	25—81						
	0—34	0—45	1—54	3—62	6—69	9—76	14—81	19—86						
14	0—23	0—34	2—43	5—51	8—58	13—65	18—71	23—77						
	0—32	0—42	1—51	3—59	5—66	9—72	13—78	17—83						
15	0—22	0—32	2—41	4—48	8—55	12—62	16—68	21—73	27—79					
	0—30	0—40	1—49	2—56	5—63	8—69	12—74	16—79	21—84					
16	0—21	0—30	2—38	4—46	7—52	11—59	15—65	20—70	25—75					
	0—28	0—38	1—46	2—53	5—60	8—66	11—71	15—76	19—81					
17	0—20	0—29	2—36	4—43	7—50	10—56	14—62	18—67	23—72	28—77				
	0—27	0—36	1—44	2—51	4—57	7—63	10—69	14—74	18—78	22—82				
18	0—19	0—27	1—35	4—41	6—48	10—54	13—59	17—64	22—69	26—74				
	0—26	0—35	1—42	2—49	4—55	7—61	10—66	13—71	17—75	21—79				
19	0—18	0—26	1—33	3—40	6—46	9—51	13—57	16—62	20—67	24—71	29—76			
	0—24	0—33	1—40	2—47	4—53	6—58	9—63	12—68	16—73	19—77	23—81			
20	0—17	0—25	1—32	3—38	6—44	9—49	12—54	15—59	19—64	23—69	27—73			
	0—23	0—32	1—39	2—45	4—51	6—56	9—61	11—66	15—70	18—74	22—78			
21	0—16	0—24	1—30	3—36	5—42	8—47	11—52	15—57	18—62	22—66	26—70	30—74		
	0—22	0—30	1—37	2—43	3—49	6—54	8—59	11—63	14—68	17—71	21—76	24—80		
22	0—15	0—23	1—29	3—35	5—40	8—45	11—50	14—55	17—59	21—64	24—68	28—72		
	0—21	0—29	1—36	2—42	3—47	5—52	8—57	10—61	13—66	16—70	20—73	23—77		
23	0—15	0—22	1—28	3—34	5—39	8—44	10—48	13—53	16—57	20—62	23—66	27—69	31—73	
	0—21	0—28	1—35	2—40	3—45	5—50	7—55	10—59	13—63	15—67	19—71	22—75	25—78	
24	0—14	0—21	1—27	3—32	5—37	7—42	10—47	13—51	16—55	19—59	22—63	26—67	29—71	
	0—20	0—27	0—33	2—39	3—44	5—49	7—53	9—57	12—61	15—65	18—69	21—73	24—76	
25	0—14	0—20	1—26	3—31	5—36	7—41	9—45	12—49	15—54	18—58	21—61	24—65	28—69	31—72
	0—19	0—26	0—32	1—37	3—42	5—47	7—51	9—56	11—60	14—63	17—67	20—71	23—74	26—77

上行:95%可信区间,下行:99%可信区间　　续表

n	x=0	1	2	3	4	5	6	7	8	9	10	11	12	13
26	0—13	0—20	1—25	2—30	4—35	7—39	9—44	12—48	14—52	17—56	20—60	23—63	27—67	30—70
	0—18	0—25	0—31	1—36	3—41	4—46	6—50	9—54	11—58	13—62	16—65	19—69	22—72	25—75
27	0—13	0—19	1—24	2—29	4—34	6—38	9—42	11—46	14—50	17—54	19—58	22—61	26—65	29—68
	0—18	0—25	0—30	1—35	3—40	4—44	6—48	8—52	10—56	13—60	15—63	18—67	21—70	24—73
28	0—12	0—18	1—24	2—28	4—33	6—37	8—41	11—45	13—49	16—52	19—56	22—59	25—63	28—66
	0—17	0—24	0—29	1—34	3—39	4—43	6—47	8—51	10—55	12—58	15—62	17—65	20—68	23—71
29	0—12	0—18	1—23	2—27	4—32	6—36	8—40	10—44	13—47	15—51	18—54	21—58	24—61	26—24
	0—17	0—23	0—28	1—33	2—37	4—42	6—46	8—49	10—53	12—57	14—60	17—63	19—66	22—70
30	0—12	0—17	1—22	2—27	4—31	6—35	8—39	10—42	12—46	15—49	17—53	20—56	23—59	26—63
	0—16	0—22	0—27	1—32	2—36	4—40	5—44	7—48	9—52	11—56	14—58	16—62	18—65	21—68
31	0—11	0—17	1—22	2—26	4—30	6—34	8—38	10—41	12—45	14—48	17—51	19—55	22—58	25—61
	0—16	0—22	0—27	1—31	2—35	4—39	5—43	7—47	9—50	11—54	13—57	16—60	18—63	20—66
32	0—11	0—16	1—21	2—25	4—29	5—33	7—36	9—40	12—43	14—47	16—50	19—53	21—56	24—59
	0—15	0—21	0—26	1—30	2—34	4—38	5—42	7—46	9—49	11—52	13—56	15—59	17—62	20—65
33	0—11	0—15	1—20	2—24	3—28	5—32	7—36	9—39	11—42	13—46	16—49	18—52	20—55	23—58
	0—15	0—20	0—25	1—30	2—34	3—37	5—41	7—44	8—48	10—51	12—54	14—57	17—60	19—63
34	0—10	0—15	1—19	2—23	3—28	5—31	7—35	9—38	11—41	13—44	15—48	17—51	20—54	22—56
	0—14	0—20	0—25	1—29	2—33	3—36	5—40	6—43	8—47	10—50	12—53	14—56	16—59	18—62
35	0—10	0—15	1—19	2—23	3—27	5—30	7—34	8—37	10—40	13—43	15—46	17—49	19—52	22—55
	0—14	0—20	0—24	1—28	2—32	3—35	5—39	6—42	8—45	10—49	12—52	14—55	16—57	18—60
36	0—10	0—15	1—18	2—22	3—26	5—29	6—33	8—36	10—39	12—42	14—45	16—48	19—51	21—54
	0—14	0—19	0—23	1—27	2—31	3—35	5—38	6—41	8—44	9—47	11—50	13—53	15—56	17—59
37	0—10	0—14	1—18	2—22	3—25	5—28	6—32	8—35	10—38	12—41	14—44	16—47	18—50	20—53
	0—13	0—18	0—23	1—27	2—30	3—34	4—37	6—40	7—43	9—46	11—49	13—52	15—55	17—58
38	0—10	0—14	1—18	2—21	3—25	5—28	6—32	8—34	10—37	11—40	13—43	15—46	18—49	20—51
	0—13	0—18	0—22	1—26	2—30	3—33	4—36	6—39	7—42	9—45	11—48	12—51	14—54	16—56
39	0—9	0—14	1—17	2—21	3—24	4—27	6—31	8—33	9—36	11—39	13—42	15—45	17—48	19—50
	0—13	0—18	0—21	1—25	2—29	3—32	4—35	6—38	7—41	9—44	10—47	12—50	14—53	16—55
40	0—9	0—13	1—17	2—21	3—24	4—27	6—30	8—33	9—35	11—38	13—41	15—44	17—47	19—49
	0—12	0—17	0—21	1—25	2—28	3—32	4—35	5—38	7—40	9—43	10—46	12—49	13—52	15—54
41	0—9	0—13	1—17	2—20	3—23	4—26	6—29	7—32	9—35	11—37	12—40	14—43	16—46	18—48
	0—12	0—17	0—21	1—24	2—28	3—31	4—34	5—37	7—40	8—42	10—45	11—48	13—50	15—53
42	0—9	0—13	1—16	2—20	3—23	4—26	6—28	7—31	9—34	10—37	12—39	14—42	16—45	18—47
	0—12	0—17	0—20	1—24	2—27	3—30	4—33	5—36	7—39	8—42	9—44	11—47	13—49	15—52
43	0—9	0—12	1—16	2—19	3—23	4—25	5—28	7—31	8—33	10—36	12—39	14—41	15—44	17—46
	0—12	0—16	0—20	1—23	2—26	3—30	4—33	5—35	6—38	8—41	9—43	11—46	13—49	14—51
44	0—9	0—12	1—15	2—19	3—22	4—25	5—28	7—30	8—33	10—35	11—38	13—40	15—43	17—45
	0—11	0—16	0—19	1—23	2—26	3—29	4—32	5—35	6—37	8—40	9—42	11—45	12—47	14—50
45	0—8	0—12	1—15	2—18	3—21	4—24	5—27	7—30	8—32	9—34	11—37	13—39	15—42	16—44
	0—11	0—15	0—19	1—22	2—25	3—28	4—31	5—34	6—37	8—39	9—42	10—44	12—47	14—49
46	0—8	0—12	1—15	2—18	3—21	4—24	5—26	7—29	8—31	9—34	11—36	13—39	14—41	16—43
	0—11	0—15	0—19	1—22	2—25	3—28	4—31	5—33	6—36	7—39	9—41	10—43	12—46	13—48
47	0—8	0—12	1—15	2—17	3—20	4—23	5—26	6—28	8—31	9—34	11—36	12—38	14—40	16—43
	0—11	0—15	0—18	1—21	2—24	2—27	3—30	5—33	6—35	7—38	9—40	10—42	11—45	13—47
48	0—8	0—11	1—14	2—17	3—20	4—22	5—25	6—28	8—30	9—33	11—35	12—37	14—39	15—42
	0—10	0—14	0—18	1—21	2—24	2—27	3—29	5—32	6—35	7—37	8—40	10—42	11—44	13—47
49	0—8	0—11	1—14	2—17	2—20	4—22	5—25	6—27	7—30	9—32	10—35	12—37	13—39	15—41
	0—10	0—14	0—17	1—20	1—24	2—26	3—29	4—32	6—34	7—36	8—39	9—41	11—44	12—46
50	0—7	0—11	1—14	2—17	2—19	3—22	5—24	6—26	7—29	9—31	10—34	11—36	13—38	15—41
	0—10	0—14	0—17	1—20	1—23	2—26	3—28	4—31	5—33	7—36	8—38	9—40	11—43	12—45

上行:95%可信区间,下行:99%可信区间　　续表

n	x 14	15	16	17	18	19	20	21	22	23	24	25
27	32—71											
	27—76											
28	31—69											
	26—74											
29	30—68	33—71										
	25—72	28—75										
30	28—66	31—69										
	24—71	27—74										
31	27—64	30—67	33—70									
	23—69	26—72	28—75									
32	26—62	29—65	32—68									
	22—67	25—70	27—73									
33	26—61	28—64	31—67	34—69								
	21—66	24—69	26—71	29—74								
34	25—59	27—62	30—65	32—68								
	21—64	23—67	25—70	28—72								
35	24—58	26—61	29—63	31—66	34—69							
	20—63	22—66	24—68	27—71	29—73							
36	23—57	26—59	28—62	30—65	33—67							
	19—62	22—64	23—67	26—69	28—72							
37	23—55	25—58	27—61	30—63	32—66	34—68						
	19—60	21—63	23—65	25—68	28—70	30—73						
38	22—54	24—57	26—59	29—62	31—64	33—67						
	18—59	20—61	22—64	25—66	27—69	29—71						
39	21—53	23—55	26—58	28—60	30—63	32—65	35—68					
	18—58	20—60	22—63	24—65	26—68	28—70	30—72					
40	21—52	23—54	25—57	27—59	29—62	32—64	34—66					
	17—57	19—59	21—61	23—64	25—66	27—68	30—71					
41	20—51	22—53	24—56	26—58	29—60	31—63	33—65	35—67				
	17—55	19—58	21—60	23—63	25—65	27—67	29—69	31—71				
42	20—50	22—52	24—54	26—57	28—59	30—61	32—64	34—66				
	16—54	18—57	20—59	22—61	24—64	26—66	28—67	30—70				
43	19—49	21—51	23—53	25—56	27—58	29—60	31—62	33—65	36—67			
	16—53	18—56	19—58	21—60	23—62	25—65	27—66	29—69	31—71			
44	19—48	21—50	22—52	24—55	26—57	28—59	30—61	33—63	35—65			
	15—52	17—55	19—57	21—59	23—61	25—63	26—65	28—68	30—70			
45	18—47	20—49	22—51	24—54	26—56	28—58	30—60	32—62	34—64	36—66		
	15—51	17—54	19—56	20—58	22—60	24—62	26—64	28—66	30—68	32—70		
46	18—46	20—48	21—50	23—53	25—55	27—57	29—59	31—61	33—63	35—65		
	15—50	16—53	18—56	20—57	22—59	23—61	25—63	27—65	29—67	31—69		
47	18—45	19—47	21—49	23—52	25—54	26—56	28—58	30—60	32—62	34—64	36—66	
	14—19	16—52	18—54	19—56	21—58	23—60	25—62	26—64	28—66	30—68	32—70	
48	17—44	19—46	21—48	22—51	24—53	26—55	28—57	30—59	31—61	33—63	35—65	
	14—49	16—51	17—53	19—55	21—57	22—59	24—61	26—63	28—65	29—67	31—69	
49	17—43	18—45	20—47	22—50	24—52	25—54	27—56	29—58	31—60	33—62	34—64	36—66
	14—48	15—50	17—52	19—54	20—56	22—58	23—60	25—62	27—64	29—66	31—68	32—70
50	16—43	18—45	20—47	21—49	23—51	25—53	26—55	28—57	30—59	32—61	34—63	36—65
	14—47	15—49	17—51	18—53	20—55	21—57	23—59	25—61	26—63	28—65	30—67	32—68

附表5　*F* 双侧界值表（方差齐性检验用）

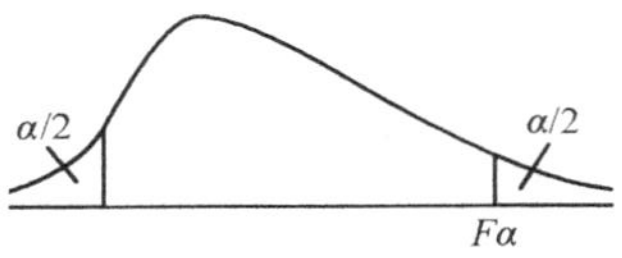

α=0.05

ν_2	ν_1 1	2	3	4	5	6	7	8	9	10	12	15	20	24	30	40	60	120	∞
1	647.8	799.5	864.2	899.6	921.8	937.1	948.2	956.7	963.3	968.6	976.7	984.9	993.1	997.1	1001	1006	1010	1014	1018
2	38.51	39.00	39.17	39.25	39.30	39.33	39.36	39.37	39.39	39.40	39.41	39.43	39.45	39.46	39.46	39.47	39.48	39.49	39.50
3	17.44	16.04	15.44	15.10	14.88	14.73	14.62	14.54	14.47	14.42	14.34	14.25	14.17	14.12	14.08	14.04	13.99	13.95	13.90
4	12.22	10.65	9.98	9.60	9.36	9.20	9.07	8.98	8.90	8.84	8.75	8.66	8.56	8.51	8.46	8.41	8.36	8.31	8.26
5	10.01	8.43	7.76	7.39	7.15	6.98	6.85	6.76	6.68	6.62	6.52	6.43	6.33	6.28	6.23	6.18	6.12	6.07	6.02
6	8.81	7.26	6.60	6.23	5.99	5.82	5.70	5.60	5.52	5.46	5.37	5.27	5.17	5.12	5.07	5.01	4.96	4.90	4.85
7	8.07	6.54	5.89	5.52	5.29	5.12	4.99	4.90	4.82	4.76	4.67	4.57	4.47	4.42	4.36	4.31	4.25	4.20	4.14
8	7.57	6.06	5.42	5.05	4.82	4.65	4.53	4.43	4.36	4.30	4.20	4.10	4.00	3.95	3.89	3.84	3.78	3.73	3.67
9	7.21	5.71	5.08	4.72	4.48	4.32	4.20	4.10	4.03	3.96	3.87	3.77	3.67	3.61	3.56	3.51	3.45	3.39	3.33
10	6.94	5.46	4.83	4.47	4.24	4.07	3.95	3.85	3.78	3.72	3.62	3.52	3.42	3.37	3.31	3.26	3.20	3.14	3.08
11	6.72	5.26	4.63	4.28	4.04	3.88	3.76	3.66	3.59	3.53	3.43	3.33	3.23	3.17	3.12	3.06	3.00	2.94	2.88
12	6.55	5.10	4.47	4.12	3.89	3.73	3.61	3.51	3.44	3.37	3.28	3.18	3.07	3.02	2.96	2.91	2.85	2.79	2.72
13	6.41	4.97	4.35	4.00	3.77	3.60	3.48	3.39	3.31	3.25	3.15	3.05	2.95	2.89	2.84	2.78	2.72	2.66	2.60
14	6.30	4.86	4.24	3.89	3.66	3.50	3.38	3.29	3.21	3.15	3.05	2.95	2.84	2.79	2.73	2.67	2.61	2.55	2.49
15	6.20	4.77	4.15	3.80	3.58	3.41	3.29	3.20	3.12	3.06	2.96	2.86	2.76	2.70	2.64	2.59	2.52	2.46	2.40
16	6.12	4.69	4.08	3.73	3.50	3.34	3.22	3.12	3.05	2.99	2.89	2.79	2.68	2.63	2.57	2.51	2.45	2.38	2.32
17	6.04	4.62	4.01	3.66	3.44	3.28	3.16	3.06	2.98	2.92	2.82	2.72	2.62	2.56	2.50	2.44	2.38	2.32	2.25
18	5.98	4.56	3.95	3.61	3.38	3.22	3.10	3.01	2.93	2.87	2.77	2.67	2.56	2.50	2.44	2.38	2.32	2.26	2.19
19	5.92	4.51	3.90	3.56	3.33	3.17	3.05	2.96	2.88	2.82	2.72	2.62	2.51	2.45	2.39	2.33	2.27	2.20	2.13
20	5.87	4.46	3.86	3.51	3.29	3.13	3.01	2.91	2.84	2.77	2.68	2.57	2.46	2.41	2.35	2.29	2.22	2.16	2.09
21	5.83	4.42	3.82	3.48	3.25	3.09	2.97	2.87	2.80	2.73	2.64	2.53	2.42	2.37	2.31	2.25	2.18	2.11	2.04
22	5.79	4.38	3.78	3.44	3.22	3.05	2.93	2.84	2.76	2.70	2.60	2.50	2.39	2.33	2.27	2.21	2.14	2.08	2.00
23	5.75	4.35	3.75	3.41	3.18	3.02	2.90	2.81	2.73	2.67	2.57	2.47	2.36	2.30	2.24	2.18	2.11	2.04	1.97
24	5.72	4.32	3.72	3.38	3.15	2.99	2.87	2.78	2.70	2.64	2.54	2.44	2.33	2.27	2.21	2.15	2.08	2.01	1.94
25	5.69	4.29	3.69	3.35	3.13	2.97	2.85	2.75	2.68	2.61	2.51	2.41	2.30	2.24	2.18	2.12	2.05	1.98	1.91
26	5.66	4.27	3.67	3.33	3.10	2.94	2.82	2.73	2.65	2.59	2.49	2.39	2.28	2.22	2.16	2.09	2.03	1.95	1.88
27	5.63	4.24	3.65	3.31	3.08	2.92	2.80	2.71	2.63	2.57	2.47	2.36	2.25	2.19	2.13	2.07	2.00	1.93	1.85
28	5.61	4.22	3.63	3.29	3.06	2.90	2.78	2.69	2.61	2.55	2.45	2.34	2.23	2.17	2.11	2.05	1.98	1.91	1.83
29	5.59	4.20	3.61	3.27	3.04	2.88	2.76	2.67	2.59	2.53	2.43	2.32	2.21	2.15	2.09	2.03	1.96	1.89	1.81
30	5.57	4.18	3.59	3.25	3.03	2.87	2.75	2.65	2.57	2.51	2.41	2.31	2.20	2.14	2.07	2.01	1.94	1.87	1.79
40	5.42	4.05	3.46	3.13	2.90	2.74	2.62	2.53	2.45	2.39	2.29	2.18	2.07	2.01	1.94	1.88	1.80	1.72	1.64
60	5.29	3.93	3.34	3.01	2.79	2.63	2.51	2.41	2.33	2.27	2.17	2.06	1.94	1.88	1.82	1.74	1.67	1.58	1.48
120	5.15	3.80	3.23	2.89	2.67	2.52	2.39	2.30	2.22	2.16	2.05	1.94	1.82	1.76	1.69	1.61	1.53	1.43	1.31
∞	5.02	3.69	3.12	2.79	2.57	2.41	2.29	2.19	2.11	2.05	1.94	1.83	1.71	1.64	1.57	1.48	1.39	1.27	1.00

α=0.01　　　　续表

ν_2	ν_1																		
	1	2	3	4	5	6	7	8	9	10	12	15	20	24	30	40	60	120	∞
1	16211	20000	21615	22500	23056	23437	23715	23925	24091	24224	24426	24630	24836	24940	25044	25148	25253	25359	25465
2	198.5	199.0	199.2	199.2	199.3	199.3	199.4	199.4	199.4	199.4	199.4	199.4	199.4	199.5	199.5	199.5	199.5	199.5	199.5
3	55.55	49.80	47.47	46.19	45.39	44.84	44.43	44.13	43.88	43.69	43.39	43.08	42.78	42.62	42.47	42.31	42.15	41.99	41.83
4	31.33	26.28	24.26	23.15	22.46	21.97	21.62	21.35	21.14	20.97	20.70	20.44	20.17	20.03	19.89	19.75	19.61	19.47	19.32
5	22.78	18.31	16.53	15.56	14.94	14.51	14.20	13.96	13.77	13.62	13.38	13.15	12.90	12.78	12.66	12.53	12.40	12.27	12.14
6	18.63	14.54	12.92	12.03	11.46	11.07	10.79	10.57	10.39	10.25	10.03	9.81	9.59	9.47	9.36	9.24	9.12	9.00	8.88
7	16.24	12.40	10.88	10.05	9.52	9.16	8.89	8.68	8.51	8.38	8.18	7.97	7.75	7.65	7.53	7.42	7.31	7.19	7.08
8	14.69	11.04	9.60	8.81	8.30	7.95	7.69	7.50	7.34	7.21	7.01	6.81	6.61	6.50	6.40	6.29	6.18	6.06	5.95
9	13.61	10.11	8.72	7.96	7.47	7.13	6.88	6.69	6.54	6.42	6.23	6.03	5.83	5.73	5.62	5.52	5.41	5.30	5.19
10	12.83	9.43	8.08	7.34	6.87	6.54	6.30	6.12	5.97	5.85	5.66	5.47	5.27	5.17	5.07	4.97	4.86	4.75	4.64
11	12.23	8.91	7.60	6.88	6.42	6.10	5.86	5.68	5.54	5.42	5.24	5.05	4.86	4.76	4.65	4.55	4.44	4.34	4.23
12	11.75	8.51	7.23	6.52	6.07	5.76	5.52	5.35	5.20	5.09	4.91	4.72	4.53	4.43	4.33	4.23	4.12	4.01	3.90
13	11.37	8.19	6.93	6.23	5.79	5.48	5.25	5.08	4.94	4.82	4.64	4.46	4.27	4.17	4.07	3.97	3.87	3.76	3.65
14	11.06	7.92	6.68	6.00	5.56	5.26	5.03	4.86	4.72	4.60	4.43	4.25	4.06	3.96	3.86	3.76	3.66	3.55	3.44
15	10.80	7.70	6.48	5.80	5.37	5.07	4.85	4.67	4.54	4.42	4.25	4.07	3.88	3.79	3.69	3.58	3.48	3.37	3.26
16	10.58	7.51	6.30	5.64	5.21	4.91	4.69	4.52	4.38	4.27	4.10	3.92	3.73	3.64	3.54	3.44	3.33	3.22	3.11
17	10.38	7.35	6.16	5.50	5.07	4.78	4.56	4.39	4.25	4.14	3.97	3.79	3.61	3.51	3.41	3.31	3.21	3.10	2.98
18	10.22	7.21	6.03	5.37	4.96	4.66	4.44	4.28	4.14	4.03	3.86	3.68	3.50	3.40	3.30	3.20	3.10	2.99	2.87
19	10.07	7.09	5.92	5.27	4.85	4.56	4.34	4.18	4.04	3.93	3.76	3.59	3.40	3.31	3.21	3.11	3.00	2.89	2.78
20	9.94	6.99	5.82	5.17	4.76	4.47	4.26	4.09	3.96	3.85	3.68	3.50	3.32	3.22	3.12	3.02	2.92	2.81	2.69
21	9.83	6.89	5.73	5.09	4.68	4.39	4.18	4.01	3.88	3.77	3.60	3.43	3.24	3.15	3.05	2.95	2.84	2.73	2.61
22	9.73	6.81	5.65	5.02	4.61	4.32	4.11	3.94	3.81	3.70	3.54	3.36	3.18	3.08	2.98	2.88	2.77	2.66	2.55
23	9.63	6.73	5.58	4.95	4.54	4.26	4.05	3.88	3.75	3.64	3.47	3.30	3.12	3.02	2.92	2.82	2.71	2.60	2.48
24	9.55	6.66	5.52	4.89	4.49	4.20	3.99	3.83	3.69	3.59	3.42	3.25	3.06	2.97	2.87	2.77	2.66	2.55	2.43
25	9.48	6.60	5.46	4.84	4.43	4.15	3.94	3.78	3.64	3.54	3.37	3.20	3.01	2.92	2.82	2.72	2.61	2.50	2.38
26	9.41	6.54	5.41	4.79	4.38	4.10	3.89	3.73	3.60	3.49	3.33	3.15	2.97	2.87	2.77	2.67	2.56	2.45	2.33
27	9.34	6.49	5.36	4.74	4.34	4.06	3.85	3.69	3.56	3.45	3.28	3.11	2.93	2.83	2.73	2.63	2.52	2.41	2.29
28	9.28	6.44	5.32	4.70	4.30	4.02	3.81	3.65	3.52	3.41	3.25	3.07	2.89	2.79	2.69	2.59	2.48	2.37	2.25
29	9.23	6.40	5.28	4.66	4.26	3.98	3.77	3.61	3.48	3.38	3.21	3.04	2.86	2.76	2.66	2.56	2.45	2.33	2.21
30	9.18	6.35	5.24	4.62	4.23	3.95	3.74	3.58	3.45	3.34	3.18	3.01	2.82	2.73	2.63	2.52	2.42	2.30	2.18
40	8.83	6.07	4.98	4.37	3.99	3.71	3.51	3.35	3.22	3.12	2.95	2.78	2.60	2.50	2.40	2.30	2.18	2.06	1.93
60	8.49	5.79	4.73	4.14	3.76	3.49	3.29	3.13	3.01	2.90	2.74	2.57	2.39	2.29	2.19	2.08	1.96	1.83	1.69
120	8.18	5.54	4.50	3.92	3.55	3.28	3.09	2.93	2.81	2.71	2.54	2.37	2.19	2.09	1.98	1.87	1.75	1.61	1.43
∞	7.88	5.30	4.28	3.72	3.35	3.09	2.90	2.74	2.62	2.52	2.36	2.19	2.00	1.90	1.79	1.67	1.53	1.36	1.00

附表 6　*F* 单侧界值表(方差分析用)

$P(F>F_{\alpha})=\alpha$

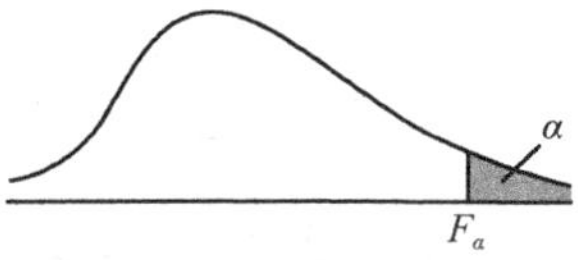

$\alpha=0.10$

ν_2	ν_1 1	2	3	4	5	6	7	8	9	10	15	20	30	50	100	200	500	∞	ν_2
1	39.9	49.5	53.6	55.3	57.2	58.2	58.9	59.4	59.9	60.2	61.2	61.7	62.3	62.7	63.0	63.2	63.3	63.3	1
2	8.53	9.00	9.16	9.24	9.29	9.33	9.35	9.37	9.38	9.39	9.42	9.44	9.46	9.47	9.48	9.49	9.49	9.49	2
3	5.54	5.46	5.39	5.34	5.31	5.28	5.27	5.25	5.24	5.23	5.20	5.18	5.17	5.15	5.14	5.14	5.14	5.13	3
4	4.54	4.32	4.19	4.11	4.05	4.01	3.93	3.95	3.94	3.92	3.87	3.84	3.82	3.80	3.78	3.77	3.76	3.76	4
5	4.06	3.78	3.62	3.52	3.45	3.40	3.37	3.34	3.32	3.30	3.24	3.21	3.17	3.15	3.13	3.12	3.11	3.10	5
6	3.78	3.46	3.29	3.18	3.11	3.05	3.01	2.98	2.96	2.94	2.87	2.84	2.80	2.77	2.75	2.73	2.73	2.72	6
7	3.59	3.26	3.07	2.96	2.88	2.33	2.78	2.75	2.72	2.70	2.63	2.59	2.56	2.52	2.50	2.48	2.48	2.47	7
8	3.46	3.11	2.92	2.81	2.73	2.67	2.62	2.59	2.56	2.54	2.46	2.42	2.38	2.35	2.32	2.31	2.30	2.29	8
9	3.36	3.01	2.81	2.69	2.61	2.55	2.51	2.47	2.44	2.42	2.34	2.30	2.25	2.22	2.19	2.17	2.17	2.16	9
10	3.28	2.92	2.73	2.61	2.52	2.46	2.41	2.38	2.35	2.32	2.24	2.20	2.16	2.12	2.09	2.07	2.06	2.06	10
11	3.23	2.86	2.66	2.54	2.45	2.39	2.34	2.30	2.27	2.25	2.17	2.12	2.08	2.04	2.00	1.99	1.98	1.97	11
12	3.18	2.81	2.61	2.48	2.39	2.33	2.28	2.24	2.21	2.19	2.10	2.06	2.01	1.97	1.94	1.92	1.91	1.90	12
13	3.14	2.76	2.56	2.43	2.35	2.28	2.23	2.20	2.16	2.14	2.05	2.01	1.96	1.92	1.88	1.86	1.85	1.85	13
14	3.10	2.73	2.52	2.39	2.31	2.24	2.19	2.15	2.12	2.10	2.01	1.96	1.91	1.87	1.83	1.82	1.80	1.80	14
15	3.07	2.70	2.49	2.36	2.27	2.21	2.16	2.12	2.09	2.06	1.97	1.92	1.87	1.83	1.79	1.77	1.76	1.76	15
16	3.05	2.67	2.46	2.33	2.24	2.18	2.13	2.09	2.06	2.03	1.94	1.89	1.84	1.79	1.76	1.74	1.73	1.72	16
17	3.03	2.64	2.44	2.31	2.22	2.15	2.10	2.06	2.03	2.00	1.91	1.86	1.81	1.76	1.73	1.71	1.69	1.69	17
18	3.01	2.62	2.42	2.29	2.20	2.13	2.08	2.04	2.00	1.98	1.89	1.84	1.78	1.74	1.70	1.68	1.67	1.66	18
19	2.99	2.61	2.40	2.27	2.18	2.11	2.06	2.02	1.98	1.96	1.86	1.81	1.76	1.71	1.67	1.65	1.64	1.63	19
20	2.97	2.59	2.38	2.25	2.16	2.09	2.04	2.00	1.96	1.94	1.84	1.79	1.74	1.69	1.65	1.63	1.62	1.61	20
22	2.95	2.56	2.35	2.22	2.13	2.06	2.01	1.97	1.93	1.90	1.81	1.76	1.70	1.65	1.61	1.59	1.58	1.57	22
24	2.93	2.54	2.33	2.19	2.10	2.04	1.98	1.94	1.91	1.88	1.78	1.73	1.67	1.62	1.58	1.56	1.54	1.53	24
26	2.91	2.52	2.31	2.17	2.08	2.01	1.96	1.92	1.88	1.86	1.76	1.71	1.65	1.59	1.55	1.53	1.51	1.50	26
28	2.89	2.50	2.29	2.16	2.06	2.00	1.94	1.90	1.87	1.84	1.74	1.69	1.63	1.57	1.53	1.50	1.49	1.48	28
30	2.88	2.49	2.28	2.14	2.05	1.98	1.93	1.88	1.85	1.82	1.72	1.67	1.61	1.55	1.51	1.48	1.47	1.46	30
40	2.84	2.44	2.23	2.09	2.00	1.93	1.87	1.83	1.79	1.76	1.66	1.61	1.54	1.48	1.43	1.41	1.39	1.38	40
50	2.81	2.41	2.20	2.06	1.97	1.90	1.84	1.80	1.76	1.73	1.63	1.57	1.50	1.44	1.39	1.36	1.34	1.33	50
60	2.79	2.39	2.18	2.04	1.95	1.87	1.82	1.77	1.74	1.71	1.60	1.54	1.48	1.41	1.36	1.33	1.31	1.29	60
80	2.77	2.37	2.15	2.02	1.92	1.85	1.79	1.75	1.71	1.68	1.57	1.51	1.44	1.38	1.32	1.28	1.26	1.24	80
100	2.76	2.36	2.14	2.00	1.91	1.83	1.78	1.73	1.70	1.66	1.56	1.49	1.42	1.35	1.29	1.26	1.23	1.21	100
200	2.73	2.33	2.11	1.97	1.88	1.80	1.75	1.70	1.66	1.63	1.52	1.46	1.38	1.31	1.24	1.20	1.17	1.14	200
500	2.72	2.31	2.10	1.96	1.86	1.79	1.73	1.68	1.64	1.61	1.50	1.44	1.36	1.28	1.21	1.16	1.12	1.09	500
∞	2.71	2.30	2.08	1.94	1.85	1.77	1.72	1.67	1.63	1.60	1.49	1.42	1.34	1.25	1.18	1.13	1.08	1.00	∞

α=0.05　　　　续表

ν_2	ν_1															ν_2
	1	2	3	4	5	6	7	8	9	10	12	14	16	18	20	
1	161	200	216	225	230	234	237	239	241	242	244	245	246	247	248	1
2	18.5	19.0	19.2	19.2	19.3	19.3	19.4	19.4	19.4	19.4	19.4	19.4	19.4	19.4	19.4	2
3	10.1	9.55	9.28	9.12	9.01	8.94	8.89	8.85	8.81	8.79	8.74	8.71	8.69	8.67	8.66	3
4	7.71	6.94	6.59	6.39	6.26	6.16	6.09	6.04	6.00	5.96	5.91	5.87	5.84	5.82	5.80	4
5	6.61	5.79	5.41	5.19	5.05	4.95	4.88	4.82	4.77	4.74	4.68	4.64	4.60	4.58	4.56	5
6	5.99	5.14	4.76	4.53	4.39	4.28	4.21	4.15	4.10	4.06	4.00	3.96	3.92	3.90	3.87	6
7	5.59	4.74	4.35	4.12	3.97	3.87	3.79	3.73	3.68	3.64	3.57	3.53	3.49	3.47	3.41	7
8	5.32	4.46	4.07	3.84	3.69	3.58	3.50	3.44	3.39	3.35	3.28	3.24	3.20	3.17	3.15	8
9	5.12	4.26	3.86	3.63	3.48	3.37	3.29	3.23	3.18	3.14	3.07	3.03	2.99	2.96	2.94	9
10	4.96	4.10	3.71	3.48	3.33	3.22	3.14	3.07	3.02	2.98	2.91	2.86	2.83	2.80	2.77	10
11	4.84	3.98	3.59	3.36	3.20	3.09	3.01	2.95	2.90	2.85	2.79	2.74	2.70	2.67	2.65	11
12	4.75	3.89	3.49	3.26	3.11	3.00	2.91	2.85	2.80	2.75	2.69	2.64	2.60	2.57	2.54	12
13	4.67	3.81	3.41	3.18	3.03	2.92	2.83	2.77	2.71	2.67	2.60	2.55	2.51	2.48	2.46	13
14	4.60	3.74	3.34	3.11	2.96	2.85	2.76	2.70	2.65	2.60	2.53	2.48	2.44	2.41	2.39	14
15	4.54	3.68	3.29	3.06	2.90	2.79	2.71	2.64	2.59	2.54	2.48	2.42	2.38	2.35	2.33	15
16	4.49	3.63	3.24	3.01	2.85	2.74	2.66	2.59	2.54	2.49	2.42	2.37	2.33	2.30	2.28	16
17	4.45	3.59	3.20	2.96	2.81	2.70	2.61	2.55	2.49	2.45	2.38	2.33	2.29	2.26	2.23	17
18	4.41	3.55	3.16	2.93	2.77	2.66	2.58	2.51	2.46	2.41	2.34	2.29	2.25	2.22	2.19	18
19	4.38	3.52	3.13	2.90	2.74	2.63	2.54	2.48	2.42	2.38	2.31	2.26	2.21	2.18	2.16	19
20	4.35	3.49	3.10	2.87	2.71	2.60	2.51	2.45	2.39	2.35	2.28	2.22	2.18	2.15	2.12	20
21	4.32	3.47	3.07	2.84	2.68	2.57	2.49	2.42	2.37	2.32	2.25	2.20	2.16	2.12	2.10	21
22	4.30	3.44	3.05	2.82	2.66	2.55	2.46	2.40	2.34	2.30	2.23	2.17	2.13	2.10	2.07	22
23	4.28	3.42	3.03	2.80	2.64	2.53	2.44	2.37	2.32	2.27	2.20	2.15	2.11	2.07	2.05	23
24	4.26	3.40	3.01	2.78	2.62	2.51	2.42	2.36	2.30	2.25	2.18	2.13	2.09	2.05	2.03	24
25	4.24	3.39	2.99	2.76	2.60	2.49	2.40	2.34	2.28	2.24	2.16	2.11	2.07	2.04	2.01	25
26	4.23	3.37	2.98	2.74	2.59	2.47	2.39	2.32	2.27	2.22	2.15	2.09	2.05	2.02	1.99	26
27	4.21	3.35	2.96	2.73	2.57	2.46	2.37	2.31	2.25	2.20	2.13	2.08	2.04	2.00	1.97	27
28	4.20	3.34	2.95	2.71	2.56	2.45	2.36	2.29	2.24	2.19	2.12	2.06	2.02	1.99	1.96	28
29	4.18	3.33	2.93	2.70	2.55	2.43	2.35	2.28	2.22	2.18	2.10	2.05	2.01	1.97	1.94	29
30	4.17	3.32	2.92	2.69	2.53	2.42	2.33	2.27	2.21	2.16	2.09	2.04	1.99	1.96	1.93	30
32	4.15	3.29	2.90	2.67	2.51	2.40	2.31	2.24	2.19	2.14	2.07	2.01	1.97	1.94	1.91	32
34	4.13	3.28	2.88	2.65	2.49	2.38	2.29	2.23	2.17	2.12	2.05	1.99	1.95	1.92	1.89	34
36	4.11	3.26	2.87	2.63	2.48	2.36	2.28	2.21	2.15	2.11	2.03	1.98	1.93	1.90	1.87	36
38	4.10	3.24	2.85	2.62	2.46	2.35	2.26	2.19	2.14	2.09	2.02	1.96	1.92	1.88	1.85	38
40	4.08	3.23	2.84	2.61	2.45	2.34	2.25	2.18	2.12	2.08	2.00	1.95	1.90	1.87	1.84	40
42	4.07	3.22	2.83	2.59	2.44	2.32	2.24	2.17	2.11	2.06	1.99	1.93	1.89	1.86	1.83	42
44	4.06	3.21	2.82	2.58	2.43	2.31	2.23	2.16	2.10	2.05	1.98	1.92	1.88	1.84	1.81	44
46	4.05	3.20	2.81	2.57	2.42	2.30	2.22	2.15	2.09	2.04	1.97	1.91	1.87	1.83	1.80	46
48	4.04	3.19	2.80	2.57	2.41	2.29	2.21	2.14	2.08	2.03	1.96	1.90	1.86	1.82	1.79	48
50	4.03	3.18	2.79	2.56	2.40	2.29	2.20	2.13	2.07	2.03	1.95	1.89	1.85	1.81	1.78	50
60	4.00	3.15	2.76	2.53	2.37	2.25	2.17	2.10	2.04	1.99	1.92	1.86	1.82	1.78	1.75	60
80	3.96	3.11	2.72	2.49	2.33	2.21	2.13	2.06	2.00	1.95	1.88	1.82	1.77	1.73	1.70	80
100	3.94	3.09	2.70	2.46	2.31	2.19	2.10	2.03	1.97	1.93	1.85	1.79	1.75	1.71	1.68	100
125	3.92	3.07	2.68	2.44	2.29	2.17	2.08	2.01	1.96	1.91	1.83	1.77	1.72	1.69	1.65	125
150	3.90	3.06	2.66	2.43	2.27	2.16	2.07	2.00	1.94	1.89	1.82	1.76	1.71	1.67	1.64	150
200	3.89	3.04	2.65	2.42	2.26	2.14	2.06	1.98	1.93	1.88	1.80	1.74	1.69	1.66	1.62	200
300	3.87	3.03	2.63	2.40	2.24	2.13	2.04	1.97	1.91	1.86	1.78	1.72	1.68	1.64	1.61	300
500	3.86	3.01	2.62	2.39	2.23	2.12	2.03	1.96	1.90	1.85	1.77	1.71	1.66	1.62	1.59	500
1000	3.85	3.00	2.61	2.38	2.22	2.11	2.02	1.95	1.89	1.84	1.76	1.70	1.65	1.61	1.58	1000
∞	3.84	3.00	2.60	2.37	2.21	2.10	2.01	1.94	1.88	1.83	1.75	1.69	1.64	1.60	1.57	∞

α=0.05 续表

ν_2	ν_1															ν_2
	22	24	26	28	30	35	40	45	50	60	80	100	200	500	∞	
1	249	249	249	250	250	251	251	251	252	252	252	253	254	254	254	1
2	19.5	19.5	19.5	19.5	19.5	19.5	19.5	19.5	19.5	19.5	19.5	19.5	19.5	19.5	19.5	2
3	8.65	8.64	8.63	8.62	8.62	8.60	8.59	8.59	8.58	8.57	8.56	8.55	8.54	8.53	8.53	3
4	5.79	5.77	5.76	5.75	5.75	5.73	5.72	5.71	5.70	5.69	5.67	5.66	5.65	5.64	5.63	4
5	4.54	4.53	4.52	4.50	4.50	4.48	4.46	4.45	4.44	4.43	4.41	4.41	4.39	4.37	4.37	5
6	3.86	3.84	3.83	3.82	3.81	3.79	3.77	3.76	3.75	3.74	3.72	3.71	3.69	3.68	3.67	6
7	3.43	3.41	3.40	3.39	3.38	3.36	3.34	3.33	3.32	3.30	3.29	3.27	3.25	3.24	3.23	7
8	3.13	3.12	3.10	3.09	3.08	3.06	3.04	3.03	3.02	3.01	2.99	2.97	2.95	2.94	2.93	8
9	2.92	2.90	2.89	2.87	2.86	2.84	2.83	2.81	2.80	2.79	2.77	2.76	2.73	2.72	2.71	9
10	2.75	2.74	2.72	2.71	2.70	2.68	2.66	2.65	2.64	2.62	2.60	2.59	2.56	2.55	2.54	10
11	2.63	2.61	2.59	2.58	2.57	2.55	2.53	2.52	2.51	2.49	2.47	2.46	2.43	2.42	2.40	11
12	2.52	2.51	2.49	2.48	2.47	2.44	2.43	2.41	2.40	2.38	2.36	2.35	2.32	2.31	2.30	12
13	2.44	2.42	2.41	2.39	2.38	2.36	2.34	2.33	2.31	2.30	2.27	2.26	2.23	2.22	2.21	13
14	2.37	2.35	2.33	2.32	2.31	2.28	2.27	2.25	2.24	2.22	2.20	2.19	2.16	2.14	2.13	14
15	2.31	2.29	2.27	2.26	2.25	2.22	2.20	2.19	2.18	2.16	2.14	2.12	2.10	2.08	2.07	15
16	2.25	2.24	2.22	2.21	2.19	2.17	2.15	2.14	2.12	2.11	2.08	2.07	2.04	2.02	2.01	16
17	2.21	2.19	2.17	2.16	2.15	2.12	2.10	2.09	2.08	2.06	2.03	2.02	1.99	1.97	1.96	17
18	2.17	2.15	2.13	2.12	2.11	2.08	2.06	2.05	2.04	2.02	1.99	1.98	1.95	1.93	1.92	18
19	2.13	2.11	2.10	2.08	2.07	2.05	2.03	2.01	2.00	1.98	1.96	1.94	1.91	1.89	1.88	19
20	2.10	2.08	2.07	2.05	2.04	2.01	1.99	1.98	1.97	1.95	1.92	1.91	1.88	1.86	1.84	20
21	2.07	2.05	2.04	2.02	2.01	1.98	1.96	1.95	1.94	1.92	1.89	1.88	1.84	1.82	1.81	21
22	2.05	2.03	2.01	2.00	1.98	1.96	1.94	1.92	1.91	1.89	1.86	1.85	1.82	1.80	1.78	22
23	2.02	2.00	1.99	1.97	1.96	1.93	1.91	1.90	1.88	1.86	1.84	1.82	1.79	1.77	1.76	23
24	2.00	1.98	1.97	1.95	1.94	1.91	1.89	1.88	1.86	1.84	1.82	1.80	1.77	1.75	1.73	24
25	1.98	1.96	1.95	1.93	1.92	1.89	1.87	1.86	1.84	1.82	1.80	1.78	1.75	1.73	1.71	25
26	1.97	1.95	1.93	1.91	1.90	1.87	1.85	1.84	1.82	1.80	1.78	1.76	1.73	1.71	1.69	26
27	1.95	1.93	1.91	1.90	1.88	1.86	1.84	1.82	1.81	1.79	1.76	1.74	1.71	1.69	1.67	27
28	1.93	1.91	1.90	1.88	1.87	1.84	1.82	1.80	1.79	1.77	1.74	1.73	1.69	1.67	1.65	28
29	1.92	1.90	1.88	1.87	1.85	1.83	1.81	1.79	1.77	1.75	1.73	1.71	1.67	1.65	1.64	29
30	1.91	1.89	1.87	1.85	1.84	1.81	1.79	1.77	1.76	1.74	1.71	1.70	1.66	1.64	1.62	30
32	1.88	1.86	1.85	1.83	1.82	1.79	1.77	1.75	1.74	1.71	1.69	1.67	1.63	1.61	1.59	32
34	1.86	1.84	1.82	1.80	1.80	1.77	1.75	1.73	1.71	1.69	1.66	1.65	1.61	1.59	1.57	34
36	1.85	1.82	1.81	1.79	1.78	1.75	1.73	1.71	1.69	1.67	1.64	1.62	1.59	1.56	1.55	36
38	1.83	1.81	1.79	1.77	1.76	1.73	1.71	1.69	1.68	1.65	1.62	1.61	1.57	1.54	1.53	38
40	1.81	1.79	1.77	1.76	1.74	1.72	1.69	1.67	1.66	1.64	1.61	1.59	1.55	1.53	1.51	40
42	1.80	1.78	1.76	1.74	1.73	1.70	1.68	1.66	1.65	1.62	1.59	1.57	1.53	1.51	1.49	42
44	1.79	1.77	1.75	1.73	1.72	1.69	1.67	1.65	1.63	1.61	1.58	1.56	1.52	1.49	1.48	44
46	1.78	1.76	1.74	1.72	1.71	1.68	1.65	1.64	1.62	1.60	1.57	1.55	1.51	1.48	1.46	46
48	1.77	1.75	1.73	1.71	1.70	1.67	1.64	1.62	1.61	1.59	1.56	1.54	1.49	1.47	1.45	48
50	1.76	1.74	1.72	1.70	1.69	1.66	1.63	1.61	1.60	1.58	1.54	1.52	1.48	1.46	1.44	50
60	1.72	1.70	1.68	1.66	1.65	1.62	1.59	1.57	1.56	1.53	1.50	1.48	1.44	1.41	1.39	60
80	1.68	1.65	1.63	1.62	1.60	1.57	1.54	1.52	1.51	1.48	1.45	1.43	1.38	1.35	1.32	80
100	1.65	1.63	1.61	1.59	1.57	1.54	1.52	1.49	1.48	1.45	1.41	1.39	1.34	1.31	1.28	100
125	1.63	1.60	1.58	1.57	1.55	1.52	1.49	1.47	1.45	1.42	1.39	1.36	1.31	1.27	1.25	125
150	1.61	1.59	1.57	1.55	1.53	1.50	1.48	1.45	1.44	1.41	1.37	1.34	1.29	1.25	1.22	150
200	1.60	1.57	1.55	1.53	1.52	1.48	1.46	1.43	1.41	1.39	1.35	1.32	1.26	1.22	1.19	200
300	1.58	1.55	1.53	1.51	1.50	1.46	1.43	1.41	1.39	1.36	1.32	1.30	1.23	1.19	1.15	300
500	1.56	1.54	1.52	1.50	1.48	1.45	1.42	1.40	1.38	1.34	1.30	1.28	1.21	1.16	1.11	500
1000	1.55	1.53	1.51	1.49	1.47	1.44	1.41	1.38	1.36	1.33	1.29	1.26	1.19	1.13	1.08	1000
∞	1.54	1.52	1.50	1.48	1.46	1.42	1.39	1.37	1.35	1.32	1.27	1.24	1.17	1.11	1.00	∞

α=0.01　　　　续表

ν_2	ν_1															ν_2
	1	2	3	4	5	6	7	8	9	10	12	14	16	18	20	
1	405	500	540	563	576	586	593	598	602	606	611	614	617	619	621	1
2	98.5	99.0	99.2	99.2	99.3	99.3	99.4	99.4	99.4	99.4	99.4	99.4	99.4	99.4	99.4	2
3	34.1	30.8	29.5	28.7	28.2	27.9	27.7	27.5	27.3	27.2	27.1	26.9	26.8	26.8	26.7	3
4	21.2	18.0	16.7	16.0	15.5	15.2	15.0	14.8	14.7	14.5	14.4	14.2	14.2	14.1	14.0	4
5	16.3	13.3	12.1	11.4	11.0	10.7	10.5	10.3	10.2	10.1	9.89	9.77	9.68	9.61	9.55	5
6	13.7	10.9	9.78	9.15	8.75	8.47	8.26	8.10	7.98	7.87	7.72	7.60	7.52	7.45	7.40	6
7	12.2	9.55	8.45	7.85	7.46	7.19	6.99	6.84	6.72	6.62	6.47	6.36	6.27	6.21	6.16	7
8	11.3	8.65	7.59	7.01	6.63	6.37	6.18	6.03	5.91	5.81	5.67	5.56	5.48	5.41	5.36	8
9	10.6	8.02	6.99	6.42	6.06	5.80	5.61	5.47	5.35	5.26	5.11	5.00	4.92	4.86	4.81	9
10	10.0	7.56	6.55	5.99	5.64	5.39	5.20	5.06	4.94	4.85	4.71	4.60	4.52	4.46	4.41	10
11	9.65	7.21	6.22	5.67	5.32	5.07	4.89	4.74	4.63	4.54	4.40	4.29	4.21	4.15	4.10	11
12	9.33	6.93	5.95	5.41	5.06	4.32	4.64	4.50	4.39	4.30	4.16	4.05	3.97	3.91	3.86	12
13	9.07	6.70	5.74	5.21	4.86	4.62	4.44	4.30	4.19	4.10	3.96	3.86	3.78	3.71	3.66	13
14	8.86	6.51	5.56	5.04	4.70	4.46	4.28	4.14	4.03	3.94	3.80	3.70	3.62	3.56	3.51	14
15	8.68	6.36	5.42	4.89	4.56	4.32	4.14	4.00	3.89	3.80	3.67	3.56	3.49	3.42	3.37	15
16	8.53	6.23	5.29	4.77	4.44	4.20	4.03	3.89	3.78	3.69	3.55	3.45	3.37	3.31	3.26	16
17	8.40	6.11	5.18	4.67	4.34	4.10	3.93	3.79	3.68	3.59	3.46	3.35	3.27	3.21	3.16	17
18	8.29	6.01	5.09	4.58	4.25	4.01	3.84	3.71	3.60	3.51	3.37	3.27	3.19	3.13	3.08	18
19	8.18	5.93	5.0I	4.50	4.17	3.94	3.77	3.63	3.52	3.43	3.30	3.19	3.12	3.05	3.00	19
20	8.10	5.85	4.94	4.43	4.10	3.87	3.70	3.56	3.46	3.37	3.23	3.13	3.05	2.99	2.94	20
21	8.02	5.78	4.87	4.37	4.04	3.81	3.64	3.51	3.40	3.31	3.17	3.07	2.99	2.93	2.88	21
22	7.95	5.72	4.82	4.31	3.99	3.76	3.59	3.45	3.35	3.26	3.12	3.02	2.94	2.88	2.83	22
23	7.88	5.66	4.76	4.26	3.94	3.71	3.54	3.41	3.30	3.21	3.07	2.97	2.89	2.83	2.78	23
24	7.82	5.61	4.72	4.22	3.90	3.67	3.50	3.36	3.26	3.17	3.03	2.93	2,85	2.79	2.74	24
25	7.77	5.57	4.68	4.18	3.86	3.63	3.46	3.32	3.22	3.13	2.99	2.89	2.81	2.75	2.70	25
26	7.72	5.53	4.64	4.14	3.82	3.59	3.42	3.29	3.18	3.09	2.96	2.86	2.78	2.72	2.66	26
27	7.68	5.49	4.60	4.11	3.78	3.56	3.39	3.26	3.15	3.06	2.93	2.82	2.75	2.68	2.63	27
28	7.64	5.45	4.57	4.07	3.75	3.53	3.36	3.23	3.12	3.03	2.90	2.79	2.72	2.65	2.60	28
29	7.60	5.42	4.54	4.04	3.73	3.50	3.33	3.20	3.09	3.00	2.87	2.77	2.69	2.63	2.57	29
30	7.56	5.39	4.51	4.02	3.70	3.47	3.30	3.17	3.07	2.98	2.81	2.74	2.66	2.60	2.55	30
32	7.50	5.34	4.46	3.97	3.65	3.43	3.26	3.13	3.02	2.93	2.80	2.70	2.62	2.55	2.50	32
34	7.44	5.29	4.42	3.93	3.61	3.39	3.22	3.09	2.98	2.89	2.76	2.66	2.58	2.51	2.46	34
36	7.40	5.25	4.38	3.89	3.57	3.35	3.18	3.05	2.95	2.86	2.72	2.62	2.54	2.48	2.43	36
38	7.35	5.21	4.34	3.86	3.54	3.32	3.15	3.02	2.92	2.83	2.69	2.59	2.51	2.45	2.40	38
40	7.31	5.18	4.31	3.83	3.51	3.29	3.12	2.99	2.89	2.80	2.66	2.56	2.48	2.42	2.37	40
42	7.28	5.15	4.29	3.80	3.49	3.27	3.10	2.97	2.86	2.78	2.64	2.54	2.46	2.40	2.34	42
44	7.25	5.12	4.26	3.78	3.47	3.24	3.08	2.95	2.84	2.75	2.62	2.52	2.44	2.37	2.32	44
46	7.22	5.10	4.24	3.76	3.44	3.22	3.06	2.93	2.82	2.73	2.60	2.50	2.42	2.35	2.30	46
48	7.20	5.08	4.22	3.74	3.43	3.20	3.04	2.91	2.80	2.72	2.58	2.48	2.40	2.33	2.28	48
50	7.17	5.06	4.20	3.72	3.41	3.19	3.02	2.89	2.79	2.70	2.56	2.46	2.38	2.32	2.27	50
60	7.08	4.98	4.13	3.65	3.34	3.12	2.95	2.82	2.72	2.63	2.50	2.39	2.31	2.25	2.20	60
80	6.96	4.88	4.04	3.56	3.26	3.04	2.87	2.74	2.64	2.55	2.42	2.31	2.23	2.17	2.12	80
100	6.90	4.82	3.98	3.51	3.21	2.99	2.82	2.69	2.59	2.50	2.37	2.26	2.19	2.12	2.07	100
125	6.84	4.78	3.94	3.47	3.17	2.95	2.79	2.66	2.55	2.47	2.33	2.23	2.15	2.08	2.03	125
150	6.81	4.75	3.92	3.45	3.14	2.92	2.76	2.63	2.53	2.44	2.31	2.20	2.12	2.06	2.00	150
200	6.76	4.71	3.88	3.41	3.11	2.89	2.73	2.60	2.50	2.41	2.27	2.17	2.09	2.02	1.97	200
300	6.72	4.68	3.85	3.38	3.08	2.86	2.70	2.57	2.47	2.38	2.24	2.14	2.06	1.99	1.94	300
500	6.69	4.65	3.82	3.36	3.05	2.84	2.68	2.55	2.44	2.36	2.22	2.12	2.04	1.97	1.92	500
1000	6.66	4.63	3.80	3.34	3.04	2.82	2.66	2.53	2.43	2.34	2.20	2.10	2.02	1.95	1.90	1000
∞	6.63	4.61	3.78	3.32	3.02	2.80	2.64	2.51	2.41	2.32	2.18	2.08	2.00	1.93	1.88	∞

α=0.01 续表

ν_2	ν_1															ν_2
	22	24	26	28	30	35	40	45	50	60	80	100	200	500	∞	
1	622	623	624	625	626	628	629	630	630	631	633	633	635	636	637	1
2	99.5	99.5	99.5	99.5	99.5	99.5	99.5	99.5	99.5	99.5	99.5	99.5	99.5	99.5	99.5	2
3	26.6	26.6	26.6	26.5	26.5	26.5	26.4	26.4	26.4	26.3	26.3	26.2	26.2	26.1	26.1	3
4	14.0	13.9	13.9	13.9	13.8	13.8	13.7	13.7	13.7	13.7	13.6	13.6	13.5	13.5	13.5	4
5	9.51	9.47	9.43	9.40	9.38	9.33	9.29	9.26	9.24	9.20	9.16	9.13	9.08	9.04	9.02	5
6	7.35	7.31	7.28	7.25	7.23	7.18	7.14	7.11	7.09	7.06	7.01	6.99	6.93	6.90	6.88	6
7	6.11	6.07	6.04	6.02	5.99	5.94	5.91	5.88	5.86	5.82	5.78	5.75	5.70	5.67	5.65	7
8	5.32	5.28	5.25	5.22	5.20	5.15	5.12	5.00	5.07	5.03	4.99	4.96	4.91	4.88	4.86	8
9	4.77	4.73	4.70	4.67	4.65	4.60	4.57	4.54	4.52	4.48	4.44	4.42	4.36	4.33	4.31	9
10	4.36	4.33	4.30	4.27	4.25	4.20	4.17	4.14	4.12	4.08	4.04	4.01	3.96	3.93	3.91	10
11	4.06	4.02	3.99	3.96	3.94	3.89	3.86	3.83	3.81	3.78	3.73	3.71	3.66	3.62	3.60	11
12	3.82	3.78	3.75	3.72	3.70	3.65	3.62	3.59	3.57	3.54	3.49	3.47	3.41	3.38	3.36	12
13	3.62	3.59	3.56	3.53	3.51	3.46	3.43	3.40	3.38	3.34	3.30	3.27	3.22	3.19	3.17	13
14	3.46	3.43	3.40	3.37	3.35	3.30	3.27	3.24	3.22	3.18	3.14	3.11	3.06	3.03	3.30	14
15	3.33	3.29	3.26	3.24	3.21	3.17	3.13	3.10	3.08	3.05	3.00	2.98	2.92	2.89	2.87	15
16	3.22	3.18	3.15	3.12	3.10	3.05	3.02	2.99	2.97	2.93	2.89	2.86	2.81	2.78	2.75	16
17	3.12	3.08	3.05	3.03	3.00	2.96	2.92	2.89	2.87	2.83	2.79	2.76	2.71	2.68	2.65	17
18	3.03	3.00	2.97	2.94	2.92	2.87	2.84	2.81	2.78	2.75	2.70	2.68	2.62	2.59	2.57	18
19	2.96	2.92	2.89	2.87	2.84	2.80	2.76	2.73	2.71	2.67	2.63	2.60	2.55	2.51	2.49	19
20	2.90	2.86	2.83	2.80	2.78	2.73	2.69	2.67	2.64	2.61	2.56	2.54	2.48	2.44	2.42	20
21	2.84	2.80	2.77	2.74	2.72	2.67	2.64	2.61	2.58	2.55	2.50	2.48	2.42	2.38	2.36	21
22	2.78	2.75	2.72	2.69	2.67	2.62	2.58	2.55	2.53	2.50	2.45	2.42	2.36	2.33	2.31	22
23	2.74	2.70	2.67	2.64	2.62	2.57	2.54	2.51	2.48	2.45	2.40	2.37	2.32	2.28	2.26	23
24	2.70	2.66	2.63	2.60	2.58	2.53	2.49	2.46	2.44	2.40	2.36	2.33	2.27	2.24	2.21	24
25	2.66	2.62	2.59	2.56	2.54	2.49	2.45	2.42	2.40	2.36	2.32	2.29	2.23	2.19	2.17	25
26	2.62	2.58	2.55	2.53	2.50	2.45	2.42	2.39	2.36	2.33	2.28	2.25	2.19	2.16	2.13	26
27	2.59	2.55	2.52	2.49	2.47	2.42	2.38	2.35	2.33	2.29	2.25	2.22	2.16	2.12	2.10	27
28	2.56	2.52	2.49	2.46	2.44	2.39	2.35	2.32	2.30	2.26	2.22	2.19	2.13	2.09	2.06	28
29	2.53	2.49	2.46	2.44	2.41	2.36	2.33	2.30	2.27	2.23	2.19	2.16	2.10	2.06	2.03	29
30	2.51	2.47	2.44	2.41	2.39	2.34	2.30	2.27	2.25	2.21	2.16	2.13	2.07	2.03	2.01	30
32	2.46	2.42	2.39	2.36	2.34	2.29	2.25	2.22	2.20	2.16	2.11	2.08	2.02	1.98	1.96	32
34	2.42	2.38	2.35	2.32	2.30	2.25	2.21	2.18	2.16	2.12	2.07	2.04	1.98	1.94	1.91	34
36	2.38	2.35	2.32	2.29	2.26	2.21	2.17	2.14	2.12	2.08	2.03	2.00	1.94	1.90	1.87	36
38	2.35	2.32	2.28	2.26	2.23	2.18	2.14	2.11	2.09	2.05	2.00	1.97	1.90	1.86	1.84	38
40	2.33	2.29	2.26	2.23	2.20	2.15	2.11	2.08	2.06	2.02	1.97	1.94	1.87	1.83	1.80	40
42	2.30	2.26	2.23	2.20	2.18	2.13	2.09	2.06	2.03	1.99	1.94	1.91	1.85	1.80	1.78	42
44	2.28	2.24	2.21	2.18	2.15	2.10	2.06	2.03	2.01	1.97	1.92	1.89	1.82	1.78	1.75	44
46	2.26	2.22	2.19	2.16	2.13	2.08	2.04	2.01	1.99	1.95	1.90	1.86	1.80	1.75	1.73	46
48	2.24	2.20	2.17	2.14	2.12	2.06	2.02	1.99	1.97	1.93	1.88	1.84	1.78	1.73	1.70	48
50	2.22	2.18	2.15	2.12	2.10	2.05	2.01	1.97	1.95	1.91	1.86	1.82	1.76	1.71	1.68	50
60	2.15	2.12	2.08	2.05	2.03	1.98	1.94	1.90	1.88	1.84	1.78	1.75	1.68	1.63	1.60	60
80	2.07	2.03	2.00	1.97	1.94	1.89	1.85	1.81	1.79	1.75	1.69	1.66	1.58	1.53	1.49	80
100	2.02	1.98	1.94	1.92	1.89	1.84	1.80	1.76	1.73	1.69	1.63	1.60	1.52	1.47	1.43	100
125	1.98	1.94	1.91	1.88	1.85	1.80	1.76	1.72	1.69	1.65	1.59	1.55	1.47	1.41	1.37	125
150	1.96	1.92	1.88	1.85	1.83	1.77	1.73	1.69	1.66	1.62	1.56	1.52	1.43	1.38	1.33	150
200	1.93	1.89	1.85	1.82	1.79	1.74	1.69	1.66	1.63	1.58	1.52	1.48	1.39	1.33	1.28	200
300	1.89	1.85	1.82	1.79	1.76	1.71	1.66	1.62	1.59	1.55	1.48	1.44	1.35	1.28	1.22	300
500	1.87	1.83	1.79	1.76	1.74	1.68	1.63	1.60	1.56	1.52	1.45	1.41	1.31	1.23	1.16	500
1000	1.85	1.81	1.77	1.74	1.72	1.66	1.61	1.57	1.54	1.50	1.43	1.38	1.28	1.19	1.11	1000
∞	1.83	1.79	1.76	1.72	1.70	1.64	1.59	1.55	1.52	1.47	1.40	1.36	1.25	1.15	1.00	∞

附表 7　q 界值表(Newman-Keuls 法用)

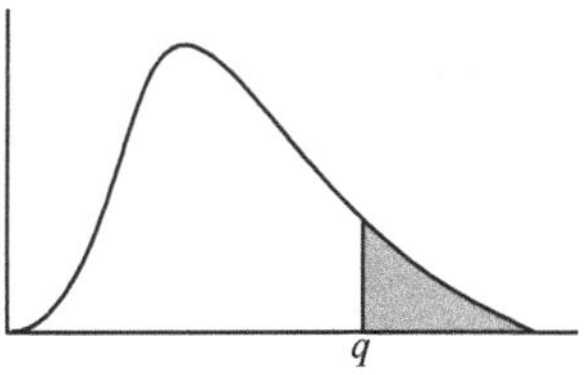

上行:$P=0.05$　下行:$P=0.01$

ν	组数a								
	2	3	4	5	6	7	8	9	10
5	3.64	4.60	5.22	5.67	6.03	6.33	6.58	6.80	6.99
	5.70	6.98	7.80	8.42	8.91	9.32	9.67	9.97	10.24
6	3.46	4.34	4.90	5.30	5.63	5.90	6.12	6.32	6.49
	5.24	6.33	7.03	7.56	7.97	8.32	8.61	8.87	9.10
7	3.34	4.16	4.63	5.06	5.36	5.61	5.82	6.00	6.16
	4.95	5.92	6.54	7.01	7.37	7.68	7.94	8.17	8.37
8	3.26	4.04	4.53	4.89	5.17	5.40	5.60	5.77	5.92
	4.75	5.64	6.20	6.62	6.96	7.24	7.47	7.68	7.86
9	3.20	3.95	4.41	4.76	5.02	5.24	5.43	5.59	5.74
	4.60	5.43	5.96	6.35	6.66	6.91	7.13	7.33	7.49
10	3.15	3.88	4.33	4.65	4.91	5.12	5.30	5.46	5.60
	4.48	5.27	5.77	6.14	6.43	6.67	6.87	7.05	7.21
12	3.08	3.77	4.20	4.51	4.75	4.95	5.12	5.27	5.39
	4.32	5.05	5.50	5.84	6.10	6.32	6.51	6.67	6.81
14	3.03	3.70	4.11	4.41	4.64	4.83	4.99	5.13	5.25
	4.21	4.89	5.32	5.63	5.88	6.08	6.26	6.41	6.54
16	3.00	3.65	4.05	4.33	4.56	4.74	4.90	5.03	5.15
	4.13	4.79	5.19	5.49	5.72	5.92	6.08	6.22	6.35
18	2.97	3.61	4.00	4.28	4.49	4.67	4.82	4.96	5.07
	4.07	4.70	5.09	5.38	5.60	5.79	5.94	6.08	6.20
20	2.95	3.58	3.96	4.23	4.45	4.62	4.77	4.90	5.01
	4.02	4.64	5.02	5.29	5.51	5.69	5.84	5.97	6.09
30	2.89	3.49	3.85	4.10	4.30	4.46	4.60	4.72	4.82
	3.89	4.45	4.80	5.05	5.24	5.40	5.54	5.65	5.76
40	2.86	3.44	3.79	4.04	4.23	4.39	4.52	4.63	4.73
	3.82	4.37	4.70	4.93	5.11	5.26	5.39	5.50	5.60
60	2.83	3.40	3.74	3.98	4.16	4.31	4.44	4.55	4.65
	3.76	4.28	4.59	4.82	4.99	5.13	5.25	5.36	5.45
120	2.80	3.36	3.68	3.92	4.10	4.24	4.36	4.47	4.56
	3.70	4.20	4.50	4.71	4.87	5.01	5.12	5.21	5.30
∞	2.77	3.31	3.63	3.86	4.03	4.17	4.29	4.39	4.47
	3.64	4.12	4.40	4.60	4.76	4.88	4.99	5.08	5.16

附表 8 Dunnett-*t* 检验 *q*′界值表

单侧

（表中横行数字，上行 $P=0.05$，下行 $P=0.01$）

误差的自由度ν	处理组数(不包括对照组)T								
	1	2	3	4	5	6	7	8	9
5	2.02	2.44	2.68	2.85	2.98	3.08	3.16	3.24	3.30
	3.37	3.90	4.21	4.43	4.60	4.73	4.85	4.94	5.03
6	1.94	2.34	2.56	2.71	2.83	2.92	3.00	3.07	3.12
	3.14	3.61	3.88	4.07	4.21	4.33	4.43	4.51	4.59
7	1.89	2.27	2.48	2.62	2.73	2.82	2.89	2.95	3.01
	3.00	3.42	3.66	3.83	3.96	4.07	4.15	4.23	4.30
8	1.86	2.22	2.42	2.55	2.66	2.74	2.81	2.87	2.92
	2.90	3.29	3.51	3.67	3.79	3.88	3.96	4.03	4.09
9	1.83	2.18	2.37	2.50	2.60	2.68	2.75	2.81	2.86
	2.82	3.19	3.40	3.55	3.66	3.75	3.82	3.89	3.94
10	1.81	2.15	2.34	2.47	2.56	2.64	2.70	2.76	2.81
	2.76	3.11	3.31	3.45	3.56	3.64	3.71	3.78	3.83
11	1.80	2.13	2.31	2.44	2.53	2.60	2.67	2.72	2.77
	2.72	3.06	3.25	3.38	3.48	3.56	3.63	3.69	3.74
12	1.78	2.11	2.29	2.41	2.50	2.58	2.64	2.69	2.74
	2.68	3.01	3.19	3.32	3.42	3.50	3.56	3.62	3.67
13	1.77	2.09	2.27	2.39	2.48	2.55	2.61	2.66	2.71
	2.65	2.97	3.15	3.27	3.37	3.44	3.51	3.56	3.61
14	1.76	2.08	2.25	2.37	2.46	2.53	2.59	2.64	2.69
	2.62	2.94	3.11	3.23	3.32	3.40	3.46	3.51	3.56
15	1.75	2.07	2.24	2.36	2.44	2.51	2.57	2.62	2.67
	2.60	2.91	3.08	3.20	3.29	3.36	3.42	3.47	3.52
16	1.75	2.06	2.23	2.34	2.43	2.50	2.56	2.61	2.65
	2.58	2.88	3.05	3.17	3.26	3.33	3.39	3.44	3.48
17	1.74	2.05	2.22	2.33	2.42	2.49	2.54	2.59	2.64
	2.57	2.86	3.03	3.14	3.23	3.30	3.36	3.41	3.45
18	1.73	2.04	2.21	2.32	2.41	2.48	2.53	2.58	2.62
	2.55	2.84	3.01	3.12	3.21	3.27	3.33	3.38	3.42
19	1.73	2.03	2.20	2.31	2.40	2.47	2.52	2.57	2.61
	2.54	2.83	2.99	3.10	3.18	3.25	3.31	3.36	3.40
20	1.72	2.03	2.19	2.30	2.39	2.46	2.51	2.56	2.60
	2.53	2.81	2.97	3.08	3.17	3.23	3.29	3.34	3.38
24	1.71	2.01	2.17	2.28	2.36	2.43	2.48	2.53	2.57
	2.49	2.77	2.92	3.03	3.11	3.17	3.22	3.27	3.31
30	1.70	1.99	2.15	2.25	2.33	2.40	2.45	2.50	2.54
	2.46	2.72	2.87	2.97	3.05	3.11	3.16	3.21	3.24
40	1.68	1.97	2.13	2.23	2.31	2.37	2.42	2.47	2.51
	2.42	2.68	2.82	2.92	2.99	3.05	3.10	3.14	3.18
60	1.67	1.95	2.10	2.21	2.28	2.35	2.39	2.44	2.48
	2.39	2.64	2.78	2.87	2.94	3.00	3.04	3.08	3.12
120	1.66	1.93	2.08	2.18	2.26	2.32	2.37	2.41	2.45
	2.36	2.60	2.73	2.82	2.89	2.94	2.99	3.03	3.06
∞	1.64	1.92	2.06	2.16	2.23	2.29	2.34	2.38	2.42
	2.33	2.56	2.68	2.77	2.84	2.89	2.93	2.97	3.00

双侧

误差的自由度 ν	处理组数(不包括对照组) T								
	1	2	3	4	5	6	7	8	9
5	2. 57	3. 03	3. 39	3. 66	3. 88	4. 06	4. 22	4. 36	4. 49
	4. 03	4. 63	5. 09	5. 44	5. 73	5. 97	6. 18	6. 36	6. 53
6	2. 45	2. 86	3. 18	3. 41	3. 60	3. 75	3. 88	4. 00	4. 11
	3. 71	4. 22	4. 60	4. 88	5. 11	5. 30	5. 47	5. 61	5. 74
7	2. 36	2. 75	3. 04	3. 24	3. 41	3. 54	3. 66	3. 76	3. 86
	3. 50	3. 95	4. 28	4. 52	4. 71	4. 87	5. 01	5. 13	5. 24
8	2. 31	2. 67	2. 94	3. 13	3. 28	3. 40	3. 51	3. 60	3. 68
	3. 36	3. 77	4. 06	4. 27	4. 44	4. 58	4. 70	4. 81	4. 90
9	2. 26	2. 61	2. 86	3.04	3. 18	3. 29	3. 39	3. 48	3. 55
	3. 25	3. 63	3. 90	4. 09	4. 24	4. 37	4. 48	4. 57	4. 65
10	2. 23	2. 57	2. 81	2. 97	3. 11	3. 21	3. 31	3. 39	3. 46
	3. 17	3. 53	3. 78	3. 95	4. 10	4. 21	4. 31	4. 40	4. 47
11	2. 20	2. 53	2. 76	2. 92	3. 05	3. 15	3. 24	3. 31	3. 38
	3. 11	3. 45	3. 68	3. 85	3. 98	4. 09	4. 18	4. 26	4. 33
12	2. 18	2. 50	2. 72	2. 88	3. 00	3. 10	3. 18	3. 25	3. 32
	3. 05	3. 39	3. 61	3. 76	3. 89	3. 99	4. 08	4. 15	4. 22
13	2. 16	2. 48	2. 69	2. 84	2. 96	3. 06	3. 14	3. 21	3. 27
	3. 01	3. 33	3. 54	3. 69	3. 81	3. 91	3. 99	4. 06	4. 13
14	2. 14	2. 46	2. 67	2. 81	2. 93	3. 02	3. 10	3. 17	3. 23
	2. 98	3. 29	3. 49	3. 64	3. 75	3. 84	3. 92	3. 99	4. 05
15	2. 13	2. 44	2. 64	2. 79	2. 90	2. 99	3. 07	3. 13	3. 19
	2. 95	3. 25	3. 45	3. 59	3. 70	3. 79	3. 86	3. 93	3. 99
16	2. 12	2. 42	2. 63	2. 77	2. 88	2. 96	3. 04	3. 10	3. 16
	2. 92	3. 22	3. 41	3. 55	3. 65	3. 74	3. 82	3. 88	3. 93
17	2. 11	2. 41	2. 61	2. 75	2. 85	2. 94	3. 01	3. 08	3. 13
	2. 90	3. 19	3. 38	3. 51	3. 62	3. 70	3. 77	3. 83	3. 89
18	2. 10	2. 40	2. 59	2. 73	2. 84	2. 92	2. 99	3. 05	3. 11
	2. 88	3. 17	3. 35	3. 48	3. 58	3. 67	3. 74	3. 80	3. 85
19	2. 09	2. 39	2. 58	2. 72	2. 82	2. 90	2. 97	3. 04	3. 69
	2. 86	3. 15	3. 33	3. 46	3. 55	3. 64	3. 70	3. 76	3. 81
20	2. 09	2. 38	2. 57	2. 70	2. 81	2. 89	2. 96	3. 02	3. 07
	2. 85	3. 13	3. 31	3. 43	3. 53	3. 61	3. 67	3. 73	3. 78
24	2. 06	2. 35	2. 53	2. 66	2. 76	2. 84	2. 91	2. 96	3. 01
	2. 80	3. 07	3. 24	3. 36	3. 45	3. 52	3. 58	3. 64	3. 69
30	2. 04	2. 32	2. 50	2. 62	2. 72	2. 79	2. 86	3. 91	2. 96
	2. 75	3. 01	3. 17	3. 28	3. 37	3. 44	3. 50	3. 55	3. 59
40	2. 02	2. 29	2. 47	2. 58	2. 67	2. 75	2. 81	2. 86	2. 90
	2. 70	2. 95	3. 10	3. 21	3. 29	3. 36	3. 41	3. 46	3. 50
60	2. 00	2. 27	2. 43	2. 55	2. 63	2. 70	2. 76	2. 8t	2. 85
	2. 66	2. 90	3. 04	3. 14	3. 22	3. 28	3. 33	3. 38	3. 42
120	1. 98	2. 24	2. 40	2. 51	2. 59	2. 66	2. 71	2. 76	2. 80
	2. 62	2. 84	2. 98	3. 08	3. 15	3. 21	3. 25	3. 30	3. 33
∞	1. 96	2. 21	2. 37	2. 47	2. 55	2. 62	2. 67	2. 71	2. 75
	2. 58	2. 79	2. 92	3. 01	3. 08	3. 14	3. 18	3. 22	3. 25

附表 9 χ^2 界值表

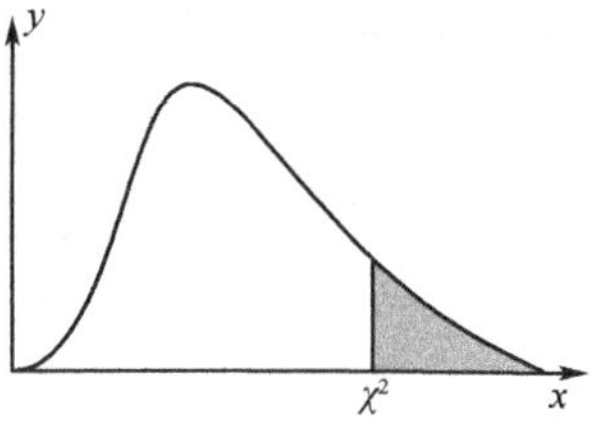

自由度	概率 P												
ν	0.995	0.990	0.975	0.950	0.900	0.750	0.500	0.250	0.100	0.050	0.025	0.010	0.005
1					0.02	0.10	0.45	1.32	2.71	3.84	5.02	6.63	7.88
2	0.01	0.02	0.02	0.10	0.21	0.58	1.39	2.77	4.61	5.99	7.38	9.21	10.60
3	0.07	0.11	0.22	0.35	0.58	1.21	2.37	4.11	6.25	7.81	9.35	11.34	12.84
4	0.21	0.30	0.48	0.71	1.06	1.92	3.36	5.39	7.78	9.49	11.14	13.28	14.86
5	0.41	0.55	0.83	1.15	1.61	2.67	4.35	6.63	9.24	11.07	12.83	15.09	16.75
6	0.68	0.87	1.24	1.64	2.20	3.45	5.35	7.84	10.64	12.59	14.45	16.81	18.55
7	0.99	1.24	1.69	2.17	2.83	4.25	6.35	9.04	12.02	14.07	16.01	18.48	20.28
8	1.34	1.65	2.18	2.73	3.40	5.07	7.34	10.22	13.36	15.51	17.53	20.09	21.96
9	1.73	2.09	2.70	3.33	4.17	5.90	8.34	11.39	14.68	16.92	19.02	21.67	23.59
10	2.16	2.56	3.25	3.94	4.87	6.74	9.34	12.55	15.99	18.31	20.48	23.21	25.19
11	2.60	3.05	3.82	4.57	5.58	7.58	10.34	13.70	17.28	19.68	21.92	24.72	26.76
12	3.07	3.57	4.40	5.23	6.30	8.44	11.34	14.85	18.55	21.03	23.34	26.22	28.30
13	3.57	4.11	5.01	5.89	7.04	9.30	12.34	15.98	19.81	22.36	24.74	27.69	29.82
14	4.07	4.66	5.63	6.57	7.79	10.17	13.34	17.12	21.06	23.68	26.12	29.14	31.32
15	4.60	5.23	6.27	7.26	8.55	11.04	14.34	18.25	22.31	25.00	27.49	30.58	32.80
16	5.14	5.81	6.91	7.96	9.31	11.91	15.34	19.37	23.54	26.30	28.85	32.00	34.27
17	5.70	6.41	7.56	8.67	10.09	12.79	16.34	20.49	24.77	27.59	30.19	33.41	35.72
18	6.26	7.01	8.23	9.39	10.86	13.68	17.34	21.60	25.99	28.87	31.53	34.81	37.16
19	6.84	7.63	8.91	10.12	11.65	14.56	18.34	22.72	27.20	30.14	32.85	36.19	38.58
20	7.43	8.26	9.59	10.85	12.44	15.45	19.34	23.83	28.41	31.41	34.17	37.57	40.00
21	8.03	8.90	10.28	11.59	13.24	16.34	20.34	24.93	29.62	32.67	35.48	38.93	41.40
22	8.64	9.54	10.98	12.34	14.04	17.24	21.34	26.04	30.81	33.92	36.78	40.29	42.80
23	9.26	10.20	11.69	13.09	14.85	18.14	22.34	27.14	32.01	35.17	38.08	41.64	44.18
24	9.89	10.86	12.40	13.85	15.66	19.04	23.34	28.24	33.20	36.42	39.36	42.98	45.56
25	10.52	11.52	13.12	14.61	16.47	19.94	24.34	29.34	34.38	37.65	40.65	44.31	46.93
26	11.16	12.20	13.84	15.38	17.29	20.84	25.34	30.43	35.56	38.89	41.92	45.64	48.29
27	11.81	12.88	14.57	16.15	18.11	21.75	26.34	31.53	36.74	40.11	43.19	46.96	49.64
28	12.46	13.56	15.31	16.93	18.94	22.66	27.34	32.62	37.92	41.34	44.46	48.28	50.99
29	13.12	14.26	16.05	17.71	19.77	23.57	28.34	33.71	39.09	42.56	45.72	49.59	52.34
30	13.79	14.95	16.79	18.49	20.60	24.48	29.34	34.80	40.26	43.77	46.98	50.89	53.67
40	20.71	22.16	24.43	26.51	29.05	33.66	39.34	45.62	51.80	55.76	59.34	63.69	66.77
50	27.99	29.71	32.36	34.76	37.69	42.94	49.33	56.33	63.17	67.50	71.42	76.15	79.49
60	35.53	37.48	40.48	43.19	46.46	52.29	59.33	66.98	74.40	79.08	83.30	88.38	91.95
70	43.28	45.44	48.76	51.74	55.33	61.70	69.33	77.58	85.53	90.53	95.02	100.42	104.22
80	51.17	53.54	57.15	60.39	64.28	71.14	79.33	88.13	96.58	101.88	106.63	112.33	116.32
90	59.20	61.75	65.65	69.13	73.29	80.62	89.33	98.65	107.56	113.14	118.14	124.12	128.30
100	67.33	70.06	74.22	77.93	82.36	90.13	99.33	109.14	118.50	124.34	129.56	135.81	140.17

附表 10　*T* 界值表(配对比较的秩和检验用)

n	单侧:0.05 双侧:0.10	0.025 0.05	0.01 0.02	0.005 0.010
5	0—15	—	—	—
6	2—19	0—21	—	—
7	3—25	2—26	0—28	—
8	5—31	3—33	1—35	0—36
9	8—37	5—40	3—42	1—44
10	10—45	8—47	5—50	3—52
11	13—53	10—56	7—59	5—61
12	17—61	13—65	9—69	7—71
13	21—70	17—74	12—79	9—82
14	25—80	21—84	15—90	12—93
15	30—90	25—95	19—101	15—105
16	35—101	29—107	23—113	19—117
17	41—112	34—119	27—126	23—130
18	47—124	40—131	32—139	27—144
19	53—137	46—144	37—153	32—158
20	60—150	52—158	43—167	37—173
21	67—164	58—173	49—182	42—189
22	75—178	65—188	55—198	48—205
23	83—193	73—203	62—214	54—222
24	91—209	81—219	69—231	61—239
25	100—225	89—236	76—249	68—257
26	110—241	98—253	84—267	75—276
27	119—259	107—271	92—286	83—295
28	130—276	116—290	101—305	91—315
29	140—295	126—309	110—325	100—335
30	151—314	137—328	120—345	109—356
31	163—333	147—349	130—366	118—378
32	175—353	159—369	140—388	128—400
33	187—374	170—391	151—410	138—423
34	200—395	182—413	162—433	148—447
35	213—417	195—435	173—457	159—471
36	227—439	208—458	185—481	171—495
37	241—462	221—482	198—505	182—521
38	256—485	235—506	211—530	194—547
39	271—509	249—531	224—556	207—573
40	286—534	264—556	238—582	220—600
41	302—559	279—582	252—609	233—628
42	319—584	294—609	266—637	247—656
43	336—610	310—636	281—665	261—685
44	353—637	327—663	296—694	276—714
45	371—664	343—692	312—723	291—744
46	389—692	361—720	328—753	307—774
47	407—721	378—750	345—783	322—806
48	426—750	396—780	362—814	339—837
49	446—779	415—810	379—846	355—870
50	466—809	434—841	397—878	373—902

附表 11 *T* 界值表(两样本比较的秩和检验用)

	单侧	双侧
1 行	$P=0.05$	$P=0.10$
2 行	$P=0.025$	$P=0.05$
3 行	$P=0.01$	$P=0.02$
4 行	$P=0.005$	$P=0.01$

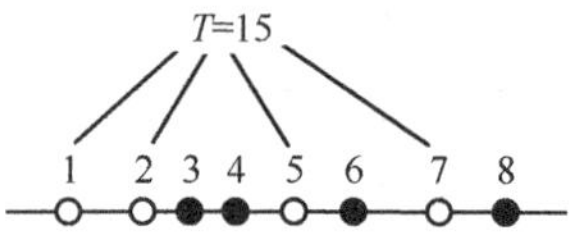

n_1	n_2-n_1										
(较小 n)	0	1	2	3	4	5	6	7	8	9	10
2				3—13	3—15	3—17	4—18	4—20	4—22	4—24	5—25
							3—19	3—21	3—23	3—25	4—26
3	6—15	6—18	7—20	8—22	8—25	9—27	10—29	10—32	11—34	11—37	12—39
			6—21	7—23	7—26	8—28	8—31	9—33	9—36	10—38	10—41
					6—27	6—30	7—32	7—35	7—38	8—40	8—43
							6—33	6—36	6—39	7—41	7—44
4	11—25	12—28	13—31	14—34	15—37	16—40	17—43	18—46	19—49	20—52	21—55
	10—26	11—29	12—32	13—35	14—38	14—42	15—45	16—48	17—51	18—54	19—57
		10—30	11—33	11—37	12—40	13—43	13—47	14—50	15—53	15—57	16—60
			10—34	10—38	11—41	11—45	12—48	12—52	13—55	13—59	14—62
5	19—36	20—40	21—44	23—47	24—51	26—54	27—58	28—62	30—65	31—69	33—72
	17—38	18—42	20—45	21—49	22—53	23—57	24—61	26—64	27—68	28—72	29—76
	16—39	17—43	18—47	19—51	20—55	21—59	22—63	23—67	24—71	25—75	26—79
	15—40	16—44	16—49	17—53	18—57	19—61	20—65	21—69	22—73	22—78	23—82
6	28—50	29—55	31—59	33—63	35—67	37—71	38—76	40—80	42—84	44—88	46—92
	26—52	27—57	29—61	31—65	32—70	34—74	35—79	37—83	38—88	40—92	42—96
	24—54	25—59	27—63	28—68	29—73	30—78	32—82	33—87	34—92	36—96	37—101
	23—55	24—60	25—65	26—70	27—75	28—80	30—84	31—89	32—94	33—99	34—104
7	39—66	41—71	43—76	45—81	47—86	49—91	52—95	54—100	56—105	58—110	61—114
	36—69	38—74	40—79	42—84	44—89	46—94	48—99	50—104	52—109	54—114	56—119
	34—71	35—77	37—82	39—87	40—93	42—98	44—103	45—109	47—114	49—119	51—124
	32—73	34—78	35—84	37—89	38—95	40—100	41—106	43—111	44—117	45—122	47—128
8	51—85	54—90	56—96	59—101	62—106	64—112	67—117	69—123	72—128	75—133	77—139
	49—87	51—93	53—99	55—105	58—110	60—116	62—122	65—127	67—133	70—138	72—144
	45—91	47—97	49—103	51—109	53—115	56—120	58—126	60—132	62—138	64—144	66—150
	43—93	45—99	47—105	49—111	51—117	53—123	54—130	56—136	58—142	60—148	62—154
9	66—105	69—111	72—117	75—123	78—129	81—135	84—141	87—147	90—153	93—159	96—165
	62—109	65—115	68—121	71—127	73—134	76—140	79—146	82—152	84—159	87—165	90—171
	59—112	61—119	63—126	66—132	68—139	71—145	73—152	76—158	78—165	81—171	83—178
	56—115	58—122	61—128	63—135	65—142	67—149	69—156	72—162	74—169	76—176	78—183
10	82—128	86—134	89—141	92—148	96—154	99—161	103—167	106—174	110—180	113—187	117—193
	78—132	81—139	84—146	88—152	91—159	94—166	97—173	100—180	103—187	107—193	110—200
	74—136	77—143	79—151	82—158	85—165	88—172	91—179	93—187	96—194	99—201	102—208
	71—139	73—147	76—154	79—161	81—169	84—176	86—184	89—191	92—198	94—206	97—213

附表 12　*H* 界值表（三样本比较的秩和检验用）

n	n_1	n_2	n_3	P 0.05	P 0.01
7	3	2	2	4.71	
	3	3	1	5.14	
8	3	3	2	5.36	
	4	2	2	5.33	
	4	3	1	5.21	
	5	2	1	5.00	
9	3	3	3	5.60	7.20
	4	3	2	5.44	6.44
	4	4	1	4.97	6.67
	5	2	2	5.16	6.53
	5	3	1	4.96	
10	4	3	3	5.73	6.75
	4	4	2	5.45	7.04
	5	3	2	5.25	6.82
	5	4	1	4.99	6.95
11	4	4	3	5.60	7.14
	5	3	3	5.65	7.08
	5	4	2	5.27	7.12
	5	5	1	5.13	7.31
12	4	4	4	5.69	7.65
	5	4	3	5.63	7.44
	5	5	2	5.34	7.27
13	5	4	4	5.62	7.76
	5	5	3	5.71	7.54
14	5	5	4	5.64	7.79
15	5	5	5	5.78	7.98

附表 13　*M* 界值表（随机区组比较的秩和检验用）

（P=0.05）

区组数 n	处理数 g 2	3	4	5	6	7	8	9	10	11	12	13	14	15
2	—	—	20	38	64	96	138	192	258	336	429	538	664	808
3	—	18	37	64	104	158	225	311	416	542	691	865	1063	1292
4	—	26	52	89	144	217	311	429	574	747	950	1189	1460	1770
5	—	32	65	113	183	277	396	547	731	950	1210	1512	1859	2254
6	18	42	76	137	222	336	482	664	887	1155	1469	1831	2253	2738
7	24.5	50	92	167	272	412	591	815	1086	1410	1791	2233	2740	3316
8	32	50	105	190	310	471	676	931	1241	1612	2047	2552	3131	3790
9	24.5	56	118	214	349	529	760	1047	1396	1813	2302	2871	3523	4264
10	32	62	131	238	388	588	845	1164	1551	2014	2558	3189	3914	4737
11	40.5	66	144	261	427	647	929	1280	1706	2216	2814	3508	4305	5211
12	32	72	157	285	465	706	1013	1396	1862	2417	3070	3827	4697	5685
13	40.5	78	170	309	504	764	1098	1512	2017	2618	3326	4146	5088	6159
14	50	84	183	333	543	823	1182	1629	2172	2820	3581	4465	5479	6632
15	40.5	90	196	356	582	882	1267	1745	2327	3021	3837	4784	5871	7106

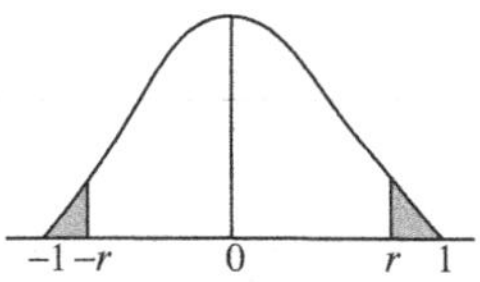

附表 14 *r* 界值表

自由度 ν		概率 *P*								
	单侧:	0.25	0.10	0.05	0.025	0.01	0.005	0.0025	0.001	0.000
	双侧:	0.50	0.20	0.10	0.05	0.02	0.01	0.005	0.002	0.001
1		0.707	0.951	0.988	0.997	1.000	1.000	1.000	1.000	1.000
2		0.500	0.800	0.900	0.950	0.980	0.990	0.995	0.998	0.999
3		0.404	0.687	0.805	0.878	0.934	0.959	0.974	0.986	0.991
4		0.347	0.608	0.729	0.811	0.882	0.917	0.942	0.963	0.974
5		0.309	0.551	0.669	0.755	0.833	0.875	0.906	0.935	0.951
6		0.281	0.507	0.621	0.707	0.789	0.834	0.870	0.905	0.925
7		0.260	0.472	0.582	0.666	0.750	0.798	0.836	0.875	0.898
8		0.242	0.443	0.549	0.632	0.715	0.765	0.805	0.847	0.872
9		0.228	0.419	0.521	0.602	0.685	0.735	0.776	0.820	0.847
10		0.216	0.398	0.497	0.576	0.658	0.708	0.750	0.795	0.823
11		0.206	0.380	0.476	0.553	0.634	0.684	0.726	0.772	0.801
12		0.197	0.365	0.457	0.532	0.612	0.661	0.703	0.750	0.780
13		0.189	0.351	0.441	0.514	0.592	0.641	0.683	0.730	0.760
14		0.182	0.338	0.426	0.497	0.574	0.623	0.664	0.711	0.742
15		0.176	0.327	0.412	0.482	0.558	0.606	0.647	0.694	0.725
16		0.170	0.317	0.400	0.468	0.542	0.590	0.631	0.678	0.708
17		0.165	0.308	0.389	0.456	0.529	0.575	0.616	0.662	0.693
18		0.160	0.299	0.378	0.444	0.515	0.561	0.602	0.648	0.679
19		0.156	0.291	0.369	0.433	0.503	0.549	0.589	0.635	0.665
20		0.152	0.284	0.360	0.423	0.492	0.537	0.576	0.622	0.652
21		0.148	0.277	0.352	0.413	0.482	0.526	0.565	0.610	0.640
22		0.145	0.271	0.344	0.404	0.472	0.515	0.554	0.599	0.629
23		0.141	0.265	0.337	0.396	0.462	0.505	0.543	0.588	0.618
24		0.138	0.260	0.330	0.388	0.453	0.496	0.534	0.578	0.607
25		0.136	0.255	0.323	0.381	0.445	0.487	0.524	0.568	0.597
26		0.133	0.250	0.317	0.374	0.437	0.479	0.515	0.559	0.588
27		0.131	0.245	0.311	0.367	0.430	0.471	0.507	0.550	0.579
28		0.128	0.241	0.306	0.361	0.423	0.463	0.499	0.541	0.570
29		0.126	0.237	0.301	0.355	0.416	0.456	0.491	0.533	0.562
30		0.124	0.233	0.296	0.349	0.409	0.449	0.484	0.526	0.554
31		0.122	0.299	0.291	0.344	0.403	0.442	0.477	0.518	0.546
32		0.120	0.225	0.287	0.339	0.397	0.436	0.470	0.511	0.539
33		0.118	0.222	0.283	0.334	0.392	0.430	0.464	0.504	0.532
34		0.116	0.219	0.279	0.329	0.386	0.424	0.458	0.498	0.525
35		0.115	0.216	0.275	0.325	0.381	0.418	0.452	0.492	0.519
36		0.113	0.213	0.271	0.320	0.376	0.413	0.446	0.486	0.513
37		0.111	0.210	0.267	0.316	0.371	0.408	0.441	0.480	0.507
38		0.110	0.207	0.264	0.312	0.367	0.403	0.435	0.474	0.501
39		0.108	0.204	0.261	0.308	0.362	0.398	0.430	0.469	0.495
40		0.107	0.202	0.257	0.304	0.358	0.393	0.425	0.463	0.490
41		0.106	0.199	0.254	0.301	0.354	0.389	0.420	0.458	0.484
42		0.104	0.197	0.251	0.297	0.350	0.384	0.416	0.453	0.479
43		0.103	0.195	0.248	0.294	0.346	0.380	0.411	0.449	0.474
44		0.102	0.192	0.246	0.291	0.342	0.376	0.407	0.444	0.469
45		0.101	0.190	0.243	0.288	0.338	0.372	0.403	0.439	0.465
46		0.100	0.188	0.240	0.285	0.335	0.368	0.399	0.435	0.460
47		0.099	0.186	0.238	0.282	0.331	0.365	0.395	0.431	0.456
48		0.098	0.184	0.235	0.279	0.328	0.361	0.391	0.427	0.451
49		0.097	0.182	0.233	0.276	0.325	0.358	0.387	0.423	0.447
50		0.096	0.181	0.231	0.273	0.322	0.354	0.384	0.419	0.443

附表 15　r_s 界值表

n	概率 P									
	单侧：	0.25	0.10	0.05	0.025	0.01	0.005	0.0025	0.001	0.0005
	双侧：	0.50	0.20	0.10	0.05	0.02	0.01	0.005	0.002	0.001
4		0.600	1.000	1.000						
5		0.500	0.800	0.900	1.000	1.000				
6		0.371	0.657	0.829	0.886	0.943	1.000	1.000		
7		0.321	0.571	0.714	0.786	0.893	0.929	0.964	1.000	1.000
8		0.310	0.524	0.643	0.738	0.833	0.881	0.905	0.952	0.976
9		0.267	0.483	0.600	0.700	0.783	0.833	0.867	0.917	0.933
10		0.248	0.455	0.564	0.648	0.745	0.794	0.830	0.879	0.903
11		0.236	0.427	0.536	0.618	0.709	0.755	0.800	0.845	0.873
12		0.217	0.406	0.503	0.587	0.678	0.727	0.769	0.818	0.846
13		0.209	0.385	0.484	0.560	0.648	0.703	0.747	0.791	0.824
14		0.200	0.367	0.464	0.538	0.626	0.679	0.723	0.771	0.802
15		0.189	0.354	0.446	0.521	0.604	0.654	0.700	0.750	0.779
16		0.182	0.341	0.429	0.503	0.582	0.635	0.679	0.729	0.762
17		0.176	0.328	0.414	0.485	0.566	0.615	0.662	0.713	0.748
18		0.170	0.317	0.401	0.472	0.550	0.600	0.643	0.695	0.728
19		0.165	0.309	0.391	0.460	0.535	0.584	0.628	0.677	0.712
20		0.161	0.299	0.380	0.447	0.520	0.570	0.612	0.662	0.696
21		0.156	0.292	0.370	0.435	0.508	0.556	0.599	0.648	0.681
22		0.152	0.284	0.361	0.425	0.496	0.544	0.586	0.634	0.667
23		0.148	0.278	0.353	0.415	0.486	0.532	0.573	0.622	0.654
24		0.144	0.271	0.344	0.406	0.476	0.521	0.562	0.610	0.642
25		0.142	0.265	0.337	0.398	0.466	0.511	0.551	0.598	0.630
26		0.138	0.259	0.331	0.390	0.457	0.501	0.541	0.587	0.619
27		0.136	0.255	0.324	0.382	0.448	0.491	0.531	0.577	0.608
28		0.133	0.250	0.317	0.375	0.440	0.483	0.522	0.567	0.598
29		0.130	0.245	0.312	0.368	0.433	0.475	0.513	0.558	0.589
30		0.128	0.240	0.306	0.362	0.425	0.467	0.504	0.549	0.580
31		0.126	0.236	0.301	0.356	0.418	0.459	0.496	0.541	0.571
32		0.124	0.232	0.296	0.350	0.412	0.452	0.489	0.533	0.563
33		0.121	0.229	0.291	0.345	0.405	0.446	0.482	0.525	0.554
34		0.120	0.225	0.287	0.340	0.399	0.439	0.475	0.517	0.547
35		0.118	0.222	0.283	0.335	0.394	0.433	0.468	0.510	0.539
36		0.116	0.219	0.279	0.330	0.388	0.427	0.462	0.504	0.533
37		0.114	0.216	0.275	0.325	0.382	0.421	0.456	0.497	0.526
38		0.113	0.212	0.271	0.321	0.378	0.415	0.450	0.491	0.519
39		0.111	0.210	0.267	0.317	0.373	0.410	0.444	0.485	0.513
40		0.110	0.207	0.264	0.313	0.368	0.405	0.439	0.479	0.507
41		0.108	0.204	0.261	0.309	0.364	0.400	0.433	0.473	0.501
42		0.107	0.202	0.257	0.305	0.359	0.395	0.428	0.468	0.495
43		0.105	0.199	0.254	0.301	0.355	0.391	0.423	0.463	0.490
44		0.104	0.197	0.251	0.298	0.351	0.386	0.419	0.458	0.484
45		0.103	0.194	0.248	0.294	0.347	0.382	0.414	0.453	0.479
46		0.102	0.192	0.246	0.291	0.343	0.378	0.410	0.448	0.474
47		0.101	0.190	0.243	0.288	0.340	0.374	0.405	0.443	0.469
48		0.100	0.188	0.240	0.285	0.336	0.370	0.401	0.439	0.465
49		0.098	0.186	0.238	0.282	0.333	0.366	0.397	0.434	0.460
50		0.097	0.184	0.235	0.279	0.329	0.363	0.393	0.430	0.456

附录二 汉英名词对照表

A

安全性数据集 safety set，SS

B

百分条图 percent bar chart
百分位数 percentile
半对数线图 semi-logarithmic line chart
贝叶斯 Bayes
备择假设 alternative hypothesis
变量 variable
变异 variation
变异系数 coefficient of variation
标准差 standard deviation
标准对照 standard control
标准化法 standardization
标准误 standard error of mean
标准正态分布 standard normal distribution
病例报告 case report
病例对照研究 case-control study
病例分析 case series
病死率 fatality rate

C

参考值范围 reference range
参数 parameter
参数检验 parametric test
测量偏倚 measurement bias
测量误差 measurement error
抽样框架 sampling frame
抽样误差 sampling error
处理意向分析 intention-to-treat analysis，ITT analysis
处理因素 treatment factor
粗符合率 crude accuracy，CA

D

单侧概率 one-tailed probability
单侧检验 one-sided test
单盲 simple blind
单样本资料 *t* 检验 one sample *t* test
等效性试验 equivalence trial
点图 dot plot
对称分布 symmetric distribution
对数正态分布 logarithm normal distribution
对照 control
对照组的结局事件发生率 control event rate，CER

E

二项分布 binomial distribution

F

发病率 incidence rate
方差分析 analysis of variance，ANOVA
方差齐性检验 homogeneity of variance test
非参数检验 nonparametric test
非劣效性/等效性界值 non-inferiority/equivalence margin
非劣效性试验 non-inferiority trial
分层随机化 stratified randomization
分析性研究 analytic study
分析资料 analysis of data
符合方案集 per protocol set，PPS
负偏态分布 negative-skewed distribu- tion
复合表 combinative table

G

概率 probability
概率密度 probability density
构成比 proportion
观察性研究 observation study
冠状动脉造影术 CAG

H

横断面研究 cross-sectional study
环境条件 environment
患病率 prevalence rate
患者自报告的指标 patient reported outcome- es，PRO
回顾性队列研究 retrospective cohort study
混杂偏倚 confounding bias

J

机会线 chance line/ guessing line
集中位置 central tendency
几何均数 geometric mean
假设检验 hypothesis test
假阳性 false positive，FP
假阳性率 false positive rate，FPR
假阴性 false negative，FN
检测仪器设备 machine
检测用材料 material
检测者 man

检验水准　level of test
检验统计量　test statistic
检验效能　power of test
简单表　simple table
角直方图　angular histogram
结局事件发生率　event rate，ER
截断点　cut off point
金标准　gold standard
茎叶图　stem and leaf display，stem and leaf plot
精密度　precision
精确性　accuracy and precision
绝对危险度减少　absolute risk reduction，ARR
均方　mean square
均衡　balance
均数　mean

K

可靠性　reliability
客观性　objectiveness
空白对照　blank control

L

离均差平方和　sum of squares of deviation from mean
离散程度　discrete tendency
离散型随机变量　discrete random variable
理论频数　theoretical frequency
历史对照　historical control
连续型随机变量　continuous random variable
连续性校正法　correction for continuity
两独立样本资料的 t 检验　two independent samples t test
临界值　critical value
灵敏性　sensitivity
率　rate

M

酶联免疫吸附　ELISA
描述性研究　descriptive study

N

纳入标准　inclusion criteria

P

排除标准　exclusion criteria
配对设计　paired design
配对随机化　paired randomization
配对样本资料的 t 检验　paired t test
偏态分布　skewed distribution
偏性　bias
频率　frequency
平行对照　parallel control
平行试验　parallel test
平均数　average

Q

气泡图　bubble plot
前瞻性队列研究　prospective cohort study
前瞻性研究　prospective study
区间估计　interval estimation
区组随机化　block randomization
全分析集　full analysis set，FAS
全距　range

R

任意分布检验　distribution-free test

S

散点图　scatter chart
筛检试验　screening test
上限　upper limit
实际频数　actual frequency
实验对照　experimental control
实验顺序随机　random order
实验效应　experimental effect
实验性研究　experimental study
试验性研究　trial study
试验组的结局事件发生率　experimental event rate，EER
收益　yield
受试对象　subject
数据　data
双侧概率　two-tailed probability
双侧检验　two-sided test
双盲　double blind
双向单侧检验的方法　two one-sided test
死亡率　mortality rate
四分位间距　quartile range
四格表　fourfold table
搜集资料　collection of data
算术均数　arithmetic mean
随机　randomization
随机变量　random variable
随机抽样　random sampling
随机对照试验　randomized controlled trial，RCT
随机分配　random allocation
随机化　randomization
随机区组设计　randomized block design
随机数　random number
随机数字表　table of random number

随机误差　random error
随机样本　random sample

T

特异性　specificity
条图　bar chart
调整一致性　adjusted agreement，AA
同期对照　concurrent control
同质　confounder
同质　homogeneity
统计表　statistical table
统计地图　statistical map
统计量　statistics
统计图　statistical graph
统计学　statistics

W

完全随机化　complete randomization
完全随机设计　completely random design
危险差　risk difference
伪随机数　pseudo random number，PRN

X

系列试验　series test
系统误差　systematic error
下限　lower limit
显著性检验　significant test
显著性水平　significant level
线图　line chart
相对比　ratio
相对危险度　relative risk，RR
相对危险度减少　relative risk reduction，RRR
相互对照　mutual control
箱式图　box plot
需要治疗的人数　number needed to treat，NNT
选择偏倚　selection bias

Y

阳性似然比　positive likelihood ratio，LR+
阳性预测值　positive predictive value，PV+
氧化低密度脂蛋白　Oxidized LDL，OxLDL
样本　sample
样本含量　sample size
异常值　outlier
阴性似然比　negative likelihood ratio，LR－
阴性预测值　negative predictive value，PV－
优效性试验　superiority trial
预测值　predictive value，PV
原假设　null hypothesis
圆图　pie chart

Z

真实性　validity
真阳性　true positive，TP
真阴性　true negative，TN
诊断试验　diagnostic test
诊断指数　diagnostic index，DI
整理资料　sorting data
正偏态分布　positive-skewed distribution
直方图　histogram
直线回归　linear regression
直线相关　linear correlation
直线相关系数　coefficient of linear corre- lation
秩和检验　rank sum test
秩相关　rank correlation
置信区间　confidence interval
置信限　confidence limit
中位数　median
种子数　seed
重复　replication
重复测量资料　repeated measurement data
追踪研究　follow–up study
准确度　accuracy
自身对照　self control
自由度　degree of freedom
总变异　total variation
总体　population
组间变异　variation between group
组距　interval，*i*
组内变异　variation within groups
组内相关系数　intra-class correlation coefficient，ICC
最接近的一次观察值进行结转　last observation carried forward

其他

Ⅰ类错误或Ⅰ型错误　type Ⅰ error
Ⅱ类错误（Ⅱ型错误）　type Ⅱ error
Fisher 确切概率法　Fisher exact test
Friedman *M* 检验　Friedman's *M* test
ROC 曲线　receiver operating characteristic curve
ROC 曲线下面积　area under the curve，AUC/AZ
t 检验　*t* test
Wilcoxon 符号秩检验　Wilcoxon signed-rank test
Youden 指数　Youden's index
χ^2 检验　chi square test